"十四五"职业教育国家规划教材

国家卫生健康委员会"十三五"规划教材

全国高等职业教育教材

供康复治疗技术专业用

人体解剖学

主　编　陈　尚　胡小和

副主编　王家增　魏含辉　刘宏伟　王锦绣

编　者（以姓氏笔画为序）

王立芹（聊城职业技术学院）

王家增（山东医学高等专科学校）

王锦绣（大庆医学高等专科学校）

朱建忠（沧州医学高等专科学校）

刘宏伟（承德护理职业学院）

李　钊（山西医科大学汾阳学院）

李　杰（苏州卫生职业技术学院）（兼秘书）

陈　尚（苏州卫生职业技术学院）

胡小和（长沙卫生职业学院）

侯小丽（郑州澍青医学高等专科学校）

郭晓霞（首都医科大学）

褚世居（合肥职业技术学院）

魏含辉（肇庆医学高等专科学校）

人民卫生出版社

图书在版编目（CIP）数据

人体解剖学/陈尚，胡小和主编. —北京：人民
卫生出版社,2019
ISBN 978-7-117-28141-6

Ⅰ.①人… Ⅱ.①陈…②胡… Ⅲ.①人体解剖学-
医学院校-教材 Ⅳ.①R322

中国版本图书馆 CIP 数据核字（2019）第 045958 号

| 人卫智网 | www.ipmph.com | 医学教育、学术、考试、健康，购书智慧智能综合服务平台 |
| 人卫官网 | www.pmph.com | 人卫官方资讯发布平台 |

人体解剖学

主　　编：陈　尚　胡小和
出版发行：人民卫生出版社(中继线 010-59780011)
地　　址：北京市朝阳区潘家园南里 19 号
邮　　编：100021
E - mail：pmph @ pmph. com
购书热线：010-59787592　010-59787584　010-65264830
印　　刷：三河市宏达印刷有限公司
经　　销：新华书店
开　　本：889×1194　1/16　印张：19
字　　数：601 千字
版　　次：2019 年 5 月第 1 版　2024 年 9 月第 1 版第 11 次印刷
标准书号：ISBN 978-7-117-28141-6
定　　价：72.00 元

打击盗版举报电话：010-59787491　E-mail：WQ @ pmph.com
（凡属印装质量问题请与本社市场营销中心联系退换）

修订说明

《"健康中国2030"规划纲要》指出："加强康复、老年病、长期护理、慢性病管理、安宁疗护等接续性医疗机构建设"，"加大养老护理员、康复治疗师、心理咨询师等健康人才培养培训力度"。近年康复治疗技术专业和康复治疗师职业显示了强劲的发展势头和成长的活力，反映了医疗和康复领域对专业人才培养及人力资源的迫切需要。为了认真贯彻落实党的二十大精神，更好地服务康复专业教育的发展，提升康复人才培养水平，人民卫生出版社在教育部、国家卫生健康委员会的领导下，在全国卫生职业教育教学指导委员会的支持下，成立了第二届全国高等职业教育康复治疗技术专业教育教材建设评审委员会，并启动了第三轮全国高等职业教育康复治疗技术专业规划教材的修订工作。

全国高等职业教育康复治疗技术专业规划教材第一轮8种于2010年出版，第二轮主教材17种于2014年出版。教材自出版以来，在全国各院校的支持与呵护下，得到了广泛的认可与使用。本轮教材修订经过认真的调研与论证，在坚持传承与创新的基础上，积极开展教材的立体化建设，力争突出实用性，体现高职康复教育特色：

1. **注重培育康复理念**　现代康复的核心思想是全面康复、整体康复。整套教材在编写中以建立康复服务核心职业能力为中心，注重学生康复专业技能与综合素质均衡发展，使其掌握康复治疗技术的特点，增强实践操作能力和思维能力，能够适应康复治疗专业的工作需要。

2. **不断提升教材品质**　编写遵循"三基""五性""三特定"的原则，坚持高质量医药卫生教材的一贯品质。旨在体现专业价值的同时，内容和工作岗位需求紧密衔接，并在教材中加强对学生人文素质的培养。本轮教材修订精益求精，适应需求，突出专业特色，注重整体优化，力争打造我国康复治疗技术专业的精品教材。

3. **紧密围绕教学标准**　紧紧围绕高等职业教育康复治疗技术专业的教学标准，结合临床需求，以岗位为导向，以就业为目标，以技能为核心，以服务为宗旨，力图充分体现职业教育特色。坚持理论与实践相结合，实践内容并入主教材中，注重提高学生的职业素养和实践技能，更好地为教学服务。

4. **积极推进融合创新**　通过二维码实现教材内容与线上数字内容融合对接，让学习方式多样化、学习内容形象化、学习过程人性化、学习体验真实化。为学习理解、巩固知识提供了全新的途径与独特的体验，体现了以学生为中心的教材开发和建设理念。

本轮教材共17种，均为国家卫生健康委员会"十三五"规划教材。

教 材 目 录

序号	教材名称	版次	主编
1	人体解剖学	第1版	陈 尚 胡小和
2	基础医学概要	第2版	杨朝晖 倪月秋
3	临床医学概要	第2版	胡忠亚
4	运动学基础	第3版	蓝 巍 马 萍
5	人体发育学	第1版	江钟立 王 红
6	康复医学导论	第1版	王俊华 杨 毅
7	康复评定技术	第3版	王玉龙 周菊芝
8	运动治疗技术	第3版	章 稼 王于领
9	物理因子治疗技术	第3版	张维杰 吴 军
10	作业治疗技术	第3版	闵水平 孙晓莉
11	言语治疗技术	第3版	王左生 马 金
12	中国传统康复技术	第3版	陈健尔 李艳生
13	常见疾病康复	第3版	张绍岚 王红星
14	康复辅助器具技术	第2版	肖晓鸿 李古强
15	社区康复	第3版	章 荣 张 慧
16	康复心理学	第3版	周郁秋
17	儿童康复	第1版	李 渤 程金叶

第二届全国高等职业教育康复治疗技术专业教育教材建设评审委员会名单

顾　问　励建安　燕铁斌

主任委员　陈健尔　乔学斌　王左生　杨　晋

委　员（按姓氏笔画排序）

马　金　王玉龙　王俊华　王晓臣

江钟立　李　渤　杨　毅　肖晓鸿

闵水平　张绍岚　张维杰　罗治安

周郁秋　周菊芝　胡忠亚　章　荣

章　稼　蓝　巍　窦天舒　薛秀琍

秘　书　薛秀琍　许贵强

数字资源编者名单

主　编　王家增　陈　尚

副主编　胡小和　王锦绣

编　者（以姓氏笔画为序）

王立芹　聊城职业技术学院

王志辉　长沙卫生职业学院

王家增　山东医学高等专科学校

王锦绣　大庆医学高等专科学校

叶　萌　首都医科大学

朱建忠　沧州医学高等专科学校

庄　园　山东医学高等专科学校

刘宏伟　承德护理职业学院

刘建辉　沧州医学高等专科学校

刘碧英　长沙卫生职业学院

李　钊　山西医科大学汾阳学院

李　杰　苏州卫生职业技术学院

李姗姗　山东医学高等专科学校

张　彦　山东医学高等专科学校

张钱友　长沙卫生职业学院

陈　尚　苏州卫生职业技术学院

周　奕　长沙卫生职业学院

胡小和　长沙卫生职业学院

郭晓霞　首都医科大学

隋月林　沧州医学高等专科学校

谢境默　肇庆医学高等专科学校

解　琨　合肥职业技术学院

褚世居　合肥职业技术学院

魏含辉　肇庆医学高等专科学校

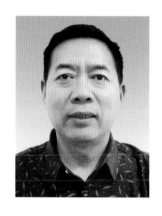

陈尚,副教授,中国解剖学会和江苏省解剖学会会员。任教25年,先后担任康复专业、护理专业、口腔医学、检验专业等的《人体解剖学》《护理应用解剖学》《局部解剖学》《人体解剖生理学》等课程的教学。主持和参与省市院级课题6项。主持的教改课题成果获得苏州市教学成果二等奖1项,学院教学成果特等奖1项,学院教学成果一等奖2项。主编《人体形态与机能》《人体解剖生理学》《正常人体结构》《护理技术操作解剖学》《康复应用解剖》《人体形态与机能实验指导》等6部教材。在《解剖学杂志》《局解手术学杂志》《临床与实验医学杂志》等期刊发表论文25篇。

寄语:

　　人体解剖学是康复专业的重要基础课程。学好人体解剖学,可以为康复专业课和临床实践打下坚实的基础。希望同学们能认真学习这门课程,经常深入实验室学习和研究人体结构,在人体上触摸定位人体骨性标志和肌性标志,熟练掌握人体结构的基本技能。

主编简介与寄语

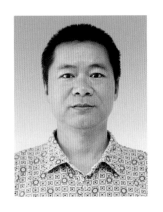

胡小和,副教授,医学硕士,学院督导室主任兼质量管理办公室主任。中国解剖学会会员,全国医药高职高专规划教材建设委员会委员,全国护理学专业考试用书专家指导委员会委员,长沙市护理专业带头人,学院教学工作委员会委员、青年教师导师。任教17年,曾先后担任康复治疗技术、临床医学、护理等专业的《人体解剖学》《组织学与胚胎学》《人体解剖生理学》等课程教学。主持建设《组织学与胚胎学》被认定为2018年湖南省精品在线开放课程。近年来主持2项省级教育科学规划课题、4项市厅级课题(项目),主要参与研究省级课题10余项,发表论文20余篇,2次荣获湖南省教育教学改革发展优秀成果一等奖。

寄语:

　　大学是人生中最美好的时光,应惜时如金,不忘初心,在知识的海洋里如饥似渴地吸取营养,学好专业知识,练好职业技能,提高综合素养,为个人职业生涯发展奠定坚实基础,为"除人类之病痛,助健康之完美"不懈奋斗!

前　言

　　人体解剖学是康复治疗技术专业的重要专业基础课程,学生对人体形态、结构知识和技能的掌握程度,直接关系到专业课程学习和临床实践效果。因此,编写一本贴近康复专业的"必需、够用、实用"的人体解剖学教材尤为重要。为了认真落实党的二十大精神,我们组织编写了本教材。本教材编写是建立在高职高专康复治疗技术专业人才培养目标和人体解剖学课程标准的基础上,注重"三基"(基本理论、基本知识、基本技能)、"五性"(思想性、科学性、先进性、启发性、适用性)、"四贴近"(贴近人才培养目标、贴近岗位需求、贴近学生现状、贴近职业资格考试),满足培养康复高素质技术技能型人才的需要。本教材的内容有如下特点:

　　1. **突出重点内容,增加应用解剖。**本教材内容包括八大系统和感觉器官等,运动系统、神经系统安排课时多,编写内容细,且编写内容联系临床,突出功能解剖。在运动系统、消化系统、呼吸系统、泌尿系统、神经系统等章节内还引入康复应用解剖内容,以促进学生早临床、多实践,提高康复专业学生学习解剖学的积极性和主动性。

　　2. **精编数字资源,方便网络学习。**本次编写配有大量数字资源,学生通过扫描二维码可直接学习。学习"点睛PPT",可以知晓本章的重点、难点和考点;学习文中数字资源,通过视频、动画、微课、图片等形式,可更直观形象地掌握解剖学知识;学习各章末"扫一扫、测一测"以及"思考题思路解析",可验证学习效果,复习巩固所学知识。

　　3. **引入案例导学,突出能力培养。**在每章的学习目标之后引入康复相关的导学案例,通过临床典型案例提出问题与思考,引导学生学习,培养学生的临床思维和职业能力。

　　4. **增加知识拓展,开阔学生视野。**在正文相应位置插入康复相关的"知识拓展",起到了激发学生学习兴趣和开阔知识视野的作用。

　　5. **精选彩色图片,增强视觉效果。**人体解剖学是一门形态学科,本教材精选了人体解剖的彩色图片,增强了视觉效果,突出了以图带学的特点。

　　本教材的编写得到了编者所在院校的鼎力支持,在此表示衷心的感谢!

　　本教材编委均为活跃在教学、科研的一线专家,在编写过程中倾注了大量的时间、精力和心血。但由于编写时间紧促和编者水平有限,书中恐有不足或欠妥之处,敬请各位专家、同仁和同学们提出宝贵意见和建议,以便再版时修正。

陈　尚　胡小和

2023 年 10 月

教学大纲
（参考）

目 录

第一章 绪论 …………………………………………………………………………… 1

一、人体解剖学的概念及其在康复医学中的地位 …………………………………… 1

二、人体的组成和分部 ………………………………………………………………… 2

三、常用的解剖学术语 ………………………………………………………………… 2

四、学习人体解剖学的基本观点与方法 ……………………………………………… 4

第二章 基本组织 ……………………………………………………………………… 6

第一节 上皮组织 …………………………………………………………………… 6

一、被覆上皮 …………………………………………………………………………… 7

二、腺上皮和腺 ………………………………………………………………………… 8

三、上皮组织的特殊结构 ……………………………………………………………… 9

第二节 结缔组织 …………………………………………………………………… 10

一、固有结缔组织 ……………………………………………………………………… 10

二、血液 ………………………………………………………………………………… 13

三、软骨组织和软骨 …………………………………………………………………… 15

四、骨组织和骨 ………………………………………………………………………… 15

第三节 肌组织 ……………………………………………………………………… 17

一、骨骼肌 ……………………………………………………………………………… 17

二、心肌 ………………………………………………………………………………… 20

三、平滑肌 ……………………………………………………………………………… 20

第四节 神经组织 …………………………………………………………………… 21

一、神经元 ……………………………………………………………………………… 21

二、突触 ………………………………………………………………………………… 23

三、神经胶质细胞 ……………………………………………………………………… 23

四、神经纤维 …………………………………………………………………………… 24

五、神经末梢 …………………………………………………………………………… 26

第三章 运动系统 ……………………………………………………………………… 29

第一节 骨与骨连结 ………………………………………………………………… 30

一、概述 ………………………………………………………………………………… 30

二、躯干骨及其连结的康复应用解剖 ………………………………………………… 36

三、颅骨及其连结的康复应用解剖 …………………………………………………… 44

　　四、四肢骨及其连结的康复应用解剖 ……………………………………………………… 49
　第二节　骨骼肌 …………………………………………………………………………………… 62
　　一、概述 …………………………………………………………………………………………… 62
　　二、头颈肌及其康复应用解剖 …………………………………………………………………… 65
　　三、躯干肌及其康复应用解剖 …………………………………………………………………… 70
　　四、上肢肌及其康复应用解剖 …………………………………………………………………… 75
　　五、下肢肌及其康复应用解剖 …………………………………………………………………… 83
　　六、肌间结构 ……………………………………………………………………………………… 89

第四章　消化系统 ……………………………………………………………………………………… 92
　第一节　概述 ……………………………………………………………………………………… 92
　　一、消化系统的组成及功能 ……………………………………………………………………… 92
　　二、胸部的标志线和腹部的分区 ………………………………………………………………… 92
　　三、消化管壁的一般结构 ………………………………………………………………………… 94
　第二节　消化管 …………………………………………………………………………………… 95
　　一、口腔 …………………………………………………………………………………………… 95
　　二、咽 ……………………………………………………………………………………………… 96
　　三、食管 …………………………………………………………………………………………… 98
　　四、胃 ……………………………………………………………………………………………… 98
　　五、小肠 …………………………………………………………………………………………… 100
　　六、大肠 …………………………………………………………………………………………… 101
　　七、吞咽障碍的康复应用解剖 …………………………………………………………………… 103
　第三节　消化腺 …………………………………………………………………………………… 104
　　一、口腔腺 ………………………………………………………………………………………… 104
　　二、肝 ……………………………………………………………………………………………… 104
　　三、胰腺 …………………………………………………………………………………………… 106
　第四节　腹膜 ……………………………………………………………………………………… 106
　　一、腹膜与腹膜腔 ………………………………………………………………………………… 106
　　二、腹膜与脏器的关系 …………………………………………………………………………… 106
　　三、腹膜形成的结构 ……………………………………………………………………………… 107
　　四、腹膜的功能与临床意义 ……………………………………………………………………… 107

第五章　呼吸系统 ……………………………………………………………………………………… 109
　第一节　呼吸道 …………………………………………………………………………………… 110
　　一、鼻 ……………………………………………………………………………………………… 110
　　二、咽 ……………………………………………………………………………………………… 112
　　三、喉 ……………………………………………………………………………………………… 112
　　四、气管和主支气管 ……………………………………………………………………………… 114
　第二节　肺 ………………………………………………………………………………………… 116
　　一、肺的位置和形态 ……………………………………………………………………………… 116
　　二、肺的组织结构 ………………………………………………………………………………… 117
　　三、支气管肺段 …………………………………………………………………………………… 119
　　四、肺的血液供应 ………………………………………………………………………………… 120

第三节　胸膜 ……………………………………………………………………………… 120
　　一、胸膜和胸膜腔 ……………………………………………………………………… 120
　　二、肺与胸膜下界的体表投影 ………………………………………………………… 121
　第四节　纵隔 ……………………………………………………………………………… 122

第六章　泌尿系统 ……………………………………………………………………… 124
　第一节　肾 ………………………………………………………………………………… 125
　　一、肾的位置和形态 …………………………………………………………………… 125
　　二、肾的被膜 …………………………………………………………………………… 126
　　三、肾的剖面结构 ……………………………………………………………………… 126
　　四、肾的组织结构 ……………………………………………………………………… 127
　　五、肾血液循环的特点 ………………………………………………………………… 129
　第二节　输尿管 …………………………………………………………………………… 129
　　一、输尿管腹部 ………………………………………………………………………… 129
　　二、输尿管盆部 ………………………………………………………………………… 129
　　三、输尿管壁内部 ……………………………………………………………………… 129
　第三节　膀胱 ……………………………………………………………………………… 130
　　一、膀胱的形态和位置 ………………………………………………………………… 130
　　二、膀胱壁的组织结构与神经支配 …………………………………………………… 130
　　三、膀胱的康复应用解剖 ……………………………………………………………… 132
　第四节　尿道 ……………………………………………………………………………… 132
　　一、女性尿道 …………………………………………………………………………… 132
　　二、男性尿道 …………………………………………………………………………… 133

第七章　生殖系统 ……………………………………………………………………… 134
　第一节　男性生殖系统 …………………………………………………………………… 134
　　一、睾丸 ………………………………………………………………………………… 134
　　二、男性生殖管道 ……………………………………………………………………… 135
　　三、附属腺 ……………………………………………………………………………… 136
　　四、男性外生殖器 ……………………………………………………………………… 137
　　五、男性尿道 …………………………………………………………………………… 138
　第二节　女性生殖系统 …………………………………………………………………… 139
　　一、卵巢 ………………………………………………………………………………… 139
　　二、输卵管 ……………………………………………………………………………… 141
　　三、子宫 ………………………………………………………………………………… 141
　　四、阴道 ………………………………………………………………………………… 142
　　五、前庭大腺 …………………………………………………………………………… 143
　　六、女性外生殖器 ……………………………………………………………………… 143
　　七、会阴 ………………………………………………………………………………… 143
　　八、乳房 ………………………………………………………………………………… 143

第八章　脉管系统 ……………………………………………………………………… 146
　第一节　概述 ……………………………………………………………………………… 146

一、脉管系统的组成和功能 ………………………………………………………………… 146

二、血液循环及其途径 ………………………………………………………………………… 147

第二节　心血管系统 ……………………………………………………………………………… 147

一、心 ……………………………………………………………………………………………… 147

二、血管 …………………………………………………………………………………………… 152

第三节　淋巴系统 ………………………………………………………………………………… 164

一、淋巴管道 ……………………………………………………………………………………… 165

二、淋巴组织 ……………………………………………………………………………………… 165

三、淋巴器官 ……………………………………………………………………………………… 166

第九章　内分泌系统 ……………………………………………………………………………… 172

第一节　概述 ……………………………………………………………………………………… 172

第二节　甲状腺 …………………………………………………………………………………… 173

一、甲状腺的形态和位置 ………………………………………………………………………… 173

二、甲状腺的组织结构 …………………………………………………………………………… 174

第三节　甲状旁腺 ………………………………………………………………………………… 175

一、甲状旁腺的形态和位置 ……………………………………………………………………… 175

二、甲状旁腺的组织结构 ………………………………………………………………………… 175

第四节　肾上腺 …………………………………………………………………………………… 175

一、肾上腺的形态和位置 ………………………………………………………………………… 175

二、肾上腺的组织结构 …………………………………………………………………………… 175

第五节　垂体 ……………………………………………………………………………………… 177

一、垂体的位置和形态 …………………………………………………………………………… 177

二、垂体的组织结构 ……………………………………………………………………………… 177

三、下丘脑与垂体的关系 ………………………………………………………………………… 178

第六节　松果体 …………………………………………………………………………………… 180

第十章　神经系统 ………………………………………………………………………………… 181

第一节　概述 ……………………………………………………………………………………… 181

一、神经系统的基本组成 ………………………………………………………………………… 181

二、神经系统活动的基本方式 …………………………………………………………………… 182

三、神经系统的常用术语 ………………………………………………………………………… 182

第二节　中枢神经系统 …………………………………………………………………………… 183

一、脊髓及其损伤的康复应用解剖 ……………………………………………………………… 183

二、脑及其康复应用解剖 ………………………………………………………………………… 186

第三节　脑和脊髓的被膜、血管及脑脊液循环 ………………………………………………… 201

一、脑和脊髓的被膜及其康复应用解剖 ………………………………………………………… 201

二、脑和脊髓的血管及其康复应用解剖 ………………………………………………………… 204

三、脑脊液及其循环 ……………………………………………………………………………… 206

四、脑屏障 ………………………………………………………………………………………… 207

第四节　周围神经系统 …………………………………………………………………………… 208

一、脊神经及其康复应用解剖 …………………………………………………………………… 208

二、脑神经及其康复应用解剖 …………………………………………………………………… 217

　　三、内脏神经及其康复应用解剖 ……………………………………………………………… 223
　第五节　神经系统的传导通路 ……………………………………………………………………… 225
　　一、感觉传导通路及其康复应用解剖 ……………………………………………………………… 225
　　二、运动传导通路及其康复应用解剖 ……………………………………………………………… 228

第十一章　感觉器官 …………………………………………………………………………………… 233
　第一节　视器 ………………………………………………………………………………………… 233
　　一、眼球 …………………………………………………………………………………………… 233
　　二、眼副器 ………………………………………………………………………………………… 235
　　三、眼的血管 ……………………………………………………………………………………… 237
　第二节　前庭蜗器 …………………………………………………………………………………… 237
　　一、外耳 …………………………………………………………………………………………… 237
　　二、中耳 …………………………………………………………………………………………… 238
　　三、内耳 …………………………………………………………………………………………… 239
　第三节　皮肤 ………………………………………………………………………………………… 240
　　一、表皮 …………………………………………………………………………………………… 241
　　二、真皮 …………………………………………………………………………………………… 241
　　三、皮肤的附属器 ………………………………………………………………………………… 241

人体解剖学实验指导 …………………………………………………………………………………… 244
　实验一　基本组织 …………………………………………………………………………………… 244
　实验二　躯干骨及其连结 …………………………………………………………………………… 245
　实验三　颅骨及其连结 ……………………………………………………………………………… 246
　实验四　上肢骨及其连结 …………………………………………………………………………… 247
　实验五　下肢骨及其连结 …………………………………………………………………………… 249
　实验六　头颈肌 ……………………………………………………………………………………… 250
　实验七　躯干肌 ……………………………………………………………………………………… 252
　实验八　上肢肌 ……………………………………………………………………………………… 253
　实验九　下肢肌 ……………………………………………………………………………………… 255
　实验十　消化系统 …………………………………………………………………………………… 257
　实验十一　呼吸系统 ………………………………………………………………………………… 258
　实验十二　泌尿生殖系统 …………………………………………………………………………… 260
　实验十三　心 ………………………………………………………………………………………… 262
　实验十四　动脉 ……………………………………………………………………………………… 262
　实验十五　静脉和淋巴系统 ………………………………………………………………………… 264
　实验十六　脊髓 ……………………………………………………………………………………… 265
　实验十七　脑干、小脑、间脑 ………………………………………………………………………… 266
　实验十八　端脑 ……………………………………………………………………………………… 267
　实验十九　脑和脊髓的被膜、血管、脑脊液的产生和循环 ………………………………………… 268
　实验二十　脊神经 …………………………………………………………………………………… 269
　实验二十一　脑神经 ………………………………………………………………………………… 271
　实验二十二　内脏神经 ……………………………………………………………………………… 273
　实验二十三　神经传导通路 ………………………………………………………………………… 273

实验二十四　感觉器官 ……………………………………………………………………………… 274

参考文献 ……………………………………………………………………………………………… 277
中英文名词索引 ……………………………………………………………………………………… 278

第一章 绪论

01章 PPT

学习目标

1. 掌握：解剖学姿势；解剖学常用的方位术语；人体的分部。
2. 熟悉：人体解剖学的定义及其在康复医学中的地位；组织、器官、系统的概念。
3. 了解：学习人体解剖学的基本观点和方法；细胞的基本结构。

案例导学

患者，女，25 岁，双侧髋关节疼痛半年入院。入院后检查，双侧髋部疼痛、压痛、活动受限及 4 字试验阳性。CT 水平面和冠状面显示：双侧股骨头内密度不均，骨小梁模糊，周边见不规则走行硬化带。诊断为股骨头坏死。

问题与思考：

1. 何谓水平面和冠状面？
2. 人体还有哪些常用解剖学术语？

一、人体解剖学的概念及其在康复医学中的地位

人体解剖学（human anatomy）是研究正常人体形态结构的科学，其主要任务是揭示人体各器官、组织的形态特征、位置毗邻等，是康复教育中一门重要的基础课程。医学研究的对象是人，医学生在学习过程中先要认识人体的正常形态结构，才有可能学好人体的生理功能和病理变化，然后进一步学习对疾病的预防、治疗和康复的方法，逐渐成长为一名医德高尚、技术精湛的医务工作者。

在人体解剖学的描述中，按照人体功能系统，描述系统中各器官的形态结构的称**系统解剖学**（systematic anatomy）；按局部为中心，阐述各器官的配布、位置关系的称**局部解剖学**（regional anatomy）。人体解剖学的分科方法还有很多，如研究人体器官和结构在体育运动和训练中其形态构造和功能关系的科学，称**运动解剖学**（locomotive anatomy）。联系临床应用，研究人体表面形态特征的解剖学称**表面解剖学**（surface anatomy）。运用 X 线摄影技术研究人体形态结构的解剖学称 **X 线解剖学**（X-ray anatomy）。

恩格斯说："没有解剖学就没有医学"。医学中 1/3 以上的名词来源于人体解剖学，康复医学中涉及众多解剖学的知识。康复治疗技术专业学生只有正确掌握人体的形态结构，才能进一步认识和掌握生命活动的过程、疾病发生发展的规律；只有把解剖学的知识与康复应用紧密结合起来，才能进一步认识和掌握康复操作的规律、特点，科学有效地运用解剖学知识为防病治病、康复疾病服务。因此，人体解剖学是康复治疗技术专业学生走进康复医学大门的"敲门砖"，是一门重要的医学基础课，学好

1

人体解剖学十分重要。

二、人体的组成和分部

（一）人体的组成

构成人体最基本的形态结构和功能单位是**细胞**（cell）。人体的细胞大小不一、形态多样、功能各异，但都具有共同的基本结构，即细胞膜、细胞质和细胞核3部分。许多形态结构相似、生理功能相近的细胞借细胞间质结合在一起，构成**组织**（tissue），人体的组织有上皮组织、结缔组织、肌组织和神经组织。几种不同的组织有机地组合，构成具有一定形态、完成特定功能的**器官**（organ），如骨、胃、肺、肾、心等都是器官。一些共同完成某种生理功能的器官，互相联系并有序地排列，构成**系统**（system），人体有运动系统、消化系统、呼吸系统、泌尿系统、生殖系统、脉管系统、神经系统、内分泌系统以及感觉器官等。消化系统、呼吸系统、泌尿系统和生殖系统的大多数器官都位于体腔内，并借孔道与外界相通，总称**内脏**。

人体内的器官虽都有其特定的功能，但它们在神经-体液的调节下彼此联系、相互协调、紧密配合，形成完整统一的有机体，进行正常的生命活动。

（二）人体的分部

人体按形态和部位可分为头、颈、躯干和四肢4部分（图1-1）。头分为颅部和面部；颈分为固有颈部和项部；躯干前面又分胸、腹、盆部和会阴，后面又分为背和腰；四肢分为上肢和下肢，上肢包括肩、臂、前臂和手；下肢包括臀、股、小腿和足。

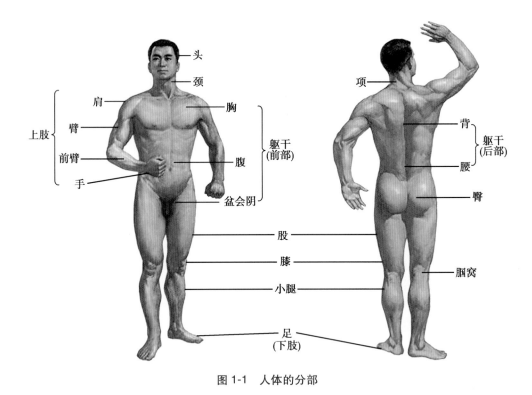

图 1-1 人体的分部

微课：人体的组成

三、常用的解剖学术语

人体的构造十分复杂，为了准确描述人体各部位、各器官的位置关系，确定了解剖学姿势、轴、切面和方位等术语。

（一）解剖学姿势

人体直立，两眼向前平视，上肢下垂于躯干两侧，手掌向前，两足并立，足趾向前的姿势，称**解剖学姿势**（anatomical position）（图1-2）。在描述人体各部结构的相互关系时，不管所描述的客体处于直立、倒立、仰卧、俯卧、侧卧等任何位置，都必须以解剖学姿势为依据。

笔记

2

（二）轴

为了分析关节的运动,在解剖学姿势下,人体可设计出相互垂直的3个轴(图1-3)。

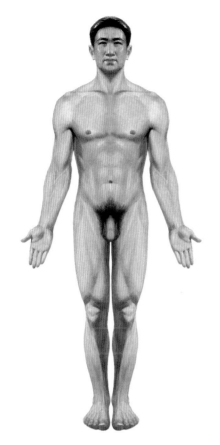

图 1-2　解剖学姿势

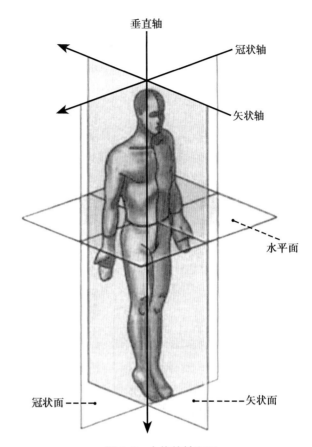

图 1-3　人体的轴和面

1. **垂直轴**(vertical axis)　为上下方向垂直于水平面,与人体长轴平行的轴。

2. **矢状轴**(sagittal axis)　为前后方向与水平面平行,与人体长轴垂直的轴。

3. **冠状轴**(coronal axis)　又称**额状轴**,为左右方向与水平面平行,与前两个轴垂直的轴。

（三）面

根据解剖学姿势,人体可作相互垂直的3个切面(图1-3)

1. **矢状面**(sagittal plane)　是指沿前后方向将人体分成左、右两部的剖面,该切面与地平面垂直。其中,通过人体正中线的矢状面,称**正中矢状面**,它将人体分成左、右相等的两半。

2. **冠状面**(coronal plane)　又称**额状面**,是指沿左右方向将人体分成前、后两部的剖面,该切面与水平面及矢状面相互垂直。

3. **水平面**(horizontal plane)　又称**横切面**,是指与地平面平行,与矢状面和冠状面相互垂直,将人体分为上、下两部的平面。

在描述器官切面时,常以器官自身的长轴为标准,与其长轴平行的切面,称**纵切面**;与其长轴垂直的切面,称**横切面**。

（四）常用方位术语

按解剖学姿势,可以正确描述各结构的相互位置关系。常用方位术语有:

1. **上和下**　近头者为**上**(upper),近足者为**下**(lower)。如眼位于鼻之上,而口则位于鼻之下。上和下在比较解剖学上常用**颅侧**和**尾侧**作为对应名词。

2. **前和后**　近腹面者为**前**(anterior),近背面者称**后**(posterior)。前、后也可分别称**腹侧**(ventral)和**背侧**(dorsal)。

3

3. 内侧和外侧　以人体正中矢状面为准,近正中矢状面者称**内侧**(medial),反之为**外侧**(lateral)。在四肢,前臂的内侧又称**尺侧**(ulnar),外侧又称**桡侧**(radial);小腿的内侧又称**胫侧**(tibial),外侧又称**腓侧**(fibular)。

4. 内和外　是描述空腔器官相互位置关系的术语。在腔内或近腔者为**内**(interior),在腔外或远腔者为**外**(exterior)。如心位于胸腔内,心包腔外;血管壁由内向外分为内膜、中膜和外膜3层等。

5. 浅和深　描述器官或结构与体表的位置关系时,凡近体表者称**浅**(superficial),远离体表者为**深**(profund)。

6. 近侧和远侧　多用于四肢。距肢体根部较近者称**近侧**(proximal),反之为**远侧**(distal)。

四、学习人体解剖学的基本观点与方法

(一)结构与功能相联系的观点

一定的形态结构决定细胞、组织和器官的功能;功能的改变,也可影响形态结构的发展和变化。例如,加强体育锻炼,可使骨骼肌粗壮发达;长期卧床,则骨骼肌细弱,甚至萎缩。因此,人体的形态结构和功能是相互联系、相互制约、密切相关的。

(二)局部和整体统一的观点

学习人体解剖学往往从局部即个别组织、器官开始,但各个局部不能离开整体而独立存在。例如,胃和小肠等是消化系统的各个局部,消化系统是由胃和肠等构成的整体;消化管壁的一般结构是各局部的共同基础,各局部又有所不同,它们之间存在着密切而又复杂的联系。因此,应确立局部与整体统一的观点,由局部联想整体,从整体的角度更好地来理解局部。

(三)进化发展与环境统一的观点

人类是由亿万年前的灵长类古猿进化而来的,在形态结构上还保留着灵长类哺乳动物的结构特点。例如,两侧对称的身体,体腔被分成胸腔和腹腔等。现代人类的形态结构,仍在不断地发展和变化,如人体的细胞、组织和器官一直处于新陈代谢、分化发育的动态之中,血细胞处于不断更新之中。

人生活在自然和社会的大环境中,不仅从外界环境中摄取物质,排出废物,进行物质交换,而且不可避免地受到自然规律、社会现象的影响。人体通过神经-体液的调节和控制,不断地统一人体内部的功能活动,以适应周围环境;同时,人类深深懂得科学发展与保护环境相统一,努力营造和谐的社会,进而保障人人享有健康生活、高质量的生活。

(四)理论联系实际的学习方法

孔子曰:学而时习之,不亦乐乎;温故而知新,可以为师矣。学习人体解剖学的目的重在实际应用。在学习中要注意理论联系实际,通过观察尸体、大体标本、模型,并在活体上触摸定位,反复对照、比较,综合分析,举一反三。从微细结构联系大体结构,从局部联系整体,从而建立人体结构的整体概念。在获得教材知识的同时,还应涉猎参考书,拓宽知识面;参与研究性学习,活跃思路;努力社会实践,达到学以致用。解剖学研究的是正常的人体结构,自己就是最好的教科书和活图谱,把书本上的理论知识与自己的身体结合起来学习,效果就会事半功倍。

微课:人体解剖学的学习方法

知识拓展

遗体捐献者——学习解剖的"无语良师"

目前,医学类学校教学用的尸体主要来源于社会各界人士的无偿捐献。捐献者生前为国家和社会做出了许多贡献,逝后又无私地奉献自己的遗体,为祖国医学事业的发展继续做贡献。他们用世界上完美的肢体语言,在沉默中为后人诠释生命的真谛。这种崇高的思想境界和无私奉献的精神永远值得我们尊敬和缅怀。我们要学习遗体捐献者的大爱和奉献精神,虔诚谦恭地学习,懂得敬畏生命,关爱他人,努力成为一位优秀的医务工作者。

本章小结

　　人体解剖学是研究正常人体形态结构的科学,是康复治疗技术专业的重要医学基础课程。学生对与康复治疗技术有关的人体结构知识的掌握程度,直接关系到后续专业课程的学习和临床实践的效果,可以说,没有人体解剖学,就没有康复医学。要学好人体解剖学,必须做好课前积极预习,课中认真听讲,课后及时复习。复习的方法有思维导图法、画图法、标本模型观察法、小组互助学习法、活体定位法等。要经常深入到解剖实验室,多观察标本、模型,多活体触摸定位。要充分利用实验室开展第二课堂活动,如肌模型和神经传导通路模型的制作等。通过综合学习和训练,提高自主学习能力、实践能力、创新能力和沟通协作能力。

(陈尚　李杰)

思考题

　　1. 人体由哪些系统组成? 内脏包括哪些系统?

　　2. 请问人体按外形可分为哪几个部分?

　　3. 解剖学姿势与立正姿势有何不同?

扫一扫,测一测

思路解析

学习目标

1. 掌握:基本组织的类型;疏松结缔组织的主要细胞、纤维及其功能;骨骼肌的结构和功能特点;神经元的形态结构和分类;突触及其结构。

2. 熟悉:骨组织的一般结构,软骨组织、软骨的结构和分类;血液的组成、血细胞的形态、结构和功能;肌组织的一般结构特点、分类、分布;心肌、平滑肌的一般结构及功能特点;神经纤维的结构特点和分类;神经末梢及其分类。

3. 了解:上皮组织一般结构特点、分类、功能;各类被覆上皮的结构特点与功能;腺上皮和腺的概念;腺的分类,外分泌腺的结构;上皮细胞的特殊结构与功能;结缔组织一般结构特点、分类、功能;致密结缔组织、脂肪组织、网状组织的组成和分布。

案例导学

患者,男,25岁,建筑工人。在工作时右前臂不慎被支架蹭伤,紧急就诊。体格检查:患者神志清,体温、脉搏、呼吸和血压均正常。右前臂外侧有4cm长的开放性伤口,出血不止。给予皮肤消毒、清创、止血、缝合、包扎等处理,并进行抗感染治疗,最后痊愈。

问题与思考:

1. 本案例中哪些细胞参与了伤口的愈合过程?

2. 疏松结缔组织中细胞和纤维有哪些?各有何功能?

组织由形态相似、功能相近的细胞和细胞间质构成。根据结构和功能的不同,人体组织可分为上皮组织、结缔组织、肌组织和神经组织四大基本类型。

第一节 上皮组织

上皮组织由大量细胞和少量细胞间质构成,具有保护、吸收、分泌和排泄等功能。人体中的上皮组织根据分布与功能,可分为被覆上皮、腺上皮和特殊上皮。

上皮组织的特点:①细胞多,细胞间质少,细胞排列紧密;②上皮细胞具有极性,朝向体表或腔内的一面称游离面;通过基膜与深部的结缔组织相连的一面称基底面;③上皮组织内无血管,其营养依靠深部结缔组织中的血管透过基膜供给;④上皮组织含有丰富的神经末梢,感觉灵敏。

一、被覆上皮

被覆上皮覆盖于体表,衬于管、腔和囊的腔面,根据其细胞的层数及形状,可将其分为以下类型(表2-1)。

表2-1 被覆上皮的分类和主要分布

上皮分类		主要分布
单层上皮	单层扁平上皮	内皮:心、血管、淋巴管腔面
		间皮:胸膜、腹膜、心包膜
		其他:肺泡、肾小囊壁层等
	单层立方上皮	肾小管、甲状腺腺泡等
	单层柱状上皮	胃、肠、胆囊、子宫腔面等
	假复层纤毛柱状上皮	呼吸道腔面
复层上皮	复层扁平上皮	未角化的:口腔、食管、阴道等
		角化的:皮肤表面
	变移上皮	肾盏、肾盂、输尿管、膀胱等

(一)单层上皮

1. **单层扁平上皮** 由一层扁平细胞组成。表面观:细胞不规则,边缘呈锯齿状相互嵌合,细胞核椭圆居中。侧面观:胞质较少,含核部分稍厚(图2-1)。衬贴于心、血管和淋巴管内表面的单层扁平上皮称**内皮**,薄而光滑,有利于血液和淋巴液的流动;分布于胸膜、腹膜和心包膜等处的单层扁平上皮称**间皮**,能分泌少量浆液,以保持润滑,利于内脏器官运动。

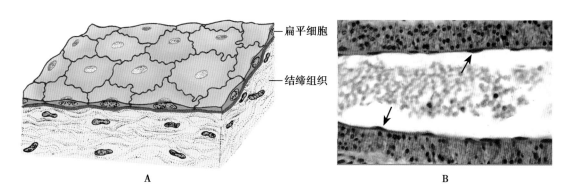

图2-1 单层扁平上皮
A.模式图;B.血管内皮光镜像

2. **单层立方上皮** 由一层立方形细胞组成。表面观:细胞呈多边形。侧面观:细胞呈立方形,核圆形,居中。单层立方上皮主要分布于甲状腺、肾小管等处,具有分泌、吸收和排泄的功能(图2-2)。

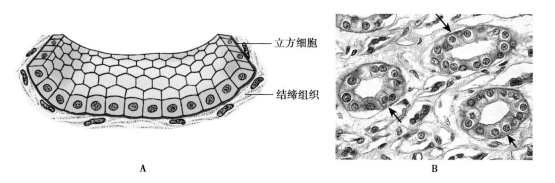

图2-2 单层立方上皮
A.模式图;B.肾小管上皮光镜像

3. **单层柱状上皮** 由一层棱柱状细胞组成。表面观为多边形,侧面观为高柱状,核椭圆形,近基底部。主要分布在胃肠、胆囊、子宫等腔面,具有吸收和分泌等功能。肠黏膜的柱状细胞间夹杂有杯状细胞,似高脚酒杯样,核呈扁月形或三角形,位于细胞基底部。杯状细胞可分泌黏液,对上皮具有润滑和保护作用(图2-3)。

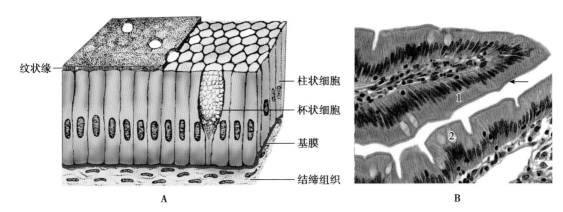

图 2-3 单层柱状上皮
1. 柱状细胞;2. 杯状细胞
A. 模式图;B. 小肠上皮光镜像

4. **假复层纤毛柱状上皮** 由柱状、锥形、梭形和杯状细胞组成,以柱状细胞居多,游离面有大量纤毛。细胞形态不同、高矮不一,核的位置不在同一水平,但基底部均附着在基膜上,貌似复层,实为单层。主要分布在呼吸管道(图2-4)。

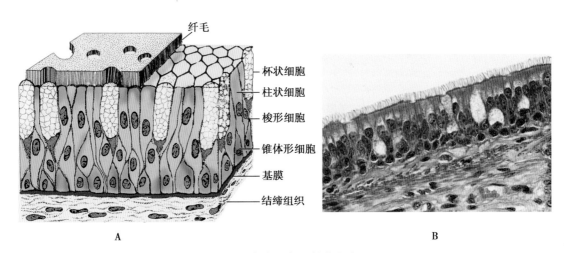

图 2-4 假复层纤毛柱状上皮
A. 模式图;B. 气管上皮光镜像

(二)复层上皮

1. **复层扁平上皮** 又称**复层鳞状上皮**,由多层细胞组成,细胞形状不一。侧面观:基底层细胞为矮柱状,具有分裂增殖能力;基底层以上依次为多边形和梭形细胞;表层为数层扁平细胞。被覆于体表者,其表层细胞发生角质化,称为角化的复层扁平上皮;分布于口腔、食管、阴道等者,不形成角化层,称为未角化的复层扁平上皮。这种上皮修复能力很强,且有较强的抗机械性损伤作用(图2-5)。

2. **变移上皮** 又称移行上皮,分布于排尿管道。表层细胞可覆盖几个中间层细胞,称盖细胞。变移上皮的主要特点是细胞形态和层数可随器官容积的改变而变化。如膀胱空虚时,细胞层数增多,体积变大,上皮变厚;当膀胱充盈时,细胞层数减少,体积变小,上皮变薄(图2-6)。

二、腺上皮和腺

腺上皮是由腺细胞组成的以分泌功能为主的上皮。以腺上皮为主构成的器官称**腺**。根据是否有

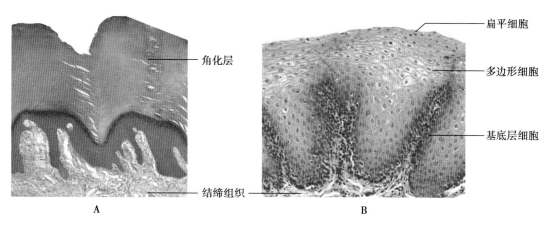

图 2-5 复层扁平上皮
A. 角化；B. 未角化

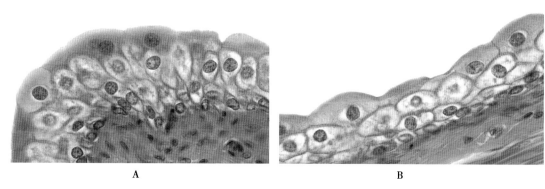

图 2-6 变移上皮
A. 膀胱空虚态；B. 膀胱扩张态

导管,分为外分泌腺和内分泌腺。**外分泌腺**的分泌物经导管排放到体表或器官腔内;**内分泌腺**无导管,其分泌物(激素)直接进入血液。外分泌腺由分泌部和导管两部分组成。

（一）分泌部

分泌部由单层腺细胞围成,呈泡状或管泡状者,称腺泡。腺细胞分为浆液性细胞和黏液性细胞,可分别组成浆液性腺泡和黏液性腺泡,并可共同组成混合性腺泡(图 2-7)。

1. **浆液性腺泡** 由浆液性细胞围成。细胞核圆形,居于基底部,基部胞质内有丰富的粗面内质网和高尔基复合体,顶部有分泌颗粒。分泌物含较多酶。

2. **黏液性腺泡** 由黏液性细胞围成。细胞核扁圆形,位于细胞基底部,胞质浅染,含大量黏原颗粒,分泌物主要为黏液。

3. **混合性腺泡** 由浆液性细胞和黏液性细胞共同组成。

（二）导管

由单层或复层上皮构成,为分泌物排出的管道,有的具有分泌功能。

三、上皮组织的特殊结构

上皮细胞在其游离面、侧面、基底面通常形成一些特殊结构,以完成特定的生理功能(表 2-2)。

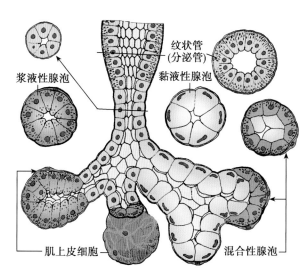

图 2-7 各种腺泡和导管

图片:浆液性、黏液性细胞超微结构模式图

图片:细胞连接超微结构模式图

表2-2 上皮细胞的特殊结构

名称		结构特点	功能
游离面	微绒毛	细胞膜和胞质向表面伸出的细小指状突起,内含纵行微丝	扩大细胞表面积
	纤毛	细胞膜和胞质向表面伸出的较长突起,内含纵行的9+2微管	定向摆动
侧面	紧密连接	近游离面,相邻细胞侧面间断性融合	连接、封闭
	中间连接	相邻细胞间隙内充满丝状物,胞质面有致密物和细丝	黏着、保持细胞形状和传递细胞收缩力
	桥粒	细胞间隙中央有一条致密的中间线,胞质面有致密物构成的附着板,张力丝附着于该板上	连接牢固
	缝隙联系	相邻细胞膜上有直径2nm小管通连	细胞间小分子物质交换和传递信息
基底面	基膜	上皮与结缔组织间薄层质膜,分基板和网板	连接和支持,为半透膜
	质膜内褶	基底面的质膜向细胞内凹陷,周围有纵行的线粒体	扩大细胞基底面表面积
	半桥粒	桥粒结构的一半	加强上皮与基膜的连接

动画:纤毛摆动

第二节 结缔组织

结缔组织由细胞和细胞间质组成,具有以下主要特点:①细胞数量少但种类多,分散在细胞间质中,无极性;②细胞间质多,由基质和纤维构成;③来源于胚胎时期的间充质。结缔组织在人体中分布广泛,形式多样,具有支持、连接、营养、保护、修复和防御功能。广义的结缔组织包括固有结缔组织、血液、软骨组织和骨组织。狭义的结缔组织指固有结缔组织。

一、固有结缔组织

固有结缔组织包括疏松结缔组织、致密结缔组织、脂肪组织、网状组织。

(一)疏松结缔组织

疏松结缔组织的结构特点是:细胞数量少、种类多,细胞外基质多,排列稀疏呈蜂窝状,又称**蜂窝组织**(图2-8)。

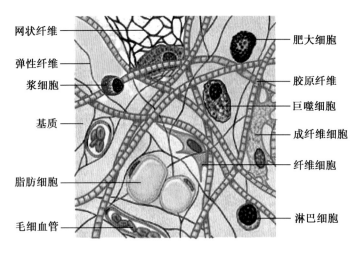

图2-8 疏松结缔组织铺片模式图

1. **细胞** 疏松结缔组织内的细胞主要有成纤维细胞、巨噬细胞、浆细胞、肥大细胞、脂肪细胞、未分化的间充质细胞等。细胞的分布和数量因其所在部位和功能状态而异。

（1）**成纤维细胞**：成纤维细胞是疏松结缔组织中最主要的细胞。光镜下，体积较大，呈扁平星形，胞质弱嗜碱性，细胞核大，椭圆形，着色浅。电镜下，胞质内含丰富的粗面内质网和发达的高尔基复合体。成纤维细胞能合成蛋白质，形成疏松结缔组织中各种纤维和基质，对机体的成长及创伤修复起着重要的作用。功能静止期的成纤维细胞体积变小，呈梭形，细胞器减少，称为**纤维细胞**，特定条件下纤维细胞可再转为成纤维细胞。

（2）**巨噬细胞**：巨噬细胞来源于血液中的单核细胞，分布广泛。细胞形态随功能状态而改变，活跃时常伸出伪足而形态不规则。胞质丰富，嗜酸性，含有大量的溶酶体、吞噬体、吞饮小泡和残余体等。巨噬细胞具有强大的吞噬功能，可吞噬和清除细菌、病毒、异物以及衰老死亡的细胞；还参与呈递抗原及分泌多种生物活性物质。

（3）**浆细胞**：浆细胞来源于B淋巴细胞，多见于消化、呼吸道等黏膜的淋巴组织以及慢性炎症部位。光镜下，呈圆形或卵圆形；核圆，偏于一侧，染色质呈块状，沿核膜辐射状排列；胞质嗜碱性，核旁有浅染区，内有高尔基复合体和中心体。浆细胞能合成和分泌免疫球蛋白，即抗体，参与体液免疫。

（4）**肥大细胞**：肥大细胞源自骨髓嗜碱性粒细胞祖细胞，常沿小血管分布。光镜下，呈圆形或卵圆形；核小而圆，居中；胞质中充满粗大的嗜碱性颗粒，颗粒具有水溶性和异染性。电镜下，胞质内有大量的膜包被颗粒，颗粒中含肝素、组胺、嗜酸性粒细胞趋化因子等多种生物活性物质。肥大细胞能引起过敏反应。

（5）**脂肪细胞**：脂肪细胞常成群存在。光镜下，体积大，圆形或多边形；胞质内含有大的脂滴。核扁圆形，位于细胞一侧。脂肪细胞具有合成和贮存脂肪，参与脂类代谢的功能。

（6）**未分化的间充质细胞**：是成体结缔组织内的干细胞，具有多向分化的潜能。在炎症和创伤修复时，可增殖分化为多种细胞，参与损伤的再生修复。

2. 纤维　疏松结缔组织中的纤维有胶原纤维、弹性纤维和网状纤维3种。

（1）**胶原纤维**：胶原纤维数量多，嗜酸性，粗细不等（图2-8），有分支并交织成网。新鲜时呈亮白色，又称白纤维。胶原纤维韧性大，抗拉力强。

（2）**弹性纤维**：弹性纤维数量少，嗜酸性较弱，醛复红能将其染成紫色。新鲜时呈黄色，又称黄纤维。弹性纤维较细，可有分支（图2-8），富有弹性。

（3）**网状纤维**：网状纤维HE染色不着色，镀银染色呈黑色，故又称嗜银纤维。网状纤维分支多，交织成网。

3. 基质　是由蛋白多糖、结构性糖蛋白等生物大分子构成的胶状物质，无色透明，充填于细胞与纤维之间，内含组织液。

（1）**蛋白多糖**：由蛋白质和多糖结合而成的聚合体。蛋白质包括连接蛋白和核心蛋白；多糖分为硫酸化和非硫酸化两种，后一类主要为透明质酸。硫酸化多糖与核心蛋白结合，构成蛋白多糖亚单位，后者再以结合蛋白与透明质酸连接，反复折叠，形成具有屏障作用的分子筛。

（2）**组织液**：毛细血管动脉端压力高，溶解有单糖、电解质和气体分子等小分子的水通过血管壁渗入基质内形成。静脉端压力低，组织液回流到毛细血管内。组织液不断更新，利于血液和组织中细胞进行物质交换。当组织液的产生和回流发生障碍时，基质中组织液增多或减少，临床上称为水肿或脱水。

（二）致密结缔组织

以纤维为主要成分，细胞少。纤维粗大，排列致密，以支持和连接功能为主。根据纤维性质和排列方式分2种：①**规则致密结缔组织**，主要构成肌腱和腱膜，密集的胶原纤维顺应受力方向呈束状平行排列，纤维束间有特殊形态的成纤维细胞，称腱细胞（图2-9）；②**不规则致密结缔组织**，主要见于真皮、硬脑膜及器官的被膜，特点为粗大的胶原纤维束交织成网状结构，抵抗来自不同方向的应力。少量基质和细胞分布于纤维之间。

（三）脂肪组织

由大量脂肪细胞群集构成，被疏松结缔组织分隔成小叶（图2-10），脂肪组织的主要作用是存储和提供能量。

0204

图片：分子筛超微结构

笔记

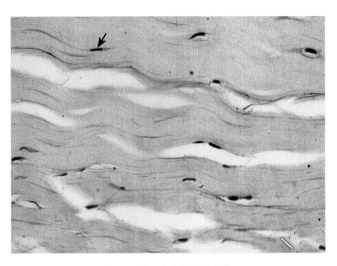

图 2-9 规则致密结缔组织
↑腱细胞

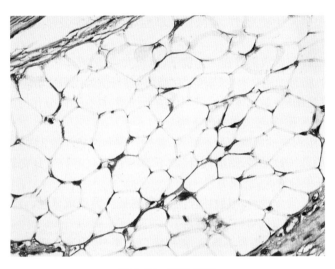

图 2-10 脂肪组织

（四）网状组织

由网状细胞、网状纤维和基质构成。网状细胞产生网状纤维,其突起互连成网(图 2-11)。网状组织参与构成造血组织和淋巴组织。

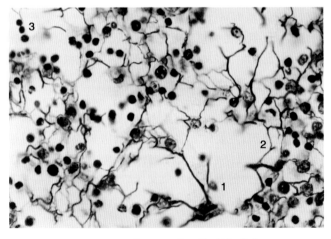

图 2-11 网状组织(淋巴结)镀银染色
1.网状细胞;2.网状纤维;3.淋巴细胞

二、血液

血液是液态的结缔组织,由**血细胞**和**血浆**构成。健康成人约有 5L,约占体重的 7%。加入适量抗凝剂(肝素或枸橼酸钠)静置或离心沉淀后,血液可分出 3 层:上层为血浆,中间为白细胞和血小板,下层为红细胞(图 2-12)。

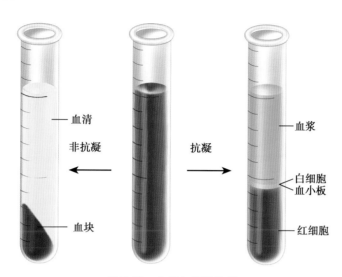

图 2-12 血浆与细胞比积

血细胞约占血液容积的 45%,包括红细胞、白细胞和血小板。观察血细胞形态方法最常用的是用 Wright 或 Giemsa 染色血涂片(图 2-13)。血细胞的形态、数量、百分比和血红蛋白含量的测定结果称血象(表 2-3)。患病时血象常有显著变化,为诊断疾病的重要指标。

表 2-3 血细胞分类和计数的正常值

血细胞	正常值
红细胞	男:$(4.0 \sim 5.5) \times 10^{12}/L$
	女:$(3.5 \sim 5.0) \times 10^{12}/L$
白细胞	$(4.0 \sim 10) \times 10^{9}/L$
中性粒细胞	50% ~ 70%
嗜酸性粒细胞	0.5% ~ 3%
嗜碱性粒细胞	0 ~ 1%
单核细胞	3% ~ 8%
淋巴细胞	25% ~ 30%
血小板	$(100 \sim 300) \times 10^{9}/L$

1. **红细胞** 直径约 7 ~ 8.5μm,中央薄,周缘较厚,呈双凹圆盘状。红细胞的这种形态使其具有更大的表面积,使细胞内任意位置到表面的距离都最短,有利于细胞内外气体的交换。

成熟红细胞无核、无细胞器,胞质内充满血红蛋白。正常成人血液中血红蛋白的含量,男性为 120 ~ 150g/L,女性为 110 ~ 140g/L。血红蛋白具有结合 O_2 和 CO_2 的功能。

红细胞的平均寿命约 120 天。少量未完全成熟的红细胞从骨髓进入血液时,细胞内残留的核糖体,称**网织红细胞**,其计数能反映造血功能状况。

2. **白细胞** 有核,呈球形,能以变形运动方式穿过毛细血管壁,发挥防御和免疫功能。根据胞质内有无特殊颗粒,将其分为有粒白细胞和无粒白细胞。有粒白细胞依据其特殊颗粒的染色性,又分为中性粒细胞、嗜酸性粒细胞和嗜碱性粒细胞。无粒白细胞分为单核细胞和淋巴细胞。

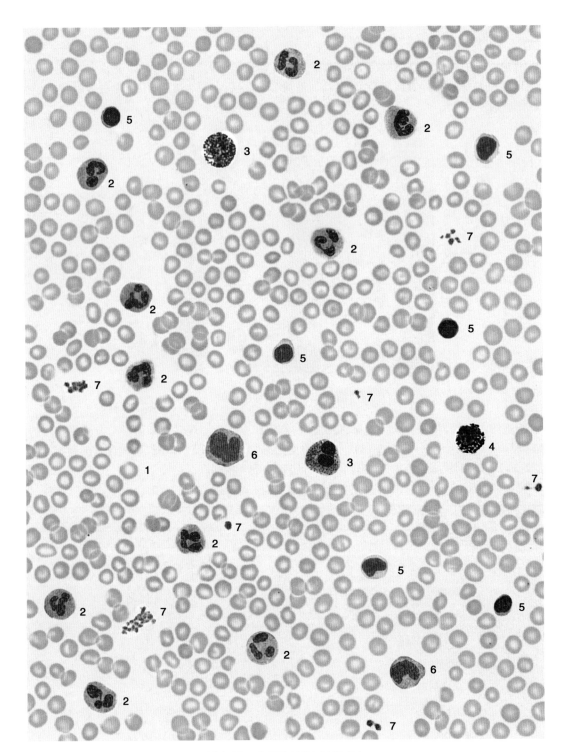

图 2-13 血细胞（Wright 染色）
1. 红细胞；2. 中性粒细胞；3. 嗜酸性粒细胞；4. 嗜碱性粒细胞；5. 淋巴细胞；6. 单核细胞；7. 血小板

（1）**中性粒细胞**：直径 10～12μm，核呈弯曲杆状或分叶状，分叶核叶间有细丝状结构相连，一般分 2～5 叶，以 2～3 叶者居多（图 2-13）。胞质内含大量细小的中性颗粒嗜天青颗粒和特殊颗粒。前者较大，占 20%，为含有酸性磷酸酶、髓过氧化物酶等酶类的溶酶体，能消化吞噬的细菌和异物；后者较小，占 80%，是内含溶菌酶、吞噬素的分泌颗粒，具有杀菌作用。

中性粒细胞具有很强的趋化作用和吞噬功能，其吞噬对象以细菌为主，在吞噬、处理了大量细菌后，自身也死亡，成为脓细胞。

（2）**嗜酸性粒细胞**：直径 10～15μm，核多为 2 叶。胞质内充满粗大、均匀的橘红色嗜酸性颗粒

（图 2-13）。颗粒内含阳离子蛋白、组胺酶、芳基硫酸酯酶及过氧化物酶等。嗜酸性粒细胞也能作变形运动，吞噬抗原抗体复合物，分解组胺，灭活白三烯，杀灭寄生虫等，患过敏性疾病或感染寄生虫时，嗜酸性粒细胞增多。

（3）**嗜碱性粒细胞**：直径 $10 \sim 12 \mu m$，核分叶，呈 S 形或不规则形，着色浅。胞质内含大小不等、分布不均的嗜碱性颗粒（图 2-13）。颗粒内含肝素、组胺等，作用与肥大细胞相似，参与抗凝血和过敏反应。

（4）**单核细胞**：体积最大，直径 $14 \sim 20 \mu m$。核呈马蹄形、肾形或不规则形，着色较浅（图 2-13）。胞质丰富，弱嗜碱性，内含细小的嗜天青颗粒。电镜下，细胞表面有微皱褶、微绒毛，胞质内细胞器丰富，吞噬体较多。单核细胞可分化为巨噬细胞等具有吞噬功能的细胞。

（5）**淋巴细胞**：直径 $6 \sim 8 \mu m$ 的为小淋巴细胞，$9 \sim 12 \mu m$ 的为中淋巴细胞，$13 \sim 20 \mu m$ 的为大淋巴细胞。血液中大部分为小淋巴细胞，胞核为圆形，一侧常有浅凹，染色质致密，着色深（图 2-13）。胞质很少，含少量嗜天青颗粒。少数大、中淋巴细胞的核呈肾形，含有较多大嗜天青颗粒，称大颗粒淋巴细胞。

3. **血小板** 由骨髓巨核细胞产生，呈双凸圆盘状，无细胞核，直径 $2 \sim 4 \mu m$。在血涂片上，血小板常呈多角形，聚集成群（图 2-13）。周围部呈均质浅蓝色，称透明区；中央部有蓝紫色的血小板颗粒，称颗粒区，颗粒内含血小板因子等，在凝血和止血过程中起重要作用。血小板的寿命为 $7 \sim 14$ 天。

0205
图片：血小板超微结构

三、软骨组织和软骨

软骨由软骨组织及周围的软骨膜构成。软骨组织内无血管、淋巴管和神经，营养靠组织液从软骨膜渗透至软骨深部。软骨的主要功能是支持和保护。

（一）软骨组织

软骨组织由软骨细胞和软骨基质构成。

1. 软骨细胞 包埋于基质中，其在基质中所占的空间为**软骨陷窝**。周边的软骨细胞幼稚、体积小、单个、扁圆形；靠近中心的细胞逐渐成熟，体积大，圆形或椭圆形，成群分布（图 2-14A）。它们由一个幼稚软骨细胞分裂形成，称**同源细胞群**。软骨细胞胞质弱嗜碱性，电镜下，含丰富的粗面内质网、发达的高尔基复合体，软骨细胞能产生软骨基质。

2. 软骨基质 即软骨组织的细胞外基质，由纤维和基质构成。基质的主要成分为蛋白多糖和水，多糖在基质中分布不均，陷窝周围的硫酸软骨素较多，嗜碱性强，称软骨囊。纤维成分因软骨类型而异。

（二）软骨膜

软骨表面被覆的薄层致密结缔组织（图 2-14A），起营养和保护作用。

（三）软骨的类型

根据软骨基质内所含的纤维不同，软骨分为透明软骨、纤维软骨和弹性软骨。

1. **透明软骨** 新鲜时半透明，基质中含有许多交织排列的胶原原纤维，纤维极细，折光率与基质一致，光镜下不能分辨（图 2-14A）。透明软骨分布于呼吸道、肋软骨和关节软骨等处，具有较强的抗压性，并有一定的弹性和韧性。

2. **弹性软骨** 基质内含大量交织成网的弹性纤维（图 2-14B），弹性较强。分布于耳郭和会厌等处。

3. **纤维软骨** 基质内含大量平行或交叉排列的胶原纤维束，细胞少而小（图 2-14C）。有很强的韧性。分布于椎间盘、关节盘、耻骨联合等处。

四、骨组织和骨

骨是由骨组织、骨膜和骨髓等构成的器官，具有支持、运动和保护等作用。骨中含有大量的钙和磷等矿物质，是机体内钙、磷的贮存库。骨的内部结构符合生物力学原理，可进行适应性更新和改进。

（一）骨组织

骨组织由细胞和骨基质组成。

1. 骨基质 简称**骨质**，为钙化的细胞外基质。包括有机成分和无机成分。有机成分由大量的胶

笔记

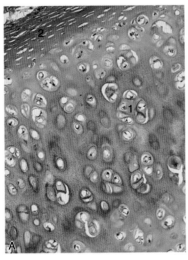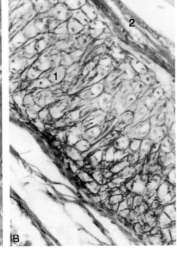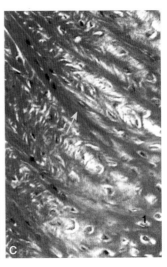

图 2-14 软骨
A. 透明软骨;B. 弹性软骨;C. 纤维软骨
1. 软骨细胞;2. 软骨膜
绿色箭头:软骨基质 红色箭头:弹性纤维 黄色箭头:胶原纤维

原纤维和少量的基质构成。胶原纤维占有机成分的 90%。基质的主要成分为糖蛋白,具有黏合纤维的作用。骨质中还有骨钙蛋白、骨粘连蛋白、骨桥蛋白以及钙结合蛋白等,它们在骨的钙化和细胞与骨质的黏附等方面起重要作用。无机成分又称骨盐,占骨重量的 65%,主要存在形式为羟基磷灰石结晶,呈细针状,沿胶原纤维长轴排列,并与之紧密结合。骨基质中的胶原纤维多呈有规律的分层排列,每层的胶原纤维与基质共同构成薄板状结构,称骨板。同一层内纤维互相平行,相邻层内的纤维互相垂直。这种排列方式,有效增加了骨的强度。以骨板形式存在的骨组织称板层骨,成人骨多属于板层骨。

2. 骨组织的细胞 包括骨祖细胞、成骨细胞、骨细胞和破骨细胞(图 2-15)。

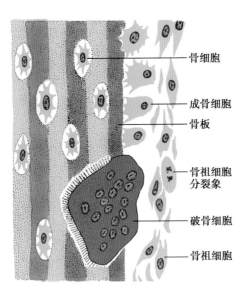

图 2-15 骨组织的各种细胞

（1）**骨祖细胞**:也称**骨原细胞**,为骨组织的干细胞,分布在骨膜内层紧贴骨组织处。在骨生长、改建和骨折修复时,骨祖细胞功能活跃,可增殖分化为成骨细胞。

（2）**成骨细胞**:分布于骨组织的表面,细胞为矮柱状,侧面及基部可见突起,核圆,胞质嗜碱性。电镜下,胞质内有大量粗面内质网和高尔基复合体。成骨细胞能合成和分泌骨组织的有机成分,即类骨质,类骨质钙化后转变为骨质。成骨细胞分泌的类骨质把自身包埋其中,分泌能力逐渐减弱,转变为骨细胞。

（3）**骨细胞**:单个分布于骨板内或骨板间,胞体较小,呈扁椭圆形,有许多细长突起,相邻骨细胞的突起以缝隙连接相连。骨细胞的胞体所在的腔隙,称**骨陷窝**;突起所在的腔隙,称**骨小管**。骨细胞对骨基质的更新和维持具有重要作用。

（4）**破骨细胞**:散在分布于骨组织表面。体积大,由多个单核细胞融合形成,形态不规则。核 6~50 个不等,胞质嗜酸性。电镜下,细胞器丰富,尤其以溶酶体和线粒体为多。紧贴骨组织的一侧有许多突起,构成光镜下的皱褶缘,环绕于皱褶缘周围的胞质隆起并包围皱褶缘称封闭区。封闭区紧贴骨组织,使皱褶缘和对应的骨组织形成一个相对密闭的腔隙,称吸收陷窝,破骨细胞释放多种水解酶、有机酸,溶解、吸收骨基质。破骨细胞和成骨细胞相辅相成,使骨形成各种特定形态,保证骨的发育与个体生长发育相适应。

（二）长骨的结构

长骨由骨松质、骨密质、关节软骨、骨膜、骨髓及血管神经等构成。

1. **骨松质**　骨松质主要分布于长骨的骨骺，为大量针状或片状的骨小梁相互交织形成的多孔隙网架结构，网眼中充满红骨髓。

2. **骨密质**　骨密质主要分布于长骨的骨干，由骨板构成。根据排列方式的不同，骨板分为 4 种(图 2-16)。

（1）**外环骨板**：环绕骨干外表面，骨板较厚，由数层到 10 多层，规则地环绕骨干排列。

（2）**内环骨板**：位于骨髓腔面，仅有几层骨板，不规则地环形排列。

（3）**骨单位**：骨单位又称**哈弗斯系统**，是骨密质的基本结构单位。位于内、外环骨板之间，呈圆筒状，与骨干长轴平行。骨单位的中央为纵行的中央管，也称**哈弗斯管**；周围是多层同心圆状排列的骨板，又称**骨单位板**。相邻中央管之间有穿通管相通，为血管、神经的通道。

（4）**间骨板**：是位于骨单位之间或骨单位与内、外环骨板之间的不规则骨板，是骨生长和改建过程中骨单位或内、外环骨板吸收后的残留部分。

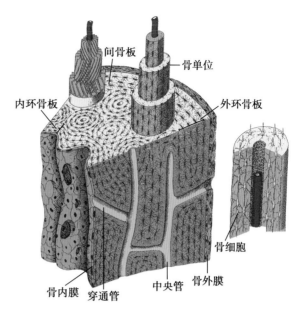

图 2-16　长骨骨干结构模式图

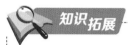

骨质疏松症的预防

骨质疏松症是一种以骨量减少、骨组织微结构破坏、骨脆性增加和易于骨折为特征的一种全身性代谢性骨骼疾病。骨质疏松的预防比治疗更为重要和实际，预防分为初级预防和二级预防。前者包括：合理膳食，加强营养；保证足够钙质与维生素 D 的摄入；适当地进行体育运动等。后者包括：缩短制动和卧床期限，使用各种治疗性运动方法；某些药物(如降钙素等)的应用也可起到防止骨质丢失的作用。

3. **骨膜**　除关节面外，骨的内、外表面均被覆有致密结缔组织，即骨膜。外表面的为骨外膜，胶原纤维粗大，交织成网，有些纤维穿入骨质，具有固定骨膜和韧带的作用。骨髓腔面、骨小梁表面、穿通管和中央管的内表面衬贴的薄层结缔组织称骨内膜，富含血管、神经和骨祖细胞。骨膜的作用是营养骨组织，为骨的生长、修复提供干细胞。利用骨膜移植可以治疗骨折、骨和软骨的缺损。

第三节　肌　组　织

肌组织主要由具有收缩功能的肌细胞及少量结缔组织构成。肌细胞呈细长纤维状，故又称**肌纤维**。肌细胞的胞膜又称**肌膜**，细胞质又称**肌质**，肌质中的滑面内质网称**肌质网**。

根据形态和结构的不同，将肌组织分为**骨骼肌**、**心肌**和**平滑肌**三类。骨骼肌纤维和心肌纤维都有明暗相间的横纹，称横纹肌，平滑肌纤维无横纹。骨骼肌的收缩受躯体神经支配，故称随意肌；心肌和平滑肌的收缩受自主神经的调节，为不随意肌。

一、骨骼肌

骨骼肌主要分布于躯干及四肢，通过肌腱附着于骨。每块肌主要由平行排列的肌纤维组成，其周围包裹着结缔组织(图 2-17)。

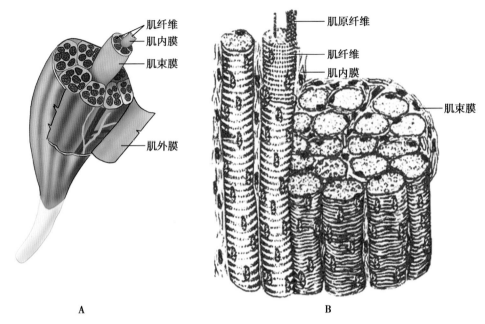

图 2-17 骨骼肌与周围结缔组织

（一）骨骼肌纤维的光镜结构

骨骼肌纤维呈长圆柱状，长约 1~40mm，直径 10~100μm。核扁椭圆形，几十个至上百个，紧靠肌膜。肌质中含有大量细丝状的肌原纤维，沿细胞长轴平行排列，其间有大量的线粒体、肌红蛋白等。每条肌原纤维上都有明暗相间的带（图 2-18）。**明带**又称 I 带，中央有一条较暗的细线，称 **Z 线**；**暗带**又称 A 带，中央有一着色浅的窄带，称 H 带，H 带中央有一条深色的线，称 **M 线**。相邻两条 Z 线之间的肌原纤维称**肌节**（图 2-19），每个肌节由 1/2I 带+A 带+1/2I 带组成，为肌纤维的结构和功能单位。肌膜外有基膜，两者间有**肌卫星细胞**，当骨骼肌纤维损伤时，可参与肌纤维的修复。

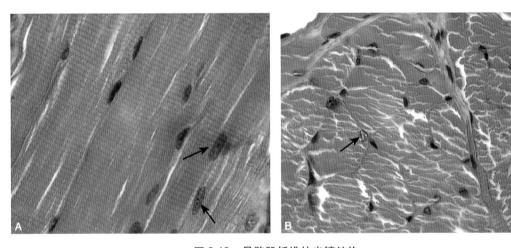

图 2-18 骨骼肌纤维的光镜结构
A. 纵切面；B. 横切面
↑肌细胞核

（二）骨骼肌纤维的超微结构

1. **肌原纤维**　由粗肌丝和细肌丝构成，两种肌丝沿肌原纤维长轴排列。明带只有细肌丝，一端附着于 Z 线。H 带只有粗肌丝，暗带的其余部分粗、细肌丝均有（图 2-19）。粗肌丝位于 A 带，中央固定于 M 线，两端游离，由肌球蛋白分子组成。肌球蛋白分子形似豆芽，分头和杆两部分，头部可以屈动。大量肌球蛋白分子平行排列，集合成束，组成一条粗肌丝。肌球蛋白的头部突出于粗肌丝表面，称**横桥**，头部有 ATP 酶活性，当与肌动蛋白接触时被激活，分解 ATP 产生能量，使横桥发生屈伸。细肌丝

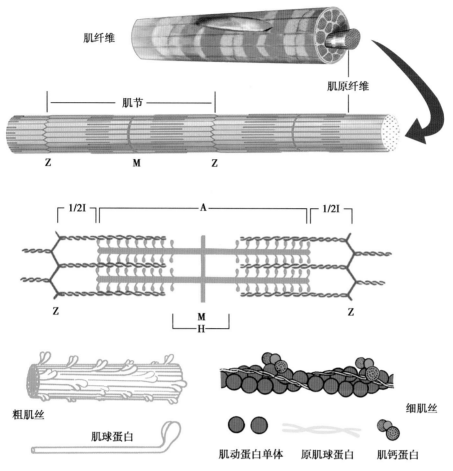

肌纤维

肌原纤维

肌节

Z　　　　M　　　　Z

1/2I　　　　　　　A　　　　　　　1/2I

Z　　　　　　　　　　　　　　Z

M
H

粗肌丝

肌球蛋白

细肌丝

肌动蛋白单体　　原肌球蛋白　　肌钙蛋白

图 2-19　骨骼肌纤维连续放大示意图

一端固定于 Z 线,另一端伸入粗肌丝之间,止于 H 带外侧缘。细肌丝由**肌动蛋白**、**原肌球蛋白**、**肌钙蛋白**组成。肌动蛋白单体呈球形,许多单体连接成串珠状,并形成双股螺旋链,每一单体上都有与肌球蛋白分子横桥结合的位点。原肌球蛋白由两条互相缠绕的多肽链构成,该多肽链嵌于肌动蛋白的双股螺旋链的浅沟内。肌钙蛋白由 3 个球形亚单位组成,附着于原肌球蛋白分子上,其中一个亚单位可与 Ca^{2+} 结合。

　　骨骼肌的收缩机制是肌丝滑行原理。肌纤维收缩时,横桥屈曲,细肌丝向 M 线方向滑动,使 I 带变短,H 带变窄甚至消失,A 带长度不变,整个肌节变短;舒张时细肌丝向相反的方向运动,肌节变长。

　　2. **横小管**　由肌膜向肌质内凹陷形成,与细胞长轴垂直,又称 **T 小管**(图 2-20)。哺乳类动物的横小管位于明带与暗带的交界处,同一水平的横小管彼此吻合,环绕在每条肌原纤维周围。横小管能将肌膜的兴奋迅速传导到细胞内,引起肌节的同步收缩。

　　3. **肌质网**　为特化的滑面内质网,位于相邻两条横小管之间,纵向包绕在每条肌原纤维周围,又称**纵小管**或 **L 小管**(图 2-20),其末端在靠近横小管处膨大、融合,形

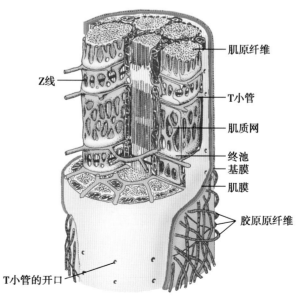

肌原纤维

Z线

T小管

肌质网

终池

基膜

肌膜

胶原原纤维

T小管的开口

图 2-20　骨骼肌纤维超微结构立体模式图

成环形扁囊,称**终池**。横小管与其两侧的终池共同组成**三联体**,横小管与终池彼此独立。肌质网膜上有丰富的 Ca^{2+} 泵,可调节肌质内 Ca^{2+} 的浓度。

二、心肌

心肌分布于心壁和近心大血管的根部。

(一)心肌纤维的光镜结构

心肌纤维为不规则短圆柱状,有分支,相互连接成网,光镜下连接处呈深染的横行粗线称**闰盘**;胞核 1 个,卵圆形,位于细胞中央。心肌纤维的横纹不如骨骼肌明显(图 2-21)。一般认为心肌无再生能力,损伤后由瘢痕组织代替。

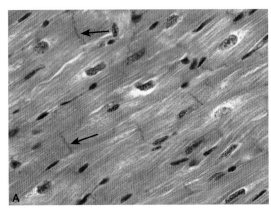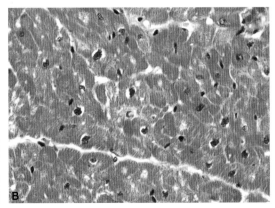

图 2-21　心肌纤维的光镜结构
A.纵切面;B.横切面
↑闰盘

(二)心肌纤维的超微结构

心肌纤维超微结构也有粗、细肌丝及其组成的肌节,心肌纤维的特点为(图 2-22):①肌原纤维不明显,形成粗细不等、界限不清的肌丝束;②横小管较粗,位于 Z 线水平;③肌质网的纵小管不发达,仅在横小管一侧形成终池,并与横小管形成二联体;④闰盘横行部分位于 Z线水平,有中间连接和桥粒,使心肌纤维牢固连接;闰盘纵向部分有缝隙连接,便于心肌纤维间化学信息的交流和电冲动的传导,保证了心肌纤维收缩的同步性和协调性。

三、平滑肌

平滑肌广泛分布于血管、淋巴管和内脏器官。

(一)平滑肌纤维的光镜结构

平滑肌纤维呈长梭形,大小不一,无横纹,1 个核,长杆状,位于细胞中央(图 2-23)。

(二)平滑肌纤维的电镜结构

细胞内可见大量密斑、密体、中间丝、粗

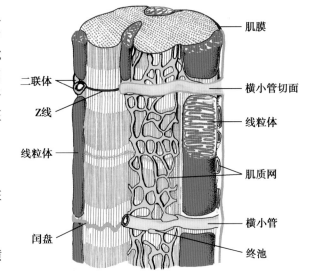

肌膜
横小管切面
线粒体
肌质网
横小管
终池
二联体
Z线
线粒体
闰盘

图 2-22　心肌纤维超微结构立体模式图

肌丝和细肌丝。密体位于肌膜下,密斑位于肌浆中,中间丝连接于密斑、密体之间,形成细胞骨架。粗、细肌丝不形成肌原纤维,而是形成肌丝单位,也称收缩单位。细胞膜不形成横小管;肌质网不发达。平滑肌纤维间有发达的缝隙连接,可传递信息和电冲动,引起相邻肌纤维的同步功能活动。

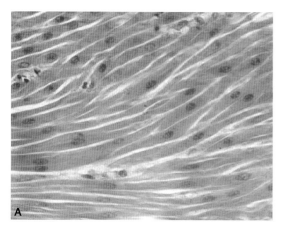
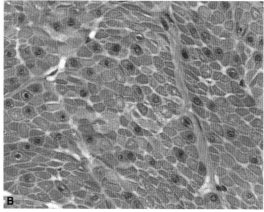

图 2-23 平滑肌光镜结构
A.纵切面;B.横切面

第四节 神 经 组 织

神经组织主要由**神经细胞**(也称**神经元**)和**神经胶质细胞**组成。神经元具有接受刺激、整合信息、传导冲动的作用,神经胶质细胞对神经元起支持、营养、保护和绝缘等作用。

一、神经元

神经元是神经系统结构和功能的基本单位,人体内约有 10^{12} 个神经元。

(一)神经元的结构

神经元形态不一、大小不等,但都由胞体和突起组成,突起分为树突和轴突(图 2-24)。

1. 胞体 是神经元营养代谢的中心,主要集中在中枢神经系统的灰质及神经节内,直径约 $4\sim120\mu m$,呈锥形、梨形、梭形、星形和圆形等。胞体由细胞膜、细胞质和细胞核组成。

(1)细胞膜:为可兴奋膜,具有产生兴奋、接受刺激和传导神经冲动的功能。胞膜上还有蛋白质组成的受体及离子通道。

(2)细胞核:大而圆,染色浅,核膜清晰,核仁大而明显。

(3)细胞质:又称核周质,除含有一般细胞器外,其特征性结构为尼氏体和神经原纤维。

尼氏体又称**嗜染质**,光镜下为嗜碱性颗粒或斑块;电镜下为发达的粗面内质网和游离核糖体(图 2-25)。尼氏体的主要功能是合成蛋白质,参与细胞器的更新和神经递质或神经调质的合成。

神经原纤维在镀银标本上呈棕黑色细丝状,交错排列成网,并伸入到树突和轴突内。由神经丝、微管和微丝组成(图 2-25),功能是构成神经元的细胞骨架及参与物质运输。

2. 突起 分为树突和轴突。

(1)树突:形如树枝状,每个神经元有 1 个或多个树突。树突表面通常有许多棘状小突起,称为树突棘。树突内的结构与胞体相似。树突的主要功能是接受刺激,树突和树突棘扩大了神经元接受刺激的表面积。树突分支程度及树突棘的数量决定了神经元接受信息和整合信息的能力。

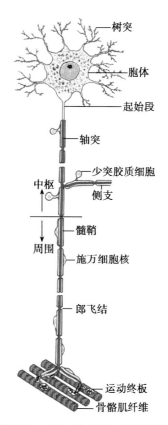

图 2-24 神经元形态结构模式图

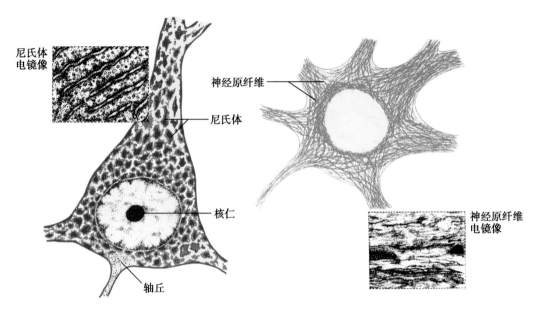

图 2-25 尼氏体、神经原纤维、轴丘结构模式图

（2）**轴突**：一个神经元仅有 1 个轴突。轴突表面光滑，分支少，呈直角发出。轴突短者仅几微米，长者可达 1 米以上。胞体发出轴突的部位有一圆锥形浅染区，称**轴丘**，轴丘与轴突内均无尼氏体。轴突的主要功能是传导神经冲动，并参与轴突内的物质运输。

（二）神经元的分类

1. 根据神经元突起的数量分类　①**多极神经元**：有 1 个轴突和多个树突；②**双极神经元**：有轴突和树突各 1 个；③**假单极神经元**：从胞体发出 1 个突起，在离胞体不远处呈"T"型分为两支，一支分布到组织或器官中，称周围突；另一支进入中枢神经系统，称中枢突（图 2-26）。

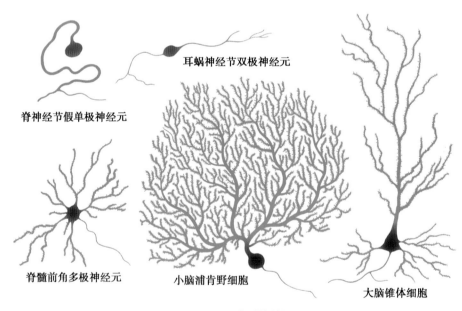

图 2-26 不同类型的神经元

2. 根据神经元的功能分类　①**感觉神经元**：又称传入神经元，多为假单极神经元，胞体主要位于脊神经节或脑神经节内；周围突接受刺激，再经中枢突传至中枢；②**运动神经元**：又称传出神经元，多为多极神经元。胞体主要位于脑、脊髓及内脏神经节内；运动神经元主要负责把中枢指令传递给肌细胞或腺细胞，使肌肉收缩或腺体分泌；③**中间神经元**：又称联合神经元，主要为多极神经元，位于前两种神经元之间，起联络信息的作用（图 2-27）。动物越进化，中间神经元越多，在中枢神经系统内构成

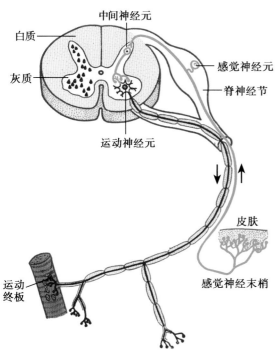

图 2-27 脊髓及脊神经示意图

复杂的神经元网络,是学习、记忆和思维的基础。

3. 根据神经元释放的神经递质或神经调质的化学性质分类 包括:①胆碱能神经元:释放乙酰胆碱;②去甲肾上腺素能神经元:释放去甲肾上腺素;③胺能神经元:释放多巴胺、5-羟色胺等;④氨基酸能神经元:释放甘氨酸、谷氨酸等;⑤肽能神经元:释放脑啡肽等神经肽。每种神经元只释放一种神经递质,同时还可释放一种神经调质。

二、突触

突触是神经元与神经元之间或神经元与非神经元(肌细胞、腺细胞)之间特化的细胞连接结构,是神经元传递信息的方式。根据细胞间的连接部位,突触主要分为轴-树突触、轴-体突触、轴-棘突触等。根据传递信息的方式,突触可分**电突触**和**化学突触**两类。电突触以电流传递信息,化学突触以神经递质传递信息,即通常所说的突触。电镜下,化学突触的结构包括突触前成分、突触间隙和突触后成分三部分(图 2-28)。

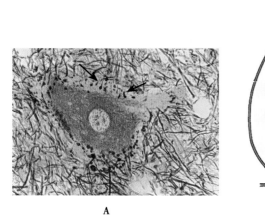

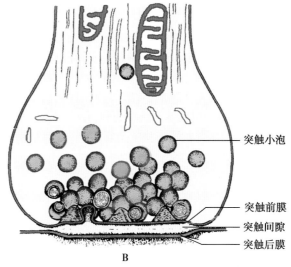

突触小泡

突触前膜
突触间隙
突触后膜

A　　　　　　　　　　　　**B**

图 2-28 化学突触结构模式图
A. 神经元胞体表面的突触小体(↑镀银染色);B. 化学突触超微结构模式图

三、神经胶质细胞

神经胶质细胞又称神经胶质,其数量约为神经元的10~50倍。神经胶质细胞也有突起,但无树突与轴突之分,也无传导神经冲动的功能。神经胶质细胞主要对神经元起保护、支持、营养、绝缘等作用。

（一）中枢神经系统的胶质细胞
中枢神经系统的神经胶质细胞有4种,HE染色不易分辨(图 2-29)。

1. **星形胶质细胞** 数量最多,又分为原浆性星形胶质细胞和纤维性星形胶质细胞。细胞体呈星状,一些突起的末端膨大,称脚板,贴附在毛细血管壁上,构成血-脑屏障的神经胶质膜。血-脑屏障可阻止血液中某些物质进入神经组织,但能选择性让营养物质和代谢产物顺利通过。星形胶质细胞还

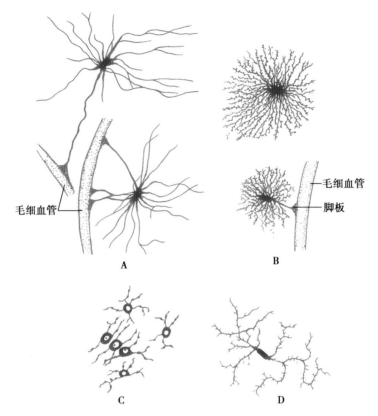

图 2-29 中枢神经系统的神经胶质细胞模式图
A.纤维性星形胶质细胞;B.原浆性星形胶质细胞;C.少突胶质细胞;D.小胶质细胞

能产生多种生长因子和神经营养因子,对神经元的发育、分化、功能的维持以及创伤后神经元可塑性变化有重要影响。在脑和脊髓受损时,星形胶质细胞增生,形成胶质瘢痕。

2. **少突胶质细胞** 体积小,突起较少,是中枢神经系统有髓神经纤维的髓鞘形成细胞。

3. **小胶质细胞** 体积最小,胞体细长或椭圆形,由血液中的单核细胞演化而来,具有吞噬功能。当神经系统损伤时,可转变为巨噬细胞,吞噬细胞碎屑、蜕变的髓鞘等。

4. **室管膜细胞** 被覆于脑室及脊髓中央管的腔面,细胞呈立方或柱形,形成单层上皮样室管膜,可分泌脑脊液。

（二）周围神经系统的胶质细胞

1. **施万细胞** 又称**神经膜细胞**,参与周围神经纤维髓鞘的形成。施万细胞能分泌神经营养因子,能促进受损伤神经元的存活及轴突再生。

2. **卫星细胞** 又称**被囊细胞**,是神经节内包裹神经元胞体的一层扁平或立方形细胞。

四、神经纤维

神经纤维由神经元的长突起及包绕它的神经胶质细胞构成。根据神经胶质细胞是否形成髓鞘,分为两种类型(图 2-30):

（一）有髓神经纤维

周围神经系统的有髓神经纤维由施万细胞包卷轴突而成,施万细胞的质膜呈同心圆状包绕轴突形成的鞘状结构,称**髓鞘**(图 2-31)。被挤压到髓鞘外侧的质膜及基膜称神经膜。一条有髓神经纤维由多个施万细胞包卷形成,每个施万细胞包卷 1 段轴突,构成 1 个结间体。相邻两个结间体交界处无髓鞘,在神经纤维上形成一狭窄,称**郎飞结**(图 2-32)。有髓神经纤维的神经冲动是从 1 个郎飞结跳到下 1 个郎飞结,传导速度较快。髓鞘在组织液与轴膜间起绝缘作用。

中枢神经系统有髓神经纤维的髓鞘由少突胶质细胞形成,其不同突起的末端可分别包卷多个轴突,形成多个结间体。

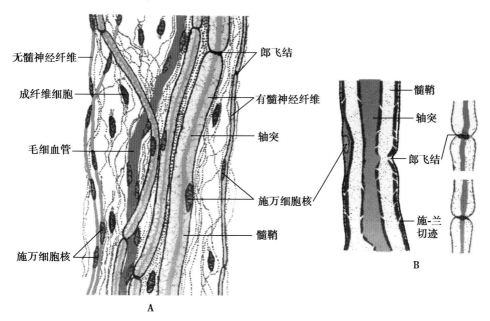

图 2-30　周围神经纤维结构模式图
A.有髓神经纤维和无髓神经纤维;B.郎飞结和髓鞘

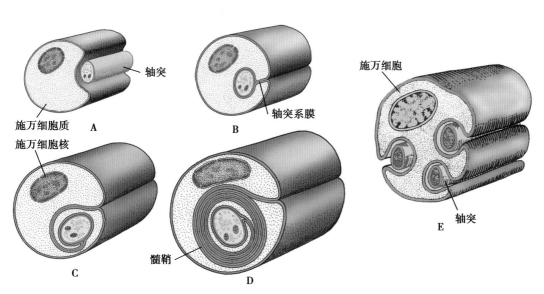

图 2-31　周围神经纤维髓鞘形成及超微结构模式图
A、B、C.髓鞘发生过程;D.有髓神经纤维超微结构;E.无髓神经纤维超微结构

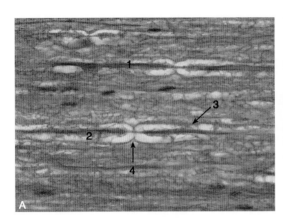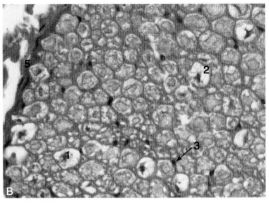

图 2-32　有髓神经纤维束
A. 纵切面；B. 横切面
1. 轴突；2. 髓鞘；3. 神经膜；4. 郎飞结；5. 神经束膜

（二）无髓神经纤维

在周围神经系统，无髓神经纤维由施万细胞包裹轴突构成，一个施万细胞可包裹多个轴突，无髓鞘和郎飞结（图 2-30）。中枢神经系统的无髓神经纤维为裸露的轴突，其外无神经胶质细胞包裹。无髓神经纤维传导速度较慢。

 知识拓展

神经可塑性

神经系统为主动适应与反映外界环境的各种变化而发生的结构与功能的改变，并维持一定的时间，这种变化即神经的可塑性或称可修饰性。可塑性是神经损伤恢复的形态学和生理学基础，如突触发芽并建立起新的有功能的突触联系，离子通道的改变，功能转移，次要通路的开通，神经递质的敏感性增高等。神经可塑性受内在因素和各种干预因素的影响，如损伤的程度、时间、速度与部位，运动与训练以及环境与感觉刺激等。

五、神经末梢

神经末梢是周围神经纤维的终末部分，遍布于全身，形成多种末梢装置，按功能可分为感觉神经末梢和运动神经末梢。

（一）感觉神经末梢

感觉神经末梢是感觉神经元周围突的末端，它们通常和周围的组织共同构成**感受器**，可接受内外环境刺激并将冲动传至中枢，产生感觉（图 2-33）。

1. **游离神经末梢**　由感觉神经纤维的终末部反复分支而成，其裸露的细支，分布于表皮、角膜、黏膜上皮、浆膜及结缔组织等处，主要感受冷热、疼痛和轻触等刺激。

2. **有被囊神经末梢**　外面均包裹有结缔组织被囊。神经纤维进入被囊前失去髓鞘，裸露的轴突分布于被囊内感觉细胞之间。依功能和结构分 3 种。

（1）**触觉小体**：主要分布于手指、足趾掌面的真皮乳头内，感受触觉刺激。

（2）**环层小体**：广泛分布于皮下组织、腹膜、肠系膜、韧带、关节囊等处。体积较大，呈圆形或卵圆形，内有多层同心圆状排列的扁平细胞，中央有一圆柱体，裸露的轴突穿行于其内。环层小体感受振动觉和压觉。

（3）**肌梭**：分布于骨骼肌内，呈梭形，属本体感受器。肌梭内有若干条细小的骨骼肌纤维，称梭内肌纤维，裸露的轴突包绕梭内肌纤维中段。梭内肌纤维两端还分布有运动神经末梢。肌梭可感受骨骼肌纤维的伸缩变化。

（二）运动神经末梢

运动神经末梢是运动神经元的轴突分布于肌组织和腺体的终末结构，支配肌纤维的收缩和腺体的分泌。

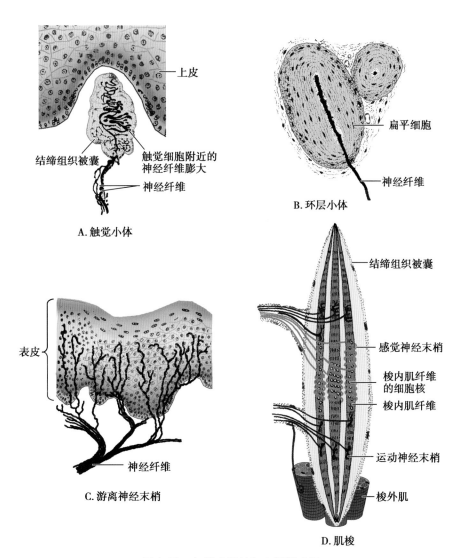

图 2-33　各类感觉神经末梢模式图

1. **躯体运动神经末梢**　分布于骨骼肌。运动神经元轴突抵达骨骼肌纤维时失去髓鞘,反复分支,每一分支与一条肌纤维建立突触连接,此连接处呈卵圆形的板状隆起,称**运动终板**。当神经冲动到达运动终板时,轴突终末释放乙酰胆碱,与突触后膜(肌膜)中相应受体结合,离子通道开放,肌膜产生兴奋,引发肌细胞收缩。

2. **内脏运动神经末梢**　分布于心肌、血管和各种内脏的平滑肌以及腺体等处。内脏神经节发出的无髓神经纤维,其分支末段呈串珠状贴附于肌细胞表面或穿行于腺细胞之间,与效应细胞建立突触,支配肌肉收缩和腺体分泌。

0214

图片:运动终板超微结构

本章小结

　　基本组织包括上皮组织、结缔组织、肌组织和神经组织 4 种。机体所有系统器官都由四大基本组织构成。组织学研究机体微细结构及其相关功能,主要借助显微镜来观察组织切片等。学习组织学,必须理论课、实习课并重,要培养良好的空间思维能力,注重结构与功能相结合。另外,组织结构比较微观抽象,应多观察图,如仿真图、模式图、光镜结构图、电镜结构图、挂图以及组织模型等,最终学会在切片上辨认组织微细结构。

（李　钊）

思考题

1. 简述上皮组织的结构特点及分类。
2. 简述疏松结缔组织中细胞和纤维的名称及其功能。
3. 简述血液的组成及各种血细胞的正常值及其功能。
4. 简述骨骼肌的结构与功能的关系。
5. 简述神经纤维结构、分类和功能。

扫一扫,测一测

思路解析

学习目标

　　1. 掌握:骨的形态和构造;骨连结的概念和分类,关节的结构和运动;椎骨的形态,椎骨的连结,脊柱的整体观和运动;上肢骨及其连结;下肢骨及其连结;全身主要的骨性标志;头颈肌、躯干肌、四肢肌的名称、位置和作用;全身主要的肌性标志。

　　2. 熟悉:运动系统的组成和功能;骨的理化特性;关节的分类;肋的连结、胸廓的整体观;颅骨及其连结;骨盆的组成、分部、女性骨盆的特点;骨骼肌的形态、构造、起止点、骨骼肌的辅助结构;肌间结构。

　　3. 了解:骨的发生和生长;关节运动幅度的因素;骨、骨连结、骨骼肌的康复应用解剖。

　　运动系统(locomotor system)由骨、骨连结和骨骼肌组成,约占成人体重的60%。全身的骨通过骨连结构成骨骼(图3-1),形成人体的支架,对人体起着运动、支持和保护等作用。骨骼肌附于骨,收缩

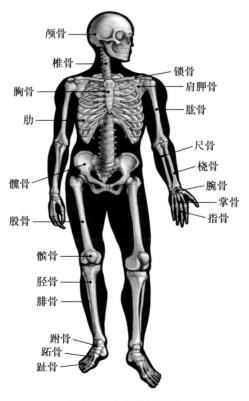

颅骨
椎骨
胸骨
肋
髋骨
股骨
髌骨
胫骨
腓骨
跗骨
跖骨
趾骨

锁骨
肩胛骨
肱骨
尺骨
桡骨
腕骨
掌骨
指骨

图 3-1　全身骨和连结

时,以关节为支点牵引骨,改变骨的位置和角度,产生运动。在运动过程中,骨起着杠杆作用,关节是运动的枢纽,骨骼肌则是运动的动力器官。

案例导学

患者,男,45岁。搬重物后出现腰痛伴右下肢疼痛4天,咳嗽、打喷嚏时疼痛加重,卧床休息时好转。体格检查:弯腰活动明显受限,第3~5腰椎棘突及右侧压痛,右侧直腿抬高40°(+),右小外侧痛觉减退。X线示L4-L5椎间隙狭窄。以腰椎间盘突出症收住入院。

问题与思考:
1. 椎间盘位于何处?如何构成?有何作用?
2. 椎间盘突出通常容易向哪个方向?如何预防腰椎间盘突出症的发生?
3. 椎骨之间除了椎间盘相连外,还有哪些连结?

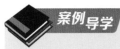

组图:腰椎间盘突出症的X线征像

第一节 骨与骨连结

一、概述

(一)骨

骨(bone)是一种器官,具有一定的形态和构造。成人有206块骨(图3-1),按部位可分为**颅骨**、**躯干骨**和**四肢骨**,前两者统称**中轴骨**。

1. 骨的形态 骨形态不一,一般可分为长骨、短骨、扁骨和不规则骨(图3-2)。

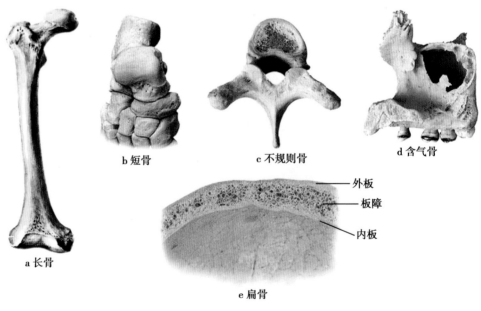

b 短骨　　　c 不规则骨　　　d 含气骨

外板
板障
内板

a 长骨

e 扁骨

图3-2 骨的形态

(1) **长骨**:呈中空的长管状,分为一体两端。体又称**骨干**(diaphysis shaft),位于中部,细长,内有空腔,称髓腔,容纳骨髓。骨干表面常有1~2个血管出入的小孔,称**滋养孔**。骨两端的膨大部分,称**骺**(epiphysis),有光滑的关节面,与相邻关节面构成关节。骨干与骺相邻的部分,称**干骺端**,幼年时保留一片软骨,称**骺软骨**,骺软骨细胞不断分裂繁殖和骨化,使骨不断加长。成年后,骺软骨骨化,骨干与骺融为一体,其间遗留一**骺线**。长骨多分布于四肢,如肱骨、股骨、掌骨等。

(2) **短骨**:一般呈立方形,有多个关节面,多成群连结在一起,分布于连结牢固且运动灵活的部

笔记

位,如腕骨、跗骨等。

（3）**扁骨**:宽扁,呈板状,主要构成颅腔、胸腔和盆腔的壁,起保护作用,如顶骨、胸骨和肋骨、髋骨等。

（4）**不规则骨**:形状不规则,主要分布于躯干、颅底和面部,如椎骨、颞骨和上颌骨等。有的不规则骨内含有与外界相通的空腔,称**含气骨**,如上颌骨和筛骨等,发声时引起共鸣作用,并减轻骨的重量。

另外,在某些肌腱和韧带内,尚有一些形如豆状的小骨,称**籽骨**,在运动中有改变力的方向及减少对肌腱摩擦的作用,如髌骨等。

2. **骨的构造** 骨由骨质、骨膜和骨髓构成(图 3-3)。

（1）**骨质**(bony substance):是骨的主要部分,由骨组织构成,分为骨密质和骨松质。骨密质坚硬、致密,主要分布于长骨的骨干和其他骨的表面,由若干层紧密排列的骨板构成,有很强的抗压和抗扭曲性。骨松质较疏松,呈海绵状,主要分布于长骨两端膨大处和短骨、扁骨的内部。骨松质由骨小梁构成,骨小梁的排列与骨所承受的压力(重力)和张力方向一致,组成压力曲线和张力曲线,使骨具有节省材料、轻便、坚固的特点。颅盖骨内、外表层的骨密质分别称**内板**和**外板**,内板薄而松脆,外板厚而坚韧,富有弹性,故颅盖骨骨折多发生于内板。两板之间的骨松质称**板障**(diploë),有板障静脉通过。

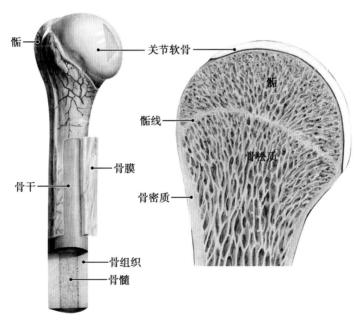

图 3-3 骨的构造

骺
关节软骨
骺
骺线
骨松质
骨膜
骨密质
骨干
骨组织
骨髓

组图:骨质疏松症

（2）**骨膜**(periosteum):为一层致密结缔组织膜,淡红色,覆盖于除关节面以外的骨表面,含有丰富的血管、神经和淋巴管,对骨的营养、再生和感觉有重要作用。骨的内表面和外表面都覆盖有骨膜。骨膜内还含有成骨细胞和破骨细胞,分别具有产生新骨质和破坏旧骨质的功能,对骨的生长和损伤后的修复起重要作用。幼年时期成骨细胞非常活跃,直接参与骨的生成,使骨不断增粗;成年时转为静止状态,骨的增长也停止。一旦发生骨损伤,如骨折,骨膜可重新启动成骨细胞,使骨折时脱落的碎骨片再生,参与骨折端的修复愈合。因此,手术时要尽量保护骨膜,以免发生骨的坏死和延迟骨的愈合。

（3）**骨髓**(bone marrow):充填在长骨的髓腔及骨松质间隙内,分为红骨髓和黄骨髓。**红骨髓**含有发育阶段不同的红细胞和某些白细胞,呈红色,有造血功能,胎儿和幼儿的骨髓全部是红骨髓。5 岁以后,长骨髓腔内的红骨髓逐渐被脂肪组织取代,呈黄色,称**黄骨髓**,失去造血功能。当机体失血过多时,可转化为红骨髓,恢复造血功能。髂骨、胸骨、胫骨的近侧端骨松质内等处的骨髓终身为红骨髓,临床常选这些骨抽取红骨髓,进行造血功能的检查。

3. **骨的化学成分和物理特性** 骨主要由有机质和无机质构成。有机质主要是骨胶原纤维和黏多糖蛋白,使骨具有韧性和弹性;无机质主要是碱性磷酸钙为主的无机盐类,使骨具有硬度和脆性。骨的化学成分、物理性质可随年龄的增长而发生变化。幼儿的骨有机质和无机质各占一半,故弹性、韧性较大,硬度小,易发生变形而不易骨折,所以幼儿要注意正确姿势。成人骨化学成分有机质和无机质的比例约为3∶7,此比例使骨既有较大的硬度,又一定的弹性和韧性,能承受较大的压力而不变形。根据力学测定,每平方厘米的股骨能承受1700~2200牛顿的压力(轴向),超过花岗石。老年人的骨无机质所占比例大于2/3,且因激素水平下降,影响钙磷的吸收和沉积,骨质出现多孔性,骨组织的总量减少,表现为骨质疏松,骨的脆性较大,易发生粉碎性骨折,所以老年人活动要缓慢、柔和。

4. 骨的发生和生长

(1)骨的发生:骨发生于胚胎时的间充质。骨的发生有两种方式,即膜内成骨和软骨内成骨。**膜内成骨**是指在原始的结缔组织内直接成骨,如额骨、顶骨、颞骨、枕骨等扁骨和不规则骨都是以这种方式进行。**软骨内成骨**是指在预先形成软骨雏形的基础上,将软骨逐步替换成骨,如四肢骨、躯干骨及部分颅底骨等。

(2)骨的生长:骨的生长是在膜内成骨和软骨内成骨的基础上进行的,使骨由小到大逐渐长成。现以长骨为例,作简要说明。长骨的生长包括长长和长粗两个过程。长粗是以膜内成骨的方式进行的,骨外膜内层的成骨细胞不断产生骨胶原,同时无机盐不断沉积并钙化,使骨干不断增粗;而骨内膜中的破骨细胞则使骨髓腔扩大,使骨体增粗,且保持一定的厚度。长骨的长长则依靠软骨内成骨来实现,在未成年期,长骨的骨干与骨骺之间有一层软骨板,称骺软骨。骺软骨不断地产生,又不断地骨化,使骨体不断地增长,当骺软骨完全骨化后,骨的长长就停止。

(3)骨的可塑性:指可以改变骨形态结构的特性,称**可塑性**。骨在生长发育过程中,受体内、外环境的影响发生不断的变化。体内、外环境中的种种因素,如神经、内分泌、营养、体育锻炼、劳动、疾病等,都可通过骨的新陈代谢,对骨的生长发育和形态结构产生一定的影响。神经系统调节骨的营养过程。当神经系统的营养功能加强时,可促使骨质增生,骨坚韧粗壮;反之,骨质变得疏松。内分泌对骨的发育也有很大作用,如生长素对骨的影响。营养因素如维生素A、D与骨的生长密切相关。机械因素的作用也不容忽视,适当锻炼,有利于骨的发育。长期对骨的不正常压迫,如童工负重、儿童时期不良姿势,可引起骨的变形。骨折后,骨折愈合的初期,骨痂不规则,经过一定时间的吸收和改建,骨可基本恢复原有的形态结构。

(二)骨连结

骨与骨之间的连结装置称**骨连结**。根据连结形式的不同,骨连结可分为直接连结和间接连结两种。

1. **直接连结**　直接连结是指骨与骨之间借纤维结缔组织、软骨或骨相连。因骨与骨之间无间隙,故运动范围极小或完全不能运动。根据连结组织的不同,可分为纤维连结、软骨连结和骨性结合3种类型(图3-4)。

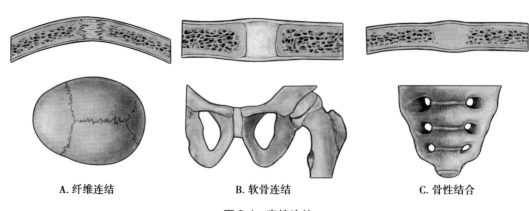

A. 纤维连结　　　　　B. 软骨连结　　　　　C. 骨性结合

图3-4　直接连结

(1)**纤维连结**(fibrous joints):骨与骨之间借致密结缔组织直接相连,其间无间隙,较稳固,一般无活动性。如椎骨之间的韧带连结、前臂骨之间的骨间膜和颅骨之间的缝等。

（2）**软骨连结**（cartilaginous joints）：是骨与骨之间借软骨相连，其间无间隙。如椎体之间的椎间盘、耻骨之间的耻骨联合等。

（3）**骨性结合**（synostosis）：是两骨之间借骨组织相连。一般由纤维连结和一些软骨连结骨化而成，无活动性。如髂骨、坐骨、耻骨之间的结合等。

2. **间接连结** 又称**关节**（articulation）或**滑膜关节**（synovial joint）（图3-5），是骨与骨之间借膜性的结缔组织囊相连，相对的骨面之间具有腔隙的一种连结。关节是人体骨连结的主要形式，一般有较大的活动性。

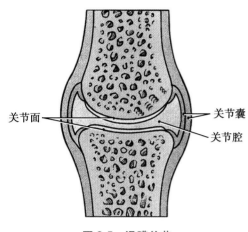

图 3-5 滑膜关节

（1）关节的基本结构：每个关节都具有关节面、关节囊和关节腔3种基本结构（图3-5）。

1）**关节面**（articular surface）：是构成关节的各骨的接触面，多为一凸一凹，分别称**关节头**和**关节窝**。关节面上覆有薄层关节软骨，多由透明软管构成，少数为纤维软骨。关节软骨表面光滑，可减少关节面之间的摩擦；具有弹性，能承受压力，减轻运动时的震荡和冲击。关节软骨内无血管、淋巴管和神经分布，其营养由滑液供给。软骨间的摩擦系数通常<0.002，比两个冰面之间的摩擦系数还要小3倍。

2）**关节囊**（articulation capsule）：为包绕在关节周围的结缔组织囊，分内、外两层。外层厚而坚韧，由致密结缔组织构成，称**纤维层**。内层薄而光滑柔软，由疏松结缔组织构成，称**滑膜层**。滑膜层紧贴纤维层内面，边缘附着于关节软骨周缘，富含血管，能产生滑液，营养关节软骨和润滑关节，减少关节运动时的摩擦。

3）**关节腔**（articulation cavity）：为关节软骨和关节囊滑膜层共同围成的密闭腔隙。关节腔内有少量滑液，内呈负压，使两关节面密切接触，对维持关节的稳固性具有一定作用。

（2）关节的辅助结构：关节除具备上述基本结构外，某些关节还具有韧带、关节盘和关节唇等辅助结构，以增加关节的灵活性和增强关节的稳固性。

1）**韧带**：为连于相邻两骨之间的致密结缔组织束，具有加强关节的稳固性和限制关节过度运动的作用。位于关节囊内的称囊内韧带，表面被滑膜包裹。位于关节囊外的称囊外韧带。

2）**关节盘**：是位于两关节面之间的纤维软骨板，多呈盘状，其周缘附着于关节囊内面，将关节腔分为两部。关节盘可使关节面之间相互适应，以增加关节的稳固性和灵活性。

3）**关节唇**：为附着于关节窝周缘的纤维软骨环，具有加深关节窝、加大关节面、增强关节稳固性的作用。

4）**滑膜囊**：关节囊的滑膜层从纤维层的薄弱部位呈囊状向外突出形成的结构。位于肌腱与骨面之间，如膝关节的髌上囊，有减少运动时肌腱与骨面之间摩擦的功能。

5）**滑膜襞**：是关节囊的滑膜层向关节腔内凸入形成的结构，如膝关节腔内的翼状皱襞，可填充过大的关节腔，增加关节的稳固性；扩大滑膜面，有利于滑液的分泌和吸收。

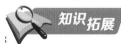

骨 关 节 炎

　　骨关节炎是一种以关节等结构退行性病变为基础的常见病和多发病，多见于中老年人群。可发生于膝关节、髋关节、腰椎关节、颈椎关节和手关节等多个部位，严重影响患者的身体健康和生活质量。骨关节炎是因机械性和生物性因素作用，破坏了关节软骨细胞、细胞外基质和软骨下骨的正常合成与降解偶联而造成的一种关节疾病。骨关节炎主要侵害关节软骨、骨和滑膜组织，表现为关节软骨进行性变性，关节软骨损伤、破坏；关节边缘和软骨下骨反应性增生，骨赘形成，关节间隙变窄，甚至关节腔消失。

微课：关节

视频：骨关节炎的临床表现

（3）关节的分类:关节可按构成关节的骨数、关节运动轴的多少、关节面的形状以及运动方式分类如下(图3-6):

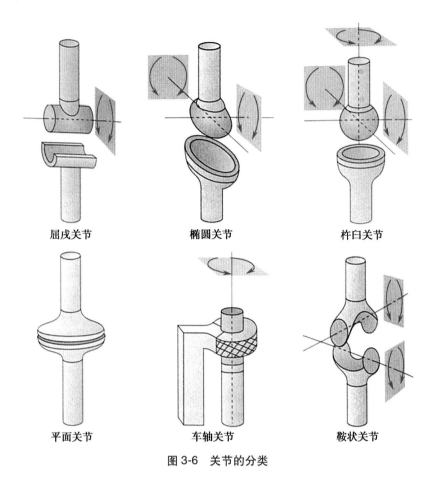

屈戌关节　　　　　椭圆关节　　　　　杵臼关节

平面关节　　　　　车轴关节　　　　　鞍状关节

图 3-6　关节的分类

1) 单轴关节:只有一个运动轴,关节仅能沿此轴作一组运动,包括屈戌关节和车轴关节两种形式。

屈戌关节:又称滑车关节。关节头呈滑车状,关节窝有嵴,限制着关节的侧向运动。这种关节只能围绕冠状轴作屈伸运动,如手指间关节。滑车关节的变形,关节面侧斜,其运动轴与骨的长轴不成直角称蜗状关节,如肘关节。

车轴关节:关节头的关节面呈圆柱形,关节窝常由骨和韧带连成的环构成,可围绕垂直轴作旋转运动,如桡尺近侧关节和寰枢关节。

2) 双轴关节:有两个互相垂直的运动轴,关节可沿此两轴作两组运动,也可进行环转运动,包括椭圆关节和鞍状关节两种形式。

椭圆关节:关节头呈椭圆形凸面,关节窝呈相应凹面,能作冠状轴上的屈、伸和矢状轴上的内收、外展运动。此外,还可作一定程度的环转运动,如桡腕关节。

鞍状关节:两骨的关节面均呈马鞍状,互为头窝,并作十字交叉接合。可作屈、伸、收、展和环转运动,如拇指腕掌关节。

3) 多轴关节:有三个互相垂直的运动轴,可作各种方向的运动,包括球窝关节和平面关节两种形式。

球窝关节:关节头呈球形,较大,关节窝小而浅,不及球面的1/3,如肩关节。关节运动的范围最大,可沿三个互相垂直的运动轴作屈、伸、内收、外展、旋转以及环转等运动。有的关节窝很深,包绕关节头的1/2以上称杵臼关节,与球窝关节相似,运动形式同球窝关节,但运动范围较小,如髋关节。掌指关节也属于球窝关节,但因其侧副韧带较强,旋转运动受限。

平面关节:关节窝接近平面,无关节头和关节窝之分,但仍有一定的弧度,也可列入多轴关节,可作多轴性滑动,但关节活动性小,如肩锁关节和腕骨间关节。

34

一般关节都由两块骨构成,称单关节,如肩关节。由两块以上的骨所构成的关节,称复关节,如肘关节。此外,还有一些关节在结构上完全是独立的,但在活动时必须同时进行,这种关节称联合关节,如两侧的下颌关节。

(4）关节的运动:主要有以下几种运动形式(图3-7):

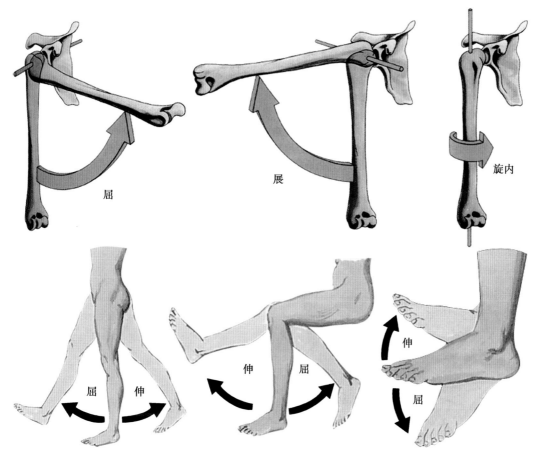

旋内

屈

展

伸

屈

伸

屈

屈

伸

图3-7 关节的各种形式运动

1）**屈和伸**:是关节沿冠状轴进行的一组运动。运动时两骨相互靠拢,角度变小,称屈(flexion);相反,角度增大,称伸(extension)。在足部,足上抬,足背向小腿前面靠拢为伸,又称**背屈**,足尖下垂为屈,又称**跖屈**。

2）**内收和外展**:是关节沿矢状轴进行的一组运动。运动时骨向正中矢状面靠拢,称**内收**或**收**(adduction),反之,骨远离正中矢状面,称**外展**或**展**(abduction)。

3）**旋内和旋外**:是关节沿垂直轴进行的一组运动,统称旋转。骨向前内侧旋转,称**旋内**(medial rotation),反之,向后外旋转,称**旋外**(lateral rotation)。在头和脊柱则为向左、向右为旋转。在前臂,将手背转向前的运动称**旋前**(pronation),将手背转向后的运动称**旋后**(supination)。

4）**环转**:即近端关节头在原位转动,骨的远端做圆周运动,运动时全骨描绘出一圆锥形轨迹,是屈、展、伸、收的连续运动。

运动还可在水平面内绕垂直轴完成水平屈(向前)、水平伸(向后)的运功。例如,上臂外展90°后,以肩关节为支点,可完成水平屈、水平伸运动。

(5）影响关节运动幅度的解剖学因素:关节运动幅度的大小,主要取决于以下几个解剖学因素:

1）关节头与关节窝之间的面积差:面积差越大,关节运动幅度越大;反之则较小。

2）关节囊的厚薄与松紧度:关节囊薄而松弛,关节运动幅度较大;反之则较小。

3）韧带的多少与强弱:韧带少而弱,关节运动幅度较大;反之则较小。

4）关节周围的骨结构:关节周围的骨突起小,关节运动幅度较大;骨突起大,则运动幅度较小。

图片:关节挛缩

5）关节周围肌肉的体积与伸展性：关节周围肌肉的体积小，伸展性好，关节运动幅度较大；反之则较小。

6）原动肌的力量与对抗肌的协调放松能力：原动肌是指在关节运动中，主要完成动作的肌群，对抗肌是指与原动肌的功能作用完全相反的肌，两者分别处于关节运动轴的两侧。原动肌的力量大，对抗肌的协调放松能力强，关节运动幅度大；反之则较小。

二、躯干骨及其连结的康复应用解剖

躯干骨共51块，包括24块椎骨、1块骶骨、1块尾骨、1块胸骨和12对肋。它们借骨连结构成脊柱和胸廓，还参与了骨盆的构成。

（一）躯干骨

1. **椎骨**（vertebrae） 幼年时椎骨有32或33块，分别为颈椎7块，胸椎12块，腰椎5块，骶椎5块，尾椎3~4块。成年后骶椎融合成1块骶骨，尾椎融合成1块尾骨。

（1）椎骨的一般形态：一般由椎体和椎弓组成（图3-8）。**椎体**位于前方，矮圆柱状；**椎弓**位于后方，呈半环形。椎体与椎弓共同围成**椎孔**（vertebral foramen），所有椎孔连成**椎管**（vertebral canal），容纳脊髓。椎弓与椎体相连缩细的部分称**椎弓根**。椎弓根上、下缘各有一切迹，分别称**椎上切迹**和**椎下切迹**。相邻椎骨的椎上切迹和椎下切迹共同围成**椎间孔**（intervertebral foramina），孔内有脊神经和血管通过。两侧椎弓根向后内扩展变宽的部分，称**椎弓板**，两侧椎弓板在中线上会合。椎弓上有7个突起：**棘突**1个，伸向后方；**横突**1对，伸向两侧；**上关节突**1对，伸向上；**下关节突**1对，伸向下。

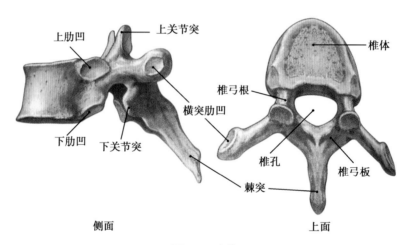

图 3-8 胸椎

（2）各部椎骨的主要特征

1）**颈椎**（cervical vertebrae）：椎体较小，椎孔较大，呈三角形。横突根部有**横突孔**，孔内有椎动脉和椎静脉通过。第2~6颈椎棘突短，末端分叉（图3-9）。第3~7颈椎体上面的两侧缘向上微突，称**椎体钩**。

第1颈椎又称**寰椎**（atlas），呈环状，无椎体、棘突和关节突，由**前弓**、**后弓**和两个**侧块**构成（图3-9）。前弓后面正中有**齿突凹**，与第2颈椎的齿突相关节。侧块连接前、后两弓，上面有椭圆形的关节面与枕髁相关节，下面有圆形关节面与枢椎上关节面相关节。

第2颈椎又称**枢椎**（axis），由椎体向上发出的指状突起称**齿突**（图3-9），与寰椎的齿突凹相关节。

第7颈椎又称**隆椎**（porminent vertebra），棘突最长，末端不分叉（图3-9），当头前屈时特别隆出，活体易于触及，是临床辨认椎骨数目和针灸取穴的标志。如大椎穴在后正中线上，第7颈椎棘突下凹陷中；膈俞穴在第7颈椎棘突下，旁开1.5寸。

2）**胸椎**（thoracic vertebrae）：椎体两侧上、下缘近椎弓根处各有一半圆形浅凹，分别称**上肋凹**和**下肋凹**，与肋头相关节。关节突关节面几乎呈冠状位，上关节突关节面朝向后，下关节突关节面朝向前。在横突末端前面，有圆形的**横突肋凹**，与肋结节相关节。胸椎棘突较长，伸向后下方，相邻棘突呈叠瓦状排列（图3-8）。

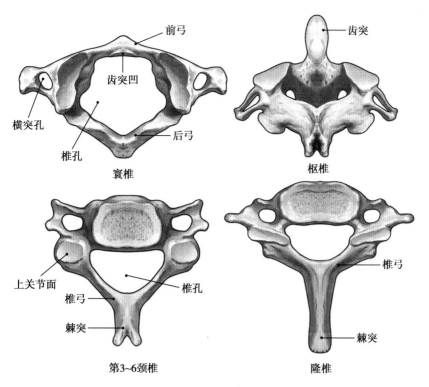

图 3-9 颈椎

3）**腰椎**（lumbar vertebrae）：椎体大，椎弓发达，上、下关节突粗大，关节面几乎呈矢状位，棘突宽短，呈板状，水平伸向后方（图 3-10）。腰椎棘突之间的间隙较大，下部腰椎之间的棘突间隙是腰部穿刺的部位。

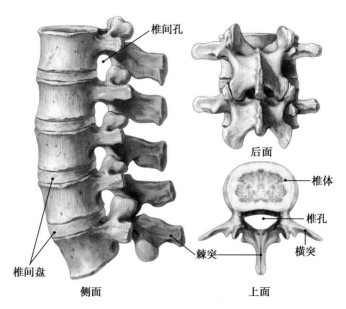

图 3-10 腰椎

4）**骶骨**（sacrum）：由 5 块骶椎融合而成。骶骨呈三角形（图 3-11），底朝上，前缘中部向前隆突，称**岬**，是测量骨盆的标志。骶骨侧面各有一关节面，称**耳状面**，与髂骨的耳状面构成骶髂关节。骶骨前面光滑凹陷，可见 4 对**骶前孔**；后面粗糙，正中线上有骶椎棘突结合成的**骶正中嵴**，骶正中嵴的外侧有 4 对**骶后孔**。骶骨内有**骶管**，骶管末端开放形成三角形的**骶管裂孔**，裂孔两侧向下的突起称**骶角**，在体表易触摸，是骶管麻醉的定位标志。

微课：颈椎胸椎腰椎的特点

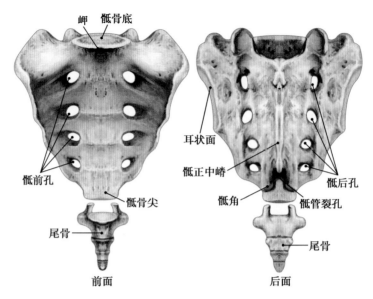

图 3-11 骶骨和尾骨

5）**尾骨**（coccyx）：由 3~4 块退化的尾椎融合而成，上接骶骨，下端游离为尾骨尖（图 3-11）。

2. **胸骨**（sternum）：位于胸前壁正中，为长方形扁骨。自上而下由**胸骨柄、胸骨体和剑突** 3 部分组成（图 3-12）。胸骨柄上缘中部凹陷，称**颈静脉切迹**，两侧有**锁切迹**，与锁骨相连结。胸骨柄与胸骨体相连处稍向前突，形成**胸骨角**（sternal angle），平对第 2 肋软骨，可在体表触及，是计数肋和肋间序数的重要标志。胸骨体呈长方形，外侧缘有与第 2~7 肋软骨相连的**肋切迹**。剑突扁而薄，下端游离。

3. **肋**（ribs）：共 12 对，第 1~7 对肋前端与胸骨相连，称**真肋**；第 8~10 对肋前端借肋软骨与上位肋软骨相连，形成肋弓，称**假肋**；第 11、12 对肋前端游离，称**浮肋**。

肋由**肋骨**和**肋软骨**两部分组成。肋骨属扁骨，细长呈弓形。后端膨大，称**肋头**，与胸椎的上、下肋凹相关节。肋头外侧稍细的部分称**肋颈**，肋颈外侧的隆起称**肋结节**，其关节面与胸椎的横突肋凹相关节。肋骨后份急转处称

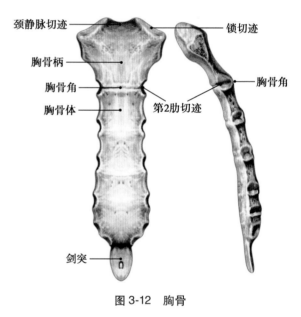

图 3-12 胸骨

肋角。肋骨内面近下缘处有一浅沟称**肋沟**，内有肋间神经和肋间后血管走行（图 3-13）。肋软骨位于肋骨的前端，由透明软骨构成，终身不骨化。

（二）躯干骨的骨性标志

躯干骨的重要骨性标志有：第 7 颈椎棘突、腰椎棘突、骶角、颈静脉切迹、胸骨角、剑突、肋弓等。

（三）躯干骨的连结

躯干骨的连结包括椎骨间的连结形成脊柱和由 12 块胸椎、12 对肋和 1 块胸骨连结构成的胸廓。

1. **脊柱**（vertebral column）　由 24 块椎骨、1 块骶骨和 1 块尾骨借骨连结形成。脊柱构成人体的中轴，上端承载颅，下接髋骨。

（1）椎骨间的连结：椎骨之间借椎间盘、韧带和关节相连。

1）**椎间盘**（intervertebral discs）：成年人共 23 个，第 1 及第 2 颈椎之间和骶、尾骨之间没有，其余椎体之间都有椎间盘相连。

椎间盘是连结相邻两个椎体之间的纤维软骨盘，由周围部的**纤维环**和中央部的**髓核**构成（图 3-

笔记

14）。纤维环为多层纤维软骨按同心圆排列构成，牢固连结相邻两个椎体，保护髓核并限制髓核向周围膨出。髓核为富有弹性的胶状物质，当脊柱运动时，髓核在纤维环内可发生轻微的变形和运动。

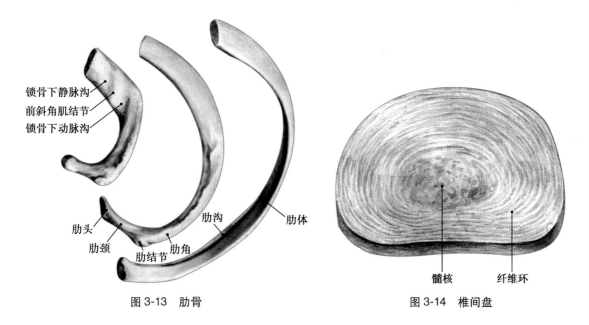

图 3-13　肋骨　　　　　　　图 3-14　椎间盘

各部椎间盘厚薄不一，腰部最厚，颈部次之，中胸部最薄，所以腰、颈部活动度较大。

当脊柱向一侧弯曲时，被挤压一侧的椎间盘承受压力大，被压缩变薄，伸直时又复原。因此，过度劳损、体位骤变、暴力撞击、猛烈弯腰或做一些激烈活动时，可使纤维环破裂，髓核向纤维环外突出，突入椎管或椎间孔，压迫脊髓或神经根，引起放射性痛，临床称为**椎间盘突出症**。

2）韧带：包括纵贯脊柱全长的 3 条长韧带和 3 条短韧带（图 3-15）：①前纵韧带（anterior longitudinal ligament），位于椎体和椎间盘前面的长韧带，宽而坚韧，上起枕骨大孔前缘，下至第 1 或第 2 骶椎，其纤维与椎体和椎间盘连结紧密，具有防止脊柱过度后伸和椎间盘向前突脱出的作用。②**后纵韧带**（posterior longitudinal ligament），位于椎体和椎间盘后面的长韧带，细而坚韧，上起枢椎，向下至骶管前壁，与椎间盘纤维环及椎体上下缘紧密连结，而与椎体连结较为疏松，可以防止脊柱过度前屈。③**棘上韧带**（supraspinal ligament），起自第 7 颈椎棘突，向上移行为**项韧带**（图 3-16），向下分别连于胸、腰、骶、尾椎各棘突之间，前方与棘间韧带融合，有限制脊柱过度前屈的作用。项韧带呈三角形板状，起肌间隔作用，供肌肉附着，向上附于枕外隆凸。④**黄韧带**（ligamenta flava），由黄色的弹性纤维构成，连结相邻两椎弓板之间，坚韧而富有弹性。协助围成椎管，限制脊柱过度前屈，同时有牵拉脊柱从前屈位

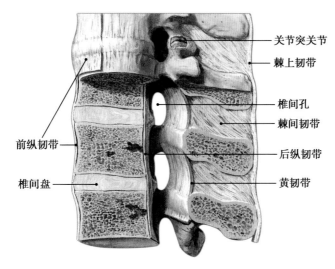

图 3-15　椎骨间的连结

恢复到直立姿势的功能,所以对椎间盘具有保护作用。⑤**棘间韧带**(interspinal ligament),为连结相邻两棘突之间的短韧带,前接黄韧带,后方移行为棘上韧带或项韧带。有限制脊柱过度前屈并维持脊柱直立姿势的作用。⑥**横突间韧带**(intertransverse ligament),位于相邻椎骨横突间的纤维索。

3)关节:①**关节突关节**,由相邻椎骨的上、下关节突构成,运动幅度很小(图 3-16)。②**寰枢关节**,包括三个独立的关节,即由寰椎侧块的下关节面和枢椎上关节面构成的两个**寰枢外侧关节**,以及由枢椎齿突与寰椎前弓后方的关节面和寰椎横韧带之间构成的**寰枢正中关节**。寰枢关节沿齿突垂直轴运动可使头部连同寰椎作旋转运动。③**钩椎关节**,由颈椎的椎体钩与上位椎体下面的两侧唇缘相接形成,又称 Luschka 关节(Luschka joint)(图 3-17)。椎体钩限制上一个椎体向两侧移位,增加颈椎椎体间的稳定性,并防止椎间盘向外后方突出。

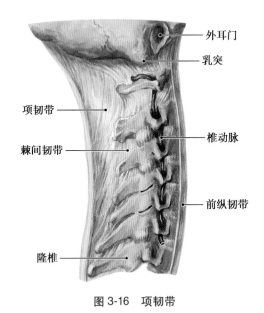

图 3-16 项韧带

外耳门
乳突
项韧带
棘间韧带
前纵韧带
隆椎
椎动脉

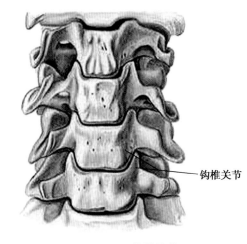

图 3-17 钩椎关节

钩椎关节

0308

微课:椎骨的
连结

椎体钩外侧为横突孔的椎动、静脉及其交感神经丛,后方有脊髓颈段,后外侧部参与构成颈椎间孔的前壁。故椎体钩不同方向的骨质增生会压迫上述相应结构,引起椎动脉型、脊髓型、神经根型和混合型等颈椎病的不同表现。

寰椎两侧块的上关节面和枕骨的枕髁构成**寰枕关节**,左、右两侧寰枕关节联合运动,可使头作前俯、后仰和侧屈运动。

(2)脊柱的整体观:成年男性脊柱长约70cm,女性略短。其长度可因姿势不同而略有差异,静卧比站立时可长出 2~3cm,这是由于站立时椎间盘被压缩所致。椎间盘的总厚度约占脊柱全长的1/4。老人因椎间盘变薄,骨质萎缩,脊柱可变短。

1)脊柱前面观:从前面观察脊柱,可见椎体自上而下逐渐增宽(图 3-18),第 2 骶椎为最宽,这与椎体承受的重力不断增加有关。自骶骨耳状面以下,由于重力经髋关节传至下肢骨,椎体已不负重,体积逐渐变小。正常人的脊柱有轻度侧屈,惯用右手的人,脊柱上部略突向右侧,下部则代偿性略突向左侧。

2)脊柱后面观:从后面观察脊柱,各椎骨棘突连成纵嵴,居背部正中,其两侧与横突

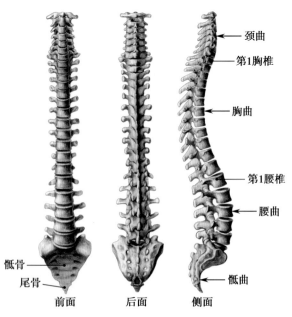

颈曲
第1胸椎
胸曲
第1腰椎
腰曲
骶曲
骶骨
尾骨
前面　　　后面　　　侧面

图 3-18 脊柱的整体观

之间形成脊柱沟,容纳竖脊肌。颈椎棘突短而分叉,近水平位,但第 7 颈椎棘突则长而突出。胸椎棘突长,斜向后下方,呈叠瓦状排列,棘突间隙窄。腰椎棘突呈板状,水平向后伸,棘突间隙较宽(图 3-18)。

3)脊柱侧面观:从侧面观察脊柱,可见脊柱有颈、胸、腰、骶 4 个生理性弯曲。其中**颈曲**和**腰曲**凸向前,**胸曲**和**骶曲**凸向后(图 3-18)。脊柱的这些弯曲增大了脊柱的弹性,对维持人体重心的平衡,缓冲震荡,保护脑和胸、腹、盆腔器官有着重要的意义。

(3)脊柱的功能和运动:脊柱是躯干的支柱,具有支持体重、传递重力的作用;脊柱有保护脊髓和脊神经根的作用;脊柱参与胸腔、腹腔和盆腔的构成,具有支持和保护腔内器官的作用。

脊柱有很大的运动性,虽然相邻两骨之间的活动有限,但整个脊柱的活动范围较大,可作前屈、后伸、侧屈、旋转和环转运动。脊柱各部的运动性质和范围不同,这主要取决于关节突关节的方向和形状、椎间盘的厚度、韧带的位置及厚薄等。同时也与年龄、性别和锻炼程度有关。在颈部,颈椎关节突的关节面略呈水平位,关节囊松弛,椎间盘较厚,故屈伸及旋转运动幅度较大。在胸部,胸椎与肋骨相连,椎间盘较薄,关节突关节面呈冠状位,棘突呈叠瓦状,这些因素限制了胸椎的运动,故活动范围较小。在腰部,椎间盘最厚,屈伸运动灵活,关节突关节面几乎呈矢状位,限制了旋转运动。由于颈、腰部运动灵活,故损伤多见于颈、腰部。

2. **胸廓**(thorax)　由 12 块胸椎、12 对肋和 1 块胸骨连结而成。构成胸廓的主要关节有肋椎关节和胸肋关节。

(1)**肋椎关节**:包括肋头关节和肋横突关节(图 3-19)。**肋头关节**由肋头与相应胸椎体的上、下肋凹构成,能作轻微运动。**肋横突关节**由肋结节与相应胸椎横突肋凹构成,属于微动关节。

(2)**胸肋关节**:由第 2~7 肋软骨与胸骨相应的肋切迹构成(图 3-20),属微动关节。第 1 肋与胸骨柄之间为软骨连结,第 8~10 肋软骨的前端依次与上位肋软骨下缘构成软骨连结,形成**肋弓**。第 11、12 肋

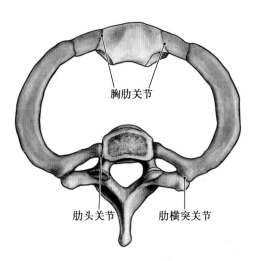

图 3-19　肋椎关节

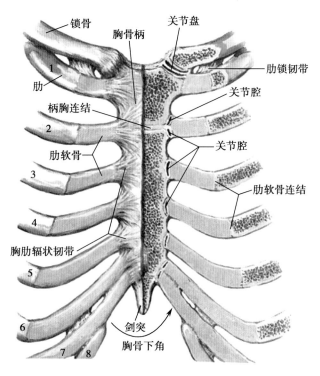

图 3-20　胸肋关节和胸锁关节

前端游离于腹壁肌层中。

（3）胸廓的整体观：胸廓近似前后略扁的圆锥形，上窄下宽，有上、下两口。**胸廓上口较小**，由胸骨柄上缘、第1肋和第1胸椎围成，向前下方倾斜，是颈部与胸部之间的通道。**胸廓下口较大**，由第12胸椎、第11及第12对肋前端、肋弓和剑突围成（图3-21）。左右两侧肋弓之间的夹角称**胸骨下角**，角的尖部有剑突。相邻两肋之间的间隙称**肋间隙**。

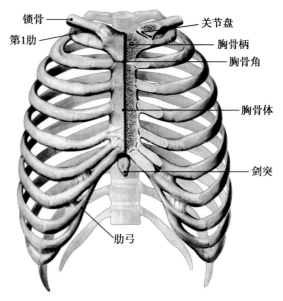

图 3-21 胸廓

胸廓的外形可因年龄、性别和健康状况的影响而有所差异。新生儿的胸廓横径相对较小，呈圆桶状。老年人胸廓因弹性减退，运动减少而变得长而扁。成年女性的胸廓较男性略短，各径均小于男性。身体强壮者的胸廓多较宽阔，身体瘦弱的人，胸廓往往扁平狭长。患佝偻病的儿童，因缺乏钙盐而骨质疏松，易变形，胸廓前后径增大，胸骨明显突出，形成"鸡胸"。患肺气肿、哮喘病的病人，因长期咳喘，使胸廓各径增大，形成"桶状胸"。

（4）胸廓的功能和运动：胸廓具有一定的弹性和活动性，以缓冲外力，起着支持和保护胸腹腔脏器的作用；参与呼吸运动。吸气时，在肌的作用下，肋前端上提，胸骨前移，肋体向外扩展，胸腔容积增大。呼气时，胸廓作相反的运动，使胸腔容积减小。

知识拓展

胸廓出口综合征

胸廓出口综合征是指胸廓上口出口处，由于某种原因导致臂丛神经、锁骨下动静脉受压迫而产生的一系列上肢神经、血管症状的总称。常见原因有颈肋、第1肋上缘异常结节性隆起、第1肋增宽、前中斜角肌肥厚或挛缩、锁骨及肋骨骨折畸形愈合或异常的骨痂形成、胸廓出口处发生的肿瘤等。主要表现为臂丛神经及锁骨下动脉的受压症状。臂丛神经受压症状较血管受压的症状更常见，出现患肢疼痛、麻木、感觉异常、指尖刺痛、肌肉萎缩等，疼痛和麻木的症状可因过度用力伴有上肢外展和颈部过伸体位时出现或加重。尺神经因居臂丛位置最低而最易受压。锁骨下动脉受压的症状包括上肢的皮肤发冷、疼痛、无力或易于疲劳，疼痛的症状通常是弥漫性的。

（四）躯干骨及其连结的康复应用解剖

1. 颈椎病分型的康复应用解剖　**颈椎病**是由于颈椎椎间盘退行性改变及其继发的颈椎组织病理改变累及其周围结构，而引起的一系列临床表现。颈椎病是一种常见病和多发病，其患病率为3.8%～17.6%。根据受累组织和结构的不同，颈椎病可分多种类型。

（1）颈型颈椎病：颈型颈椎病是在颈部肌肉、韧带、关节囊急慢性损伤，椎间盘退化变性，椎体不稳，小关节错位等的基础上，机体受风寒侵袭、疲劳、睡眠姿势不当或枕高不适宜，使颈椎过伸或过屈，颈项部某些肌肉、韧带、神经受到牵张或压迫所致。

（2）神经根型颈椎病：神经根型颈椎病是由于椎间盘退变、突出、节段性不稳定、骨质增生或骨赘形成等原因，在椎管内或椎间孔处刺激和压迫颈神经根所致（图3-22）。该型发病率最高，占60%～70%，是临床上最常见的类型。

（3）脊髓型颈椎病：由于颈椎退行性改变、颈椎管狭窄、颈脊髓压迫所致。可造成肢体瘫痪，致残率高。

（4）椎动脉型颈椎病：正常人当头向一侧歪曲或扭动时，其同侧的椎动脉受挤压，使椎动脉的血流减少，但是对侧的椎动脉可以代偿，从而保证椎-基底动脉血流不受太大的影响。当颈椎出现节段性

笔记

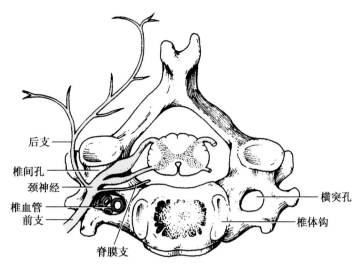

图 3-22 颈椎间孔及脊神经分支

不稳定和椎间隙狭窄时,可以造成椎动脉扭曲并受到挤压;椎体边缘以及钩椎关节等处的骨赘可以直接压迫椎动脉,或刺激椎动脉周围的交感神经纤维,使椎动脉痉挛而出现椎动脉血流变化,导致椎-基底供血不全而出现症状。

(5)交感型颈椎病:由于椎间盘退变和节段性不稳定等因素,从而对颈椎周围的交感神经末梢造成刺激,产生交感神经功能紊乱。交感型颈椎病症状繁多,多数表现为交感神经兴奋症状,少数为交感神经抑制症状。由于椎动脉表面富含交感神经纤维,当交感神经功能紊乱时常常累及椎动脉,导致椎动脉的舒缩功能异常。因此,交感型颈椎病在出现全身多个系统症状的同时,还常常伴有椎-基底动脉系统供血不足的表现。

2. 腰椎间盘突出症的康复应用解剖　**腰椎间盘突出症**是指椎间盘的纤维环破裂和髓核组织突出,压迫和刺激神经根所引起的一系列症状和体征(图 3-23)。构成腰椎间盘突出的因素是椎间盘退变,但也与腰部过度负荷、长期震动、脊柱畸形、急性损伤等因素有关。腰椎间盘突出症的常见症状及其形成的解剖学因素如下:

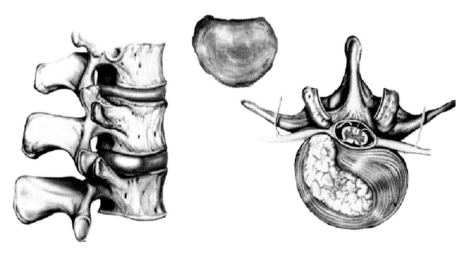

图 3-23　椎间盘突出示意图

(1)腰背痛:腰椎间盘突出症的病人绝大部分都有腰背痛,甚至仅有腰背痛。病人腰背痛范围较广泛,主要在下腰背部或腰骶部,可向一侧或两侧放射。发生腰背痛的原因主要是因为椎间盘突出时刺激了外层纤维环及后纵韧带中的椎窦神经纤维。椎间盘突出较大时,可刺激硬脊膜产生硬膜痛,疼痛感觉部位较深,定位不准确,一般为钝痛、刺痛或放射痛。这时的腰背痛椎间盘在后中央突出或旁中央突出较小,还未严重压迫神经根。

（2）坐骨神经痛：可发生于腰背痛后、腰背痛时一并出现或先于腰背痛。坐骨神经痛多为逐渐发生，开始疼痛为钝痛，并逐渐加重。疼痛多呈放射性痛，由臀部、大腿后外侧、小腿外侧至跟部或足背。发生坐骨神经痛的原因主要是因为椎间盘向后外侧突出，压迫了椎间孔内的神经根引起的，多为单侧性。在咳嗽、打喷嚏、大小便引起腹压增加时，脑脊液压力升高使神经根处扩张，刺激受压之神经根，皆可使腿痛加重。

（3）间歇性跛行：当患者行走时，随行走距离增多，引起腰背痛或不适，同时感患肢出现疼痛麻木加重，当呈蹲位或卧床后，症状逐渐消失，始能再次行走，行走距离从数十米至数百米不等，称为间歇性跛行。此多见于腰椎管狭窄并有椎间盘突出病人，并且多出现于多节段病变。由于腰椎间盘突出压迫神经根，可造成神经根的充血、水肿、炎症反应和缺血。当行走时，椎管内受阻的椎静脉丛逐渐充血，加重了神经根的充血程度，影响血循环和氧含量，引起疼痛加重和肢体乏力。当肢体活动时，脊髓的血管扩张加重了对神经根的压迫，引起缺氧，出现症状。

（4）马尾综合征：中央型腰椎间盘突出症，当突然巨大突出时，常压迫突出平面以下的马尾神经。早期表现双侧严重坐骨神经痛，会阴部麻木，排便、排尿无力。有时坐骨神经痛可交替出现，时左时右。随后坐骨神经痛消失，表现双下肢不全瘫痪，不能伸趾或足下垂，同时双下肢后外侧、会阴部痛觉消失，大小便功能障碍，多表现为急性尿潴留和肛门括约肌肌力降低，排便不能控制。在女性患者可有假性尿失禁，男性患者出现阳痿。

三、颅骨及其连结的康复应用解剖

成人**颅**（skull）由 23 块**颅骨**（cranial bones）组成，另有 3 对听小骨位于颞骨内，未包括在内。

（一）颅骨

颅骨按所在位置，分为后上部的脑颅骨和前下部的面颅骨两部分。

1. **脑颅骨** 脑颅骨 8 块，包括成对的**颞骨**和**顶骨**，不成对的**额骨、筛骨、蝶骨**和**枕骨**，它们共同围成颅腔，支持和保护脑。颅腔的顶称**颅盖**，颅盖由前向后依次由额骨、左右顶骨和枕骨构成。颅腔的底称**颅底**，由颅底中部的蝶骨、前部的筛骨和额骨、两侧的颞骨和后部的枕骨构成（图 3-24）。

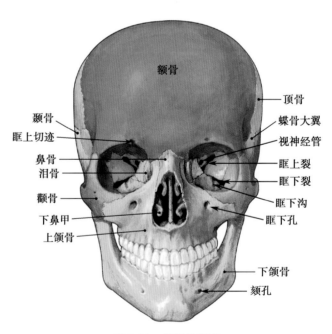

图 3-24 颅的前面观

2. **面颅骨** 面颅骨 15 块（图 3-24），成对的有**上颌骨、腭骨、颧骨、鼻骨、泪骨**和**下鼻甲**，不成对的有**犁骨、下颌骨**和**舌骨**。它们构成面部支架，并围成眶、骨性鼻腔和骨性口腔，容纳视觉、嗅觉和味觉器官。上颌骨位于面颅中央，与大部分面颅骨相接。上颌骨的内上方为长方形的鼻骨，外上方为颧骨，下方为下颌骨，后方为腭骨，后下方为舌骨。眶内侧壁的前份为泪骨。骨性鼻腔外侧壁的下部连有下鼻甲。下鼻甲的内侧为犁骨,其参与鼻中隔的形成。

面颅骨中有两块特殊颅骨:①**下颌骨**,呈马蹄形,分中部的**下颌体**及两侧的**下颌支**。下颌体呈凸向前的弓形,上缘为**牙槽弓**,有容纳下颌牙的**牙槽**。下颌体的前外侧有一对**颏孔**,后面正中有一对**颏棘**。下颌支呈长方形,上端有两个突起,前方的称**冠突**,后方的称**髁突**,髁突上端膨大称**下颌头**,下方缩细称**下颌颈**。下颌支后缘与下颌体下缘相交处,称**下颌角**。下颌支内面的中央有一开口,称**下颌孔**,经下颌管通颏孔(图 3-25)。②**舌骨**,居下颌骨的后下方,呈蹄铁形,中间部称**舌骨体**。由体向后伸出的长突,称**大角**;体与大角结合处向上伸出的短突,称**小角**。舌骨体和大角均可在体表摸到。

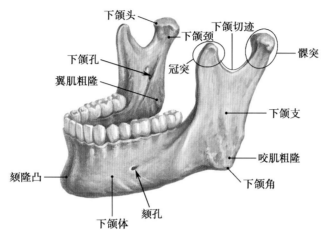

图 3-25　下颌骨

(二)颅的整体观

1. 颅的上面观　颅盖各骨之间借缝相连,位于额骨与顶骨之间的称**冠状缝**;两侧顶骨之间的称**矢状缝**;位于顶骨与枕骨之间的称**人字缝**。顶骨中央最隆凸处,称**顶结节**。

2. 颅的侧面观　颅的侧面中部有**外耳门**,向内通向**外耳道**。外耳门前方的弓形骨桥,称**颧弓**,其后下方的突起为**乳突**,两者均可在体表摸到。颧弓将颅侧面分为上方的**颞窝**和下方的**颞下窝**。在颞窝前下部,额骨、顶骨、颞骨和蝶骨汇合处形成 H 形的缝,称**翼点**(pterion),此处骨质薄弱,内面有脑膜中动脉前支经过,骨折时易损伤该血管引起颅内出血。针灸的"太阳穴"即位于翼点。颞下窝是上颌骨体和颧骨后方的不规则间隙,容纳咀嚼肌和血管、神经等,向上通颞窝(图 3-26)。

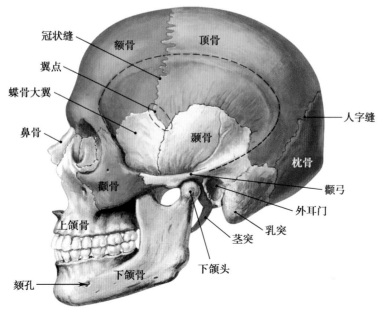

图 3-26　颅侧面观

45

3. 颅的前面观　颅的前面中央有一大孔,称**梨状孔**,向后通骨性鼻腔。梨状孔的外上方为眶,下方为骨性口腔。

（1）**眶**(orbit)：为一对四棱锥体形的腔,容纳眼球及眼副器。眶口朝向前,略呈方形,由 4 缘围成(图 3-24)。眶上缘的内、中 1/3 交界处有**眶上孔**或**眶上切迹**,眶下缘的中点下方有**眶下孔**。眶尖朝向后内,尖端有**视神经管**,向后与颅中窝相通。眶有 4 个壁,上壁前部外侧面有一深窝,称**泪腺窝**,容纳泪腺。内侧壁最薄,前下部有**泪囊窝**,容纳泪囊,此窝向下经**鼻泪管**通向鼻腔。外侧壁较厚,与上壁交界处的后部有**眶上裂**,向后通颅中窝,与下壁交界处的后部有**眶下裂**,向后通颞下窝。

（2）**骨性鼻腔**(bony nasal cavity)：位于面颅中央,由犁骨和筛骨垂直板构成的骨性鼻中隔将其分为左右两半。骨性鼻腔的上壁为筛板,下壁为骨腭,外侧壁由上颌骨和筛骨等构成,自上而下有 3 个向下弯曲的骨片,分别为**上鼻甲**、**中鼻甲**和**下鼻甲**,鼻甲的下方有相应的鼻道,分别称**上鼻道**、**中鼻道**和**下鼻道**(图 3-27)。上鼻甲的后上方与蝶骨体之间有一浅窝,称**蝶筛隐窝**。骨性鼻腔前方的开口为**梨状孔**,后方的开口成对,称**鼻后孔**,通鼻咽。

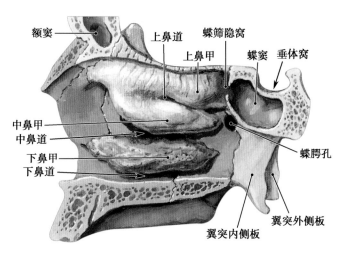

图 3-27　骨性鼻腔外侧壁

（3）**鼻旁窦**(paranasal sinuses)：位于鼻腔周围颅骨内的含气空腔,包括上颌窦、额窦、蝶窦和筛窦(图 3-28),均开口于鼻腔。**额窦**位于额骨内,居眉弓深面,左右各一,开口于中鼻道;**蝶窦**位于蝶骨体内,被薄骨板分为左右两腔,向前开口于蝶筛隐窝;**筛窦**位于筛骨内,呈蜂窝状,分前、中、后 3 群筛小房,前、中群开口于中鼻道,后群开口于上鼻道;**上颌窦**最大,位于上颌骨体内,开口于中鼻道。鼻旁窦具有发音共鸣和减轻颅骨重量的作用。

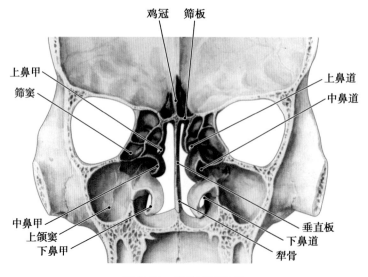

图 3-28　颅的冠状切面

（4）骨性口腔：由上颌骨、腭骨和下颌骨围成，向后通口咽。

4. 颅底内面观　颅底内面凹凸不平，由前向后可分为颅前窝、颅中窝和颅后窝3部分（图3-29）。

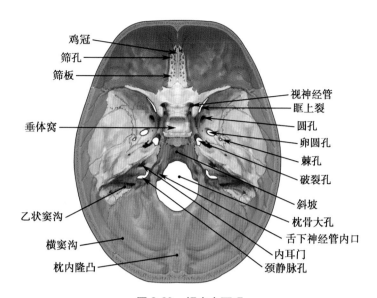

微课：颅底内面观

图3-29　颅底内面观

（1）**颅前窝**：较浅，中部凹陷处为**筛板**，板上有许多小孔称**筛孔**，向下与骨性鼻腔相通。筛板正中向上的突起为**鸡冠**。筛板的外侧为额骨，构成眶上壁。筛板较薄，颅前窝骨折多发生于此，可有血液甚至脑脊液鼻漏或眼部出现溢血斑。

（2）**颅中窝**：中部隆起，由蝶骨体构成。蝶骨体上面呈马鞍状，称**蝶鞍**。蝶鞍中部的凹窝称**垂体窝**，容纳垂体。垂体窝的前外侧有**视神经管**，管的外侧有**眶上裂**，均与眶相通。垂体窝后界的骨隆起称**鞍背**。蝶骨体两侧由前内向后外依次有**圆孔、卵圆孔**和**棘孔**。卵圆孔和棘孔后方的三棱锥形骨突为**颞骨岩部**。岩部外侧较平坦称**鼓室盖**，为中耳鼓室的上壁。

（3）**颅后窝**：较深，中央有**枕骨大孔**，向下通椎管。枕骨大孔的前外侧缘上有**舌下神经管内口**，前上方的平坦斜面称**斜坡**，后上方的隆起称**枕内隆凸**，此凸向两侧延续为**横窦沟**，继转向前下内改称**乙状窦沟**，末端终于**颈静脉孔**。颞骨岩部后面的中央有1孔，称**内耳门**，通入**内耳道**。

5. 颅底外面观　颅底外面可分前、后两部（图3-30）。前部较低，牙槽弓围绕的部分称**骨腭**，由上颌骨和腭骨水平板构成。骨腭后上方的一对孔为**鼻后孔**，孔两侧的垂直骨板为**翼突**，翼突根部的后外侧依次有卵圆孔和棘孔。

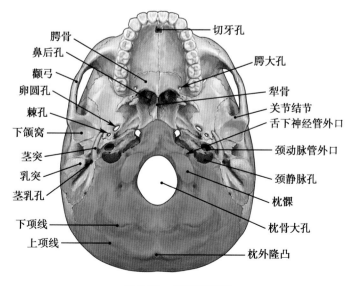

图3-30　颅底外面观

后部中央为枕骨大孔,其后上方的隆起称**枕外隆凸**,隆凸两侧的弓形骨嵴称**上项线**。枕骨大孔两侧有椭圆形的关节面称**枕髁**,与寰椎构成关节。枕髁前方有**破裂孔**,外侧有**颈静脉孔**。颈静脉孔的前方有**颈动脉管外口**,向内通**颈动脉管**。颈静脉孔的后外侧有细长的突起,称**茎突**,茎突根部后方有**茎乳孔**,向内通**面神经管**。枕髁根部前外侧有**舌下神经管外口**。颧弓根部的后方有**下颌窝**,窝前的横行突起为**关节结节**。

（三）颅骨的骨性标志

颅骨重要的骨性标志有眶上缘、眶下缘、眶上孔、眶下孔、颏孔、翼点、颧弓、下颌角、下颌头(张口、闭口时最清楚)乳突、枕外隆凸。

（四）颅骨的连结

1. 颅骨的纤维连结和软骨连结　颅骨的连结大多为缝和软骨连结。随着年龄的增长,有些缝和软骨连结可转化为骨性结合。舌骨与颞骨茎突之间为韧带连结。

2. **颞下颌关节**(temporomandibular joint)　又称**下颌关节**,由颞骨的下颌窝、关节结节与下颌骨的下颌头构成。关节囊松弛,前部较薄弱,外侧有韧带加强;关节囊内有关节盘,将关节腔分为上、下两部分(图 3-31)。颞下颌关节属于联合关节,两

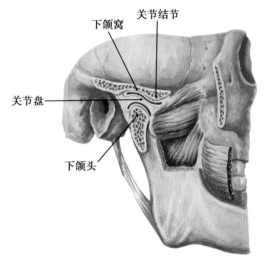

图 3-31　颞下颌关节

侧联合运动可使下颌骨上提、下降、前移、后退和侧方运动。如张口过大,下颌头可滑到关节结节前方,造成下颌关节脱位,口不能闭合。

知识拓展

颞下颌关节紊乱病

颞下颌关节紊乱病是口腔颌面部常见疾病,好发年龄 20~30 岁,多见于青年女性,病因不明确、多因素发病。颞下颌关节紊乱病的分类:①咀嚼肌紊乱疾病,如肌筋膜痛、肌痉挛、肌纤维变形挛缩;②结构紊乱疾病,如关节盘移位;③关节炎性疾病,如滑膜炎、关节囊炎;④骨关节病或骨关节炎。临床表现:下颌运动异常,开口度、开口型异常,关节绞锁;运动性疼痛;杂音,有弹响、破碎音、摩擦音;头痛;耳部症状等。

（五）新生儿颅的特征

新生儿颅顶各骨尚未完全发育,骨与骨之间仍保留有一定面积的结缔组织膜,面积较大者称**颅囟**。其中位于两顶骨与额骨之间的称**前囟**,呈菱形,最大,约 1~2 岁时闭合。位于两顶骨与枕骨之间的称**后囟**,呈三角形,出生后不久即闭合。

（六）颅骨及其连结的康复应用解剖

1. 脑颅损伤的康复应用解剖　脑颅由 8 块颅骨构成,共同围成颅腔。颅盖骨的外板厚而坚韧,富有弹性;内板薄而松脆。当颅骨受到外界暴力作用时,着力点局部下陷变形,并使整个颅腔也随之变形,先是颅骨内板折裂,外力持续作用,使外板也随之折裂,形成凹陷性或粉碎性骨折。

当外力引起颅骨整体变形较重时,常在较薄弱的颞骨鳞部或颅底发生线形骨折,骨折线沿暴力作用方向和颅骨脆弱处延伸,造成脑神经或血管损伤及相邻部位的脑组织损伤。颅底硬脑膜损伤,常引起脑脊液鼻漏或耳漏。

（1）颅前窝骨折:常累及额骨眶板和筛骨,引起的出血经前鼻孔流出;或流进眶内,眶周围皮下及球结膜下形成瘀血斑,称"熊猫"眼征。骨折处脑膜破裂时,脑脊液可经额窦或筛窦,由前鼻孔流出,成为脑脊液鼻漏,空气也可经此逆行进入颅腔内形成颅内积气。筛板及视神经管骨折可引起嗅神经和视神经损伤。

（2）颅中窝骨折:常累及颞骨岩部,脑膜和鼓膜均破裂时,脑脊液经中耳由鼓膜裂孔流出,形成脑

笔记

脊液耳漏;如鼓膜完好,脑脊液则经咽鼓管流往鼻咽部,常合并第Ⅶ或Ⅷ脑神经损伤。如骨折累及蝶骨和颞骨内侧,可伤及脑垂体和第Ⅱ、Ⅲ、Ⅳ、Ⅴ及Ⅵ脑神经(图3-32)。如果伤及颈内动脉海绵窦段,可形成颈内动脉海绵窦瘘,而出现搏动性突眼;颈内动脉如在破裂孔或在颈内动脉管处破裂,则可发生致命性鼻出血或耳出血。

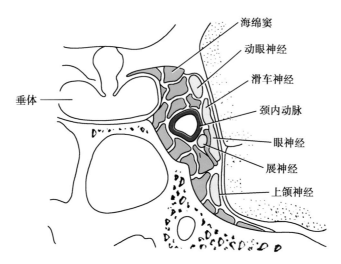

图 3-32 脑垂体、海绵窦和脑神经

（3）颅后窝骨折:骨折累及颞骨岩部后外侧时,多在伤后2~3日出现乳突部皮下瘀血(Battle征)。骨折累及枕骨基底部时,可在伤后数小时出现枕下部肿胀及皮下瘀血;骨折累及枕骨大孔或岩部尖后缘,尚可出现个别或全部后组脑神经(即Ⅸ~Ⅻ脑神经)受累的症状,如声音嘶哑、吞咽困难。

2. 颞下颌关节脱位的康复应用解剖　颞下颌关节作张口运动时,下颌头移至关节结节的下方;闭口时,下颌头向后退入下颌窝。由于颞下颌关节的关节囊松弛,前部较薄弱,张口过大时,下颌头易滑至关节结节的前下方,造成下颌关节脱位。病人呈开口状态,不能闭口,流涎,进食及说话均困难。耳屏前凹陷,扪之下颌窝空虚。双侧脱位时,下颌前伸;单侧脱位时,中线偏向健侧,咬合紊乱。

治疗原则是尽早手法复位,并限制下颌活动2周左右。手法复位的操作方法:病员低位端坐,头靠椅背或墙壁,下颌牙的咬合面应低于手术者两臂下垂时的肘关节。术者站于前方,双手拇指(可包以纱布)向后分别放在两侧下颌磨牙的咬合面上,其余手指握住下颌体部。复位时嘱咐患者放松肌肉,术者两拇指逐渐用力将下颌骨体后端向下加压,其余手指将颏部稍向上抬。当髁突下降至低于关节结节平面时,顺势将下颌骨向后推动,髁突即可滑回下颌窝复位。

四、四肢骨及其连结的康复应用解剖

四肢骨包括上肢骨和下肢骨。由于人类直立,上肢成为灵活运动的劳动器官,因而上肢骨形体较小,骨连结灵活。下肢主要起着支持和负重的作用,因而下肢骨粗壮强大,骨连结稳固。

（一）上肢骨及其连结

1. 上肢骨　每侧32块,由锁骨、肩胛骨、肱骨、尺骨、桡骨和手骨组成。

（1）锁骨(clavicle):位于胸廓前上部,略呈"～"形,内侧2/3凸向前,外侧1/3凸向后,全长均可在体表摸到。锁骨内侧端粗大,称**胸骨端**,与胸骨柄相关节;外侧端扁平,称**肩峰端**,与肩胛骨的肩峰相关节。锁骨骨中、外1/3交界处较细,骨折多发生在此处(图3-33)。锁骨是上肢骨中唯一与躯干骨相连的骨,将上肢撑离躯干,以利于上肢的灵活运动。

（2）肩胛骨(scapula):为贴附于胸廓后外侧三角形扁骨,有2面、3缘、3角(图3-34)。肩胛骨前面微凹,称**肩胛下窝**;后面有一横嵴,称**肩胛冈**。肩胛冈的外侧端突起,称**肩峰**,是肩部的最高点。肩胛冈上、下方的浅窝,分别称**冈上窝**和**冈下窝**。肩胛骨上缘外侧有一指状突起,称**喙突**。内侧缘(脊柱缘)较长,薄而锐利。外侧缘(腋缘)短而肥厚。肩胛骨的上角平对第2肋,下角平对第7肋,是计数肋的标志。外侧角肥厚,有一朝向外侧的浅窝,称**关节盂**,与肱骨头相关节。关节盂的上、下方各有一小

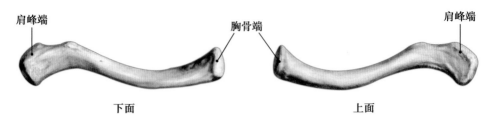

下面　　　　　　　　　上面

图 3-33　锁骨（左侧）

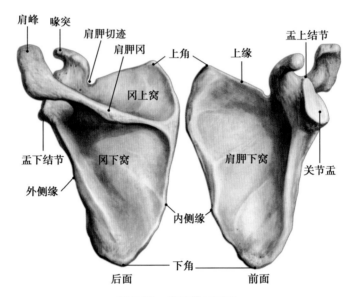

图 3-34　肩胛骨（左侧）

微课：肩胛骨

隆起,分别称**盂上结节**和**盂下结节**。

（3）**肱骨**(humerus)：位于臂部。肱骨上端膨大,其内上部呈半球形称**肱骨头**,表面光滑,与肩胛骨的关节盂形成肩关节。头周围的环行浅沟,称**解剖颈**。肱骨头的前、外侧各有一个隆起,分别称**小结节**和**大结节**,两结节向下延伸,分别形成**小结节嵴**和**大结节嵴**,两结节之间的一条纵沟,称**结节间沟**。上端移行于体处稍细称**外科颈**,此处易发生骨折。肱骨体的中部外侧面有粗糙的**三角肌粗隆**,后面有从内上斜向外下的**桡神经沟,**内有桡神经走行。下端较宽扁,前面外侧部有半球形的**肱骨小头**,内侧部有**肱骨滑车**。其后面上方的深窝,称**鹰嘴窝**。下端两侧的突起,分别称**外上髁**和**内上髁**,在内上髁的后下方有**尺神经沟**（图3-35）。肱骨干骨折易损伤桡神经,损伤后主要表现为垂腕畸形,前臂不能旋后,拇指不能伸指,各手指掌指关节不能背伸。

（4）**桡骨**(radius)：位于前臂外侧,分一体两端。上端呈短圆柱状,称**桡骨头**,其上面有**关节凹**,与肱骨小头相关节；头周围有**环状关节面,**与尺骨相关节。头下方略细,称**桡骨颈**。颈的内下方有粗糙的隆起,称**桡骨粗隆**。桡骨体呈三棱柱形,内侧缘锐薄,称**骨间缘**。下端较宽,下面有**腕关节面**与腕骨相关节。下端外侧向下的突起,称**桡骨茎突**。下端内面的关节面称**尺切迹**,与尺骨头相关节（图3-36）。

桡骨远端骨折较常见,桡骨远端骨折分

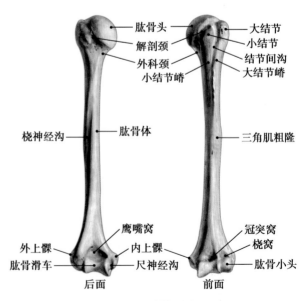

图 3-35　肱骨（左侧）

笔记

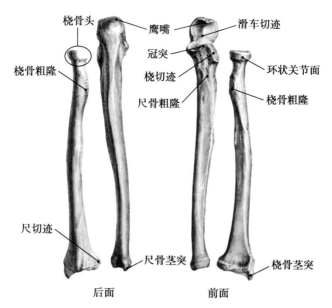

图 3-36 桡骨和尺骨（左侧）

型有伸直型（Colles）、屈曲型（Smith）和关节面骨折并脱位型。伸直型骨折（Colles）：受伤后手掌先着地，X 线显示骨折远端向桡、背侧移位，近端向掌侧移位。屈曲型骨折（Smith）：受伤后手背着地，X 线显示骨折远端向桡、掌侧移位，近端向背侧移位。关节面骨折并脱位型较少见。在 18 岁以前，桡骨下端骨骺尚未融合，可发生骺离骨折。

（5）**尺骨**（ulna）：位于前臂内侧，分一体两端（图 3-36）。上端前面有一半月形关节面，称**滑车切迹**，与肱骨滑车相关节。滑车切迹的上、下方各有一突起，分别称**鹰嘴**和**冠突**。冠突外侧面有一凹面，称**桡切迹**，与桡骨头相关节。尺骨体的外侧缘较薄，称**骨间缘**，与桡骨骨间缘相对。尺骨下端，称**尺骨头**，头后内侧向下的突起，称**尺骨茎突**。

（6）**手骨**：包括**腕骨**、**掌骨**和**指骨**（图 3-37）。

腕骨 8 块，排列成近远两列，每列 4 块，由外侧向内侧，近侧列为**手舟骨**、**月骨**、**三角骨**和**豌豆骨**；远侧列为**大多角骨**、**小多角骨**、**头状骨**和**钩骨**。

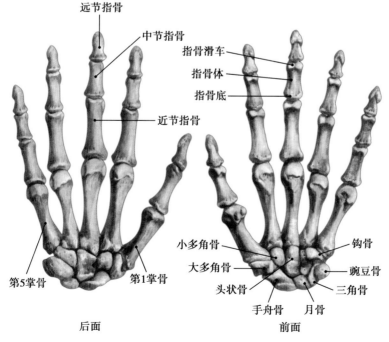

图 3-37 手骨（左侧）

掌骨5块,从外侧向内侧依次为第1~5掌骨,每块掌骨近侧端为**底**,中间部为**体**,远侧端为**头**。

指骨属于长骨,共14块。拇指有2节,其余各指为3节,为**近节指骨**、**中节指骨**、**远节指骨**。每节指骨的近端为**底**,中间为**体**,远端为**滑车**。远节指骨远端掌面粗糙,称**远节指骨粗隆**。

2. 上肢骨主要的骨性标志　锁骨、肩胛冈、肩峰、肩胛骨上角、肩胛骨下角、肱骨内上髁、肱骨外上髁、尺骨鹰嘴、尺骨茎突、桡骨茎突等。

上肢肢体长度测量的骨性标志:肩峰、肱骨外上髁和内上髁、鹰嘴、桡骨茎突、尺骨茎突。如臂长度测量从肩峰外侧端到肱骨外上髁的距离;前臂长度测量从肱骨外上髁到桡骨茎突,或尺骨鹰嘴到尺骨茎突的距离。

3. 上肢骨的连结

(1) **胸锁关节**(sternoclavicular joint):是上肢骨与躯干骨之间的唯一关节。由锁骨的胸骨端与胸骨的锁切迹构成。关节囊坚韧,周围有韧带加强,关节囊内有关节盘(图3-38)。可绕矢状轴作上下运动(提肩上下运动);绕垂直轴作前伸后缩运动(扩胸运动);绕冠状轴作回旋运动(振臂运动)。胸锁关节的活动度虽小,但以此为支点扩大了上肢的活动范围。

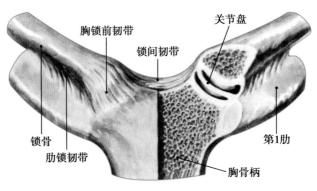

图 3-38 胸锁关节

(2) **肩锁关节**(acromioclavicular joint):由锁骨的肩峰端和肩胛骨的肩峰构成,活动度小,是肩胛骨活动的支点。

(3) **肩关节**(shoulder joint):由肱骨头与肩胛骨的关节盂构成(图3-39)。肱骨头大,关节盂小而

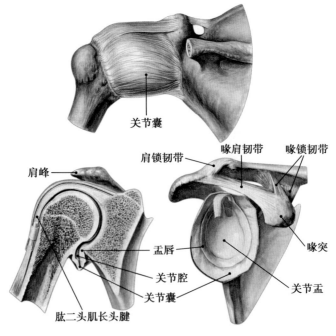

图 3-39 肩关节

浅,周围有**关节盂唇,**关节囊薄而松弛,囊内有起自盂上结节的肱二头肌长头腱越过肱骨头上方。肩关节的前、上、后部有肌、韧带和肌腱加强,囊的下壁没有肌腱和韧带加强,最为薄弱,故肩关节脱位时,肱骨头常从下壁脱出,发生前下方脱位。肩关节运动灵活,运动幅度大,可作前屈和后伸、内收和外展、旋内和旋外、环转运动、水平屈伸。

视频:肩关节周围炎的运动疗法

 知识拓展

肩 肱 节 律

肩肱节律即肩胛骨和肱骨按照特定规律进行的协调运动。肢体与躯干之间的角度改变不仅包括盂肱关节的活动范围,还包括肩胛骨在上举外展过程中自身的旋转。Inman(1944)认为,盂肱关节的运动和肩胛骨的旋转遵循恒定的规律:当上肢上举时,其与躯干之间的夹角每增大15°,盂肱关节活动范围占10°,而肩胛骨外旋占5°,两者活动比率为2:1。Norman(1976)则认为,当上肢上举超过30°后,盂肱关节活动与肩胛骨旋转之比约为5:4。一般认为,当上肢开始上举30°之内,伴随肩胛骨的旋转很不稳定,而当外展上举超过30°和前屈上举60°时,肩胛骨表现为一种连续的沿胸壁表面与盂肱关节伴行的旋转滑动。

（4）**肘关节**(elbow joint):由肱骨下端和桡、尺骨上端构成,包括3个关节(图3-40)。肱尺关节由肱骨滑车与尺骨滑车切迹构成;肱桡关节由肱骨小头与桡骨头关节凹构成;桡尺近侧关节由桡骨的环状关节面与尺骨的桡切迹构成。以上3个关节包在一个关节囊内,形成复合关节。

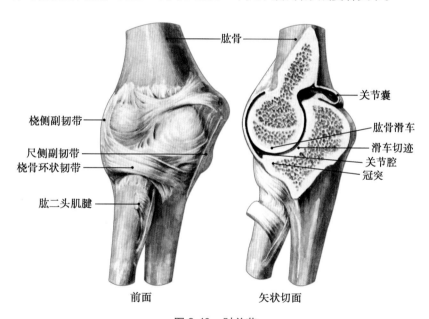

图 3-40 肘关节

肘关节关节囊的前、后壁薄而松弛,后壁尤为薄弱,故肘关节脱位时,桡、尺骨易脱向后方。关节囊两侧壁厚而紧张,有**尺侧副韧带**和**桡侧副韧带**加强(图3-40)。**桡骨环状韧带**环绕在桡骨头周围,可防止桡骨头脱出。4岁以前的幼儿,桡骨头尚在发育之中,环状韧带松弛,所以在肘关节伸直位猛力牵拉前臂时,桡骨头被环状韧带卡住,有时部分环状韧带可夹在肱桡关节之间,发生桡骨小头半脱位。肘关节的运动以肱尺关节为主,肱尺关节属滑车关节,主要行冠状轴上的屈、伸运动。伸前臂时,前臂偏向外侧,构成约15°的外偏角,称**提携角**。肱骨内、外上髁和尺骨鹰嘴都易在体表摸到,当肘关节伸直时,此三点位于一条直线上,当肘关节屈至90°时,此三点的连线构成一尖端朝下的等腰三角形。肘关节发生后脱位时,鹰嘴向后上移位,三点位置关系发生改变。

（5）**桡骨和尺骨的连结**:包括桡尺近侧关节、桡尺远侧关节和前臂骨间膜。**桡尺远侧关节**由桡骨的尺切迹与尺骨头构成。**前臂骨间膜**为坚韧的致密结缔组织膜,连于桡骨与尺骨的骨间缘之间(图3-41)。桡尺近侧和远侧关节是联合关节,属于车轴关节,前臂可沿旋转轴作旋转运动。其旋转轴为通

 笔记

过桡骨头中心至尺骨头中心的连线,运动时,桡骨头在原位自转,而桡骨下端连同手围绕尺骨头旋转,所以实际上只是桡骨作旋转运动。当桡骨转至尺骨前方并与之相交叉时,手背向前,称为**旋前**。与此相反的运动,即桡骨转回到尺骨外侧,称为**旋后**。

(6) 手关节:包括桡腕关节、腕骨间关节、腕掌关节、掌指关节、指骨间关节(图3-42)。

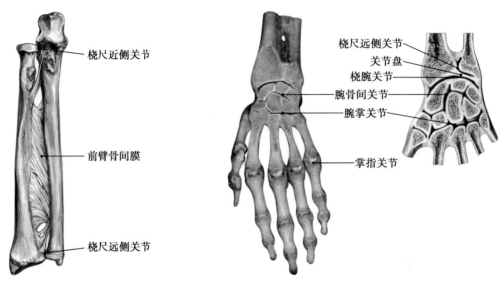

图 3-41　前臂骨的连结　　　　　　　　　图 3-42　手关节

1) **桡腕关节**(radiocarpal joint):又称**腕关节**,由桡骨下端的腕关节面和尺骨下方的关节盘与手舟骨、月骨、三角骨的近侧关节面构成。关节囊前后较松弛。在关节的内、外两侧,分别有**腕尺侧副韧带**和**腕桡侧副韧带**加固;在关节的前、后方,分别**桡腕掌侧韧带**和**桡腕背侧韧带**加固。桡腕关节可作屈、伸、内收、外展和环转运动。

2) **腕骨间关节**:由近侧列3块腕骨(手舟骨、月骨和三角骨)和远侧列4块腕骨(大多角骨、小多角骨、头状骨和钩骨)构成。在功能上与桡腕关节组成联合关节,增大了手的运动幅度。

3) **腕掌关节**:由远侧列的腕骨和5块掌骨底构成。除拇指和小指的腕掌关节外,其余各指的腕掌关节运动范围极小。

拇指腕掌关节:由大多角骨与第1掌骨底构成,是典型的鞍状关节,可作屈、伸、收、展、环转和对掌运动。由于第1掌骨的位置向内侧旋转了近90°,故拇指的屈、伸运动发生在冠状面上,即拇指在手掌平面上向掌心靠拢为屈,离开掌心为伸。而拇指的收、展运动发生在矢状面上,即拇指在与手掌垂直的平面上离开示指为展,靠拢为收。对掌运动是拇指远节的掌面与其他四指远节的掌面接触,该运动是人类进行握持和精细操作时所必需的动作。

4) **掌指关节**:由掌骨头与近节指骨底构成。可作屈、伸、内收、外展和环转运动。指的内收和外展是以中指的正中矢状面为准,靠近正中矢状面的运动为内收,远离正中矢状面的运动为外展。

5) **指骨间关节**:由各指相邻两节指骨构成。可作屈、伸运动。

4. 上肢关节脱位的康复应用解剖

(1) 肩关节脱位的康复应用解剖:肩关节脱位最常见,约占全身关节脱位的50%。肩关节常向前下脱位,这与肩关节的解剖特点有关:①肱骨头大,关节盂浅小,关节盂仅能容纳肱骨头的1/4~1/3;②肩关节的前、上、后部有三角肌包绕;③肩关节的上部和前部有韧带加强,喙肱韧带位于关节囊上方,防止肱骨头向上脱位;盂肱韧带位于关节囊前壁的深层,加强关节囊前壁;喙肩韧带横架于喙突与肩峰之间,形成"喙肩弓",防止肱骨头向上脱位(图3-43);④关节囊薄而松弛;⑤肱二头肌长头腱从结节间沟下行。

(2) 桡骨头半脱位的康复应用解剖:**桡骨头半脱位**又称"牵拉肘"或"肘脱环",常由于大人领着患儿走路、上台阶时,在跌倒瞬间猛然拉住患儿手致伤;或从床上拉起患儿、拉胳膊伸袖穿衣、抓住患儿双手转圈玩耍等原因,患儿肘关节处于伸直,前臂旋前位突然受到牵拉而发病致伤。当伸肘、前臂

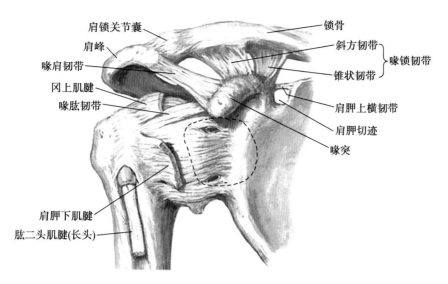

图 3-43　肩关节的韧带

旋前位牵拉肘关节时,环状韧带远侧缘附着在桡骨颈骨膜处发生横断撕裂。当前臂旋前时桡骨头直径短的部分转至前后位,因而桡骨头便自环状韧带的撕裂处脱出,环状韧带嵌在肱桡关节间。桡骨头向远端滑移,恢复原位时,环状韧带的上半部不及时退缩,卡压在肱桡关节内,成为桡骨头半脱位。复位时不用麻醉,先将前臂旋后,伸肘稍加牵引,拇指压肘前桡骨头处,屈曲肘关节,必要时前后旋转前臂,可感到复位的响声,复位后肘部及前臂可活动自如。复位后用三角巾悬吊 1 周。应注意勿提拉小儿手臂,防止复发。4~6 岁后桡骨头长大,即不易脱出。

（二）下肢骨及其连结

1. 下肢骨　每侧 31 块,由髋骨、股骨、髌骨、胫骨、腓骨和足骨组成。

（1）**髋骨**（hip bone）:位于盆部,左右各有 1 块。髋骨由**髂骨**、**坐骨**和**耻骨**在**髋臼**处融合而成（图 3-44）。髋臼下缘有缺口,称**髋臼切迹**。髋臼前下方的大孔,称**闭孔**。

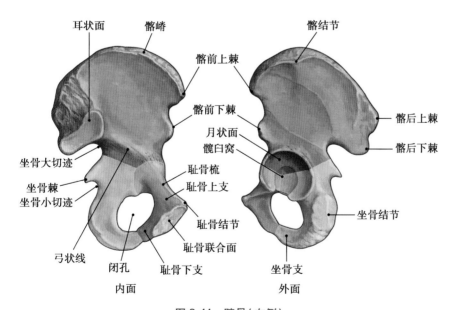

图 3-44　髋骨（左侧）

髂骨构成髋骨的上部,分体和翼 2 部分。髂骨翼上缘厚钝,称**髂嵴**,两侧髂嵴最高点的连线平对第 4 腰椎棘突,是腰椎穿刺的定位标志。髂嵴前、后端的突出部,分别称**髂前上棘**、**髂后上棘**。两棘下方各有一突起,分别称**髂前下棘**和**髂后下棘**。髂前上棘后外方 5~7cm 处向外侧的突起,称**髂结节**,是重要的体表标志。髂骨翼内面的浅窝称**髂窝**,下端为弓状线,弓状线后端有**耳状面**。

坐骨构成髋骨的后下部,分为一体和一支。**坐骨体**下部的粗糙面称**坐骨结节**,其后上方的三角形突起,称**坐骨棘**。坐骨棘的上、下方各有一切迹,分别称**坐骨大切迹**和**坐骨小切迹**。坐骨结节向前内上方延为**坐骨支**。

耻骨构成髋骨的前下部,分一体和上支、下支。**耻骨上支**上面锐利的骨嵴,称**耻骨梳**,向后与弓状线相续,向前终止于**耻骨结节**。耻骨结节到耻骨联合面上缘之间的骨嵴,称**耻骨嵴**。两支移行处的内侧粗糙面称**耻骨联合面**。

(2)**股骨**(femur):位于大腿,为人体最长的长骨,约占身高的1/4,分一体和两端(图3-45)。上端伸向内上方的球状膨大,称**股骨头**。股骨头关节面近中央处有一小凹,称**股骨头凹**,有股骨头韧带附着。

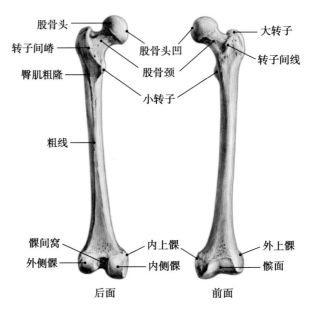

图 3-45 股骨(左侧)

股骨头外下方缩细的部分,称**股骨颈**。颈与体交界处有两个隆起,内下方的较小,称**小转子**;外上方的较大,称**大转子**。大转子可在体表摸到,是测量下肢长度、判断股骨颈骨折或髋关节脱位的重要体表标志。大、小转子之间,前面有**转子间线**,后面有**转子间嵴**。

股骨体略弓向前,后面有纵形的骨嵴,称**粗线**。粗线上端的外侧部粗糙,称**臀肌粗隆**。

股骨下端突向后的两个骨髁,分别称**内侧髁**和**外侧髁**,两髁之间的深窝,称**髁间窝**,两髁前面的关节面,称**髌面**,与髌骨相关节。两髁侧面的最突出部,分别称**内上髁**和**外上髁**,是重要的体表标志。

(3)**髌骨**(patella):位于股骨下端的前方,是全身最大的籽骨(图3-46)。髌骨呈尖向下的三角形。

(4)**胫骨**(tibia):位于小腿内侧,为粗大的长骨,分一体两端(图3-47)。上端粗大,有与股骨内、外侧髁相对应的**内侧髁**和**外侧髁**。两髁之间的隆起,称**髁间隆起**。外侧髁的后外侧有一小关节面,称**腓关节面**,与腓骨头相关节。上端与体移行处的前面有粗糙的隆起,称**胫骨粗隆**。胫骨体呈三棱柱形,其前缘和内侧面均可在体表摸到。胫骨下端内侧有向下的突起,称**内踝**,下面有关节面与距骨相关节。

(5)**腓骨**(fibula):位于小腿外侧,细长,分一体两端(图3-47)。上端膨大称**腓骨头**,头下方缩细称**腓骨颈**。体内侧缘锐利,称**骨间缘**。下端膨大称**外踝**。

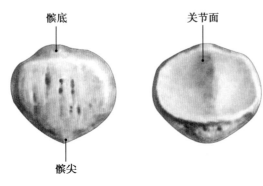

图 3-46 髌骨

髌底

关节面

髌尖

（6）足骨：包括**跗骨**、**跖骨**、**趾骨**（图 3-48）。

跗骨 7 块，构成足跟的为**跟骨**，跟骨上方为**距骨**，距骨前方接足舟骨，足舟骨前方依次与**内侧楔骨**、**中间楔骨**和**外侧楔骨**相关节，外侧楔骨的外侧是**骰骨**。距骨上面的关节面称**距骨滑车**，跟骨后端的隆凸称**跟骨结节**。

跖骨 5 块，由内侧向外侧依次为第 1~5 跖骨，每块跖骨近端为底，中间为体，远端为头。第 5 跖骨底向后突出，称**第 5 跖骨粗隆**，在体表可扪及。

趾骨 14 块，姆趾为 2 节，其余各趾均为 3 节。形态和命名与指骨相同。

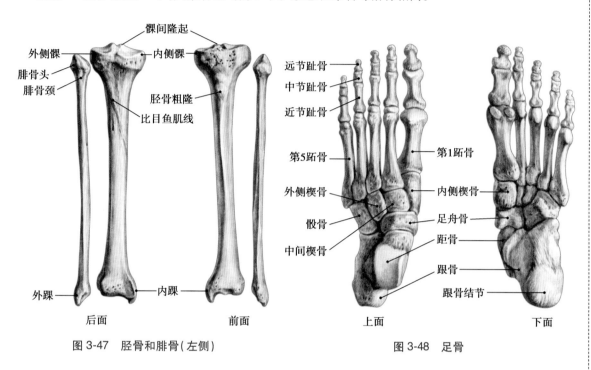

图 3-47　胫骨和腓骨（左侧）　　　　　　　图 3-48　足骨

2. 下肢骨主要的骨性标志　髂嵴、髂前上棘、髂后上棘、髂结节、耻骨结节、坐骨结节、股骨大转子、股骨内上髁、股骨外上髁、髌骨、腓骨头、胫骨粗隆、胫骨前缘、内踝、外踝、跟骨结节等。

下肢肢体长度测量的骨性标志：髂前上棘、坐骨结节、股骨大转子、股骨外上髁、胫骨内侧髁、膝关节间隙、腓骨头、内踝、外踝等。股骨长度测量从股骨大转子顶点到膝关节间隙的距离；胫骨长度测量从膝关节内侧关节间隙到内踝尖的距离。

3. 下肢骨的连结

（1）髋骨的连结：通过关节、韧带和软骨相连。

1）**骶髂关节**（sacroiliac joint）：由骶骨与髂骨的耳状面构成，关节面结合紧密，属微动关节。关节囊厚而坚韧，周围韧带加强。通过骶髂关节，身体的重量由脊柱转传到下肢。

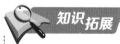

骶髂关节紊乱症

骶髂关节紊乱症又叫骶髂关节的损伤与错位，临床多见于青壮年女性，是引起腰部疼痛的常见病因之一。骶髂关节是由骶骨和髂骨的耳状关节面组成的微动关节，其关节腔小，周围有紧张的关节囊和韧带加强，可将躯干重力经骶髂关节转至下肢，参与调整脊柱的重心稳定。骶髂关节在正常情况下承受三方的压力，即躯干重力、两下肢向上的支撑力及耻骨联合的内聚力，这些力的均衡和动态协调是维持正常骶髂关节结构的重要力量因素。当骶髂关节受到超越生理活动的扭转时，则可发生向前或向后的半脱位，产后妇女、年老体弱、慢性腰腿痛、骶髂关节韧带松弛的患者是该症的高发人群。

2）韧带连结：从骶、尾侧缘向外方连至坐骨结节的韧带，称**骶结节韧带**；其前方从骶、尾侧缘连至坐骨棘的韧带，称**骶棘韧带**（图3-49）。上述两条韧带与坐骨大、小切迹共同围成**坐骨大孔**和**坐骨小孔**，有肌肉、肌腱、神经、血管等通过。骶髂前、后韧带，能防止骶骨因受压力的作用向前方滑动。

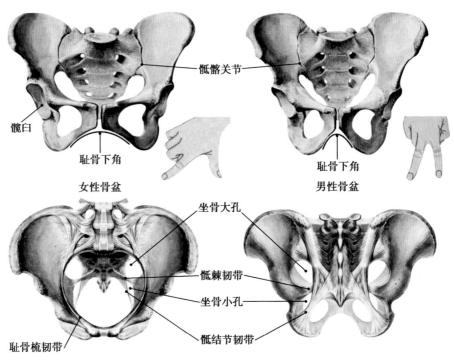

图 3-49　骨盆及韧带

3）**耻骨联合**（pubic symphysis）：由两侧的耻骨联合面借耻骨间盘连接而成（图3-49）。**耻骨间盘**为纤维软骨，其内部正中常有一小裂隙。在耻骨联合的上下方均有韧带加强。

4）**骨盆**（pelvis）：由左、右髋骨、骶骨和尾骨及其连结构成。骨盆被界线分为前上方的**大骨盆**和后下方的**小骨盆**（图3-49）。**界线**由骶骨岬、弓状线、耻骨梳、耻骨嵴和耻骨联合上缘连接而成。大骨盆的内腔是腹腔的一部分。小骨盆有上下两口，上口由界线围成；下口高低不平，略成菱形，由尾骨尖、骶结节韧带、坐骨结节、坐骨支、耻骨下支和耻骨联合下缘共同围成。小骨盆上下口之间的腔为小骨盆腔，也称固有盆腔。两侧的坐骨支和耻骨下支连成**耻骨弓**，其间的夹角称**耻骨下角**。

自青春期开始，男、女性骨盆出现差异。女性骨盆的形态特点与妊娠和分娩有关，主要有以下特征：骨盆外形宽短，骨盆上口近似圆形，骨盆下口较宽，耻骨下角较大，盆腔宽短，呈圆桶形（图3-49）。

男、女性骨盆的形态差异见表3-1。

表 3-1　男、女性骨盆的差异

项目	男性	女性
骨盆形状	窄而长	宽而短
小骨盆上口	较小,呈心形	较大,呈圆形
小骨盆下口	较小	较大
小骨盆腔	狭而长,呈漏斗形	宽而短,呈圆桶形
耻骨下角	70°~75°	90°~100°
耻骨联合	狭而长	宽而短
骶骨	向前弯曲度大	向前弯曲度小

人体直立时，骨盆呈前倾位，小骨盆上口平面与水平面构成约$50°~55°$角，女性约$60°$，称**骨盆倾斜度**。骨盆倾斜度的增减将影响脊柱的弯曲，如倾斜度增大，则重心前移，必然导致腰曲前凸增大，反

之则腰曲减少。

骨盆的运动包括:骨盆绕冠状轴向前转动,称前倾;骨盆绕冠状轴向后转动,称后倾;骨盆绕矢状轴向左侧或右侧转动,称侧倾;骨盆绕垂直轴向左或右转动,称回旋;骨盆还可作环转运动。

骨盆具有支持体重、传递压力、保护腹腔和盆腔器官及缓冲震动的功能。在女性,骨盆是胎儿娩出的产道。还可协调躯干与下肢的运动,并可增大下肢运动的幅度。

(2) **髋关节**(hip joint):由髋臼与股骨头构成(图 3-50)。髋臼的周缘附有纤维软骨构成的髋臼唇,以增加髋臼的深度。髋臼切迹被髋臼横韧带封闭,从而使髋臼内的半月形关节面扩大为环形的关节面,增大了髋臼与股骨头的接触面。股骨头的关节面约为圆球的 2/3,几乎全部纳入髋臼内,与髋臼的关节面接触。关节囊紧张而坚韧,向上附着于髋臼周缘及横韧带,向下附着于股骨颈,前面达转子间线,后面仅包罩股骨颈的内侧 2/3。故股骨颈骨折可分为囊内、囊外骨折。股骨颈囊内骨折,造成股骨头营养血管支的损伤,导致股骨头供血不足,发生股骨头坏死,或骨折不愈合;股骨颈囊外骨折,对骨折部血液供应的干扰较小,所以骨折容易愈合。

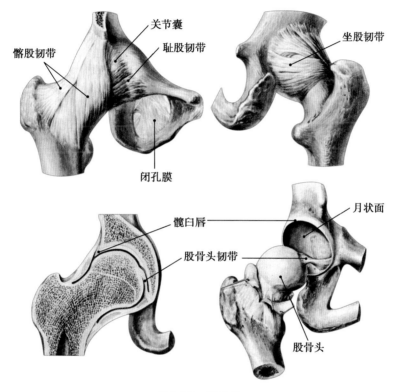

图 3-50 髋关节

关节囊周围有韧带加强,其中以前方的**髂股韧带**最为强大。髂股韧带起自髂前下棘,向下呈人字形,经关节囊前方止于转子间线。此韧带除增强关节囊外,还可限制大腿过伸,对维护人体直立姿势有很大作用。髋关节囊的韧带,除髂股韧带外,尚有耻股韧带、坐股韧带。关节囊内有**股骨头韧带**,连结于股骨头凹和髋臼横韧带之间,为滑膜所包被,内含营养股骨头的血管。关节囊后下部较薄弱,股骨头易向下方脱位。

髋关节可作屈、伸、收、展、旋内、旋外以及环转运动。由于股骨头深藏于髋臼内,关节囊紧张而坚韧,又受各种韧带的限制,故其运动幅度远不及肩关节,而具有较大的稳固性,以适应其支持和行走功能。

(3) **膝关节**(knee joint):由股骨下端、胫骨上端和髌骨构成(图 3-51)。膝关节的关节囊宽阔而松弛,周围有韧带加固,以增加关节的稳定性。囊的前壁有股四头肌腱、髌骨和髌韧带。**髌韧带**起于髌骨下缘,止于胫骨粗隆,它是股四头肌腱的下续部分。囊的外侧有**腓侧副韧带**,其上方附于股骨外上髁,下方附于腓骨头。囊的内侧有**胫侧副韧带**,起自股骨内上髁,止于胫骨内侧髁的内侧面,与关节囊和内侧半月板紧密结合。胫侧副韧带和腓侧副韧带在伸膝时紧张,屈膝时松弛,半屈膝时最松弛。因此,半屈膝时允许膝关节作少许内旋和外旋运动。囊的后壁有**腘斜韧带**,起自胫骨内侧髁,斜向上外方,与关节囊融合,止于股骨外上髁,可防止膝关节过度前伸。

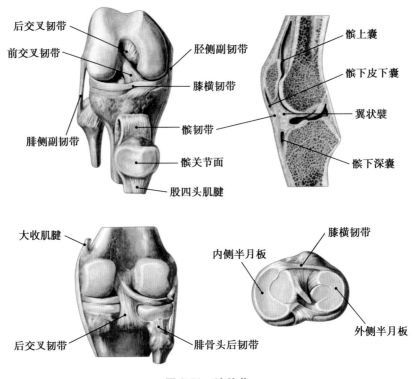

图 3-51 膝关节

关节内有前、后交叉韧带(图 3-51)。**前交叉韧带**起自胫骨髁间隆起的前方,斜向后上外方,附于股骨外侧髁的内侧面;**后交叉韧带**起自胫骨髁间隆起的后方,斜向前上内方,附于股骨内侧髁的外侧面。前、后交叉韧带牢固地连结股骨和胫骨,可防止胫骨前、后移位。前交叉韧带能防止胫骨前移,后交叉韧带可防止胫骨后移。

在股骨内、外侧髁与胫骨内、外侧髁的关节面之间,垫有两块由纤维软骨构成的半月板,分别称**内侧半月板**和**外侧半月板**。半月板下面平坦,上面凹陷,外缘厚,内缘薄,两端借韧带附于胫骨髁间隆起。内侧半月板较大,呈"C"形,外侧半月板较小,近似"O"形。半月板的作用:①增大了关节窝的深度,使膝关节稳固,又可同股骨髁一起对胫骨作旋转运动;②缓冲压力,吸收震荡,起弹性垫作用。由于半月板随着膝关节的运动而移动,故在强力骤然动作时,易造成损伤或撕裂。

关节囊的滑膜层宽阔,附着于关节面周缘,除关节软骨和半月板以外,覆盖关节内所有结构。滑膜在髌骨上缘以上,沿股骨下端的前面,向上突出于股四头肌腱的深面,达 5cm 左右,形成**髌上囊**,与关节腔相通。另外,还有不与关节腔相通的滑液囊,如位于髌韧带与胫骨上端之间的**髌下深囊**。在髌骨下方中线的两侧,滑膜层部分突向关节腔内,形成一对**翼状襞**,襞内含有脂肪组织,充填于关节腔内的空隙。

膝关节属于屈戌关节,主要作屈、伸运动。膝在半屈位时,还可作小幅度的旋内、旋外运动。半月板的位置随膝关节的运动而改变。屈膝时,半月板滑向后方,伸膝时滑向前方;屈膝旋转时,一个半月板滑向前,另一个滑向后。由于半月板随膝关节运动而移动,所以在急骤强力动作时可造成损伤,且由于内侧半月板与关节囊及腔侧副韧带紧密相连,因而内侧半月板损伤机会较多。

(4)胫骨和腓骨的连结:包括 3 部分:两骨上端有胫骨的腓关节面与腓骨头构成的**胫腓关节**;两骨干之间借**小腿骨间膜**相连;两骨下端借韧带相连(图 3-52)。胫骨和腓骨间活动度很小。

(5)**足关节**:包括距小腿关节、跗骨间关节、跗跖关节、跖趾关节和趾骨间关节(图 3-53)。

1)距小腿关节:又称**踝关节**(ankle joint),由胫、腓骨下端与距骨滑车构成。关节囊前、后部松弛,两侧有韧带加强。内侧有内侧韧带(又名三角韧带),起自内踝尖,向下呈扇形展开,止于足舟骨、距骨

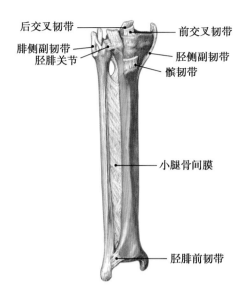

图 3-52 胫骨和腓骨的连结

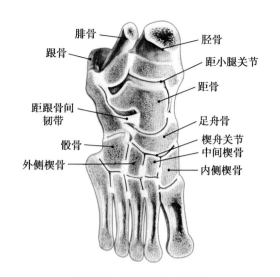

图 3-53 足关节（水平面）

微课:距小腿
关节

和跟骨,很坚韧。外侧有三条独立的韧带,前为距腓前韧带,中为跟腓韧带,后为距腓后韧带,三条韧带均起自外踝,分别向前、向下、向后内,止于距骨和跟骨,均较薄弱。踝关节属屈戌关节,能作背屈(伸)和跖屈(屈)运动。当足跖屈时可做内收(内翻)、外展(外翻)运动,内收幅度大于外展。距骨滑车前宽后窄,当背屈时,较宽的滑车前部嵌入关节窝内,关节较稳定;但在跖屈时,由于较窄的滑车后部进入关节窝内,于是足能作轻微的侧方运动,此时关节不够稳定,故踝关节扭伤多发生在跖屈的情况下。

　　2）**跗骨间关节**:为各跗骨之间的关节。

　　3）**跗跖关节**:由 3 块楔骨及骰骨与 5 块跖骨底构成,运动微小。

　　4）**跖趾关节**:由跖骨头与近节趾骨底构成,可作屈、伸、内收和外展运动。

　　5）**趾骨间关节**:同指骨间关节,能作屈、伸运动。

　　(6)**足弓**(arches of foot):是跗骨和跖骨借关节和韧带紧密连结而成的凸向上的弓(图 3-54)。足弓可分内侧纵弓、外侧纵弓和横弓:①内侧纵弓,由跟骨、距骨、足舟骨、3 块楔骨和第 1~3 跖骨构成,前支点为第 1~3 跖骨头,后支点为跟骨结节。此弓曲度大,弹性强,适于跳跃并能缓冲震荡。②外侧纵弓,由跟骨、骰骨及第 4、5 跖骨构成,前支点为第 4、5 跖骨头,后支点为跟结节的跖面。此弓曲度小、弹性弱,主要与直立负重姿势的维持有关。③横弓由骰骨和 3 块楔骨构成。

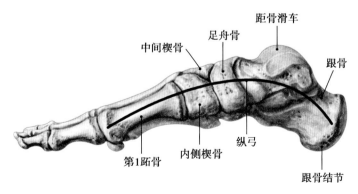

图 3-54 足弓

　　足弓的主要功能是使重力从踝关节经距骨向前分散到第 1、第 5 跖骨头,向后传向跟骨,以保证直立时足底支撑的稳固性。当身体跳跃或从高处落下着地时,足弓弹性起着重要的缓冲震荡的作用。在行走,尤其是长途跋涉时,足弓的弹性对身体重力下传和地面反弹力间的节奏有着缓冲作用,同时还有保持足底的血管和神经免受压迫等作用。

足弓的维持,一是楔形骨保证了拱形的砌合,二是韧带的弹性和肌肉收缩,使肌腱紧张,后者是维持足弓的能动因素。如韧带或肌肉(腱)损伤,先天性软组织发育不良或足骨骨折等,均可导致足弓塌陷,形成扁平足。

4. 踝关节扭伤的康复应用解剖　踝关节的扭伤一般发生在高度跖屈、急剧足内翻的情况下,这与它独特的解剖结构密切相关。

(1) 关节面的特点:踝关节是距骨和小腿骨之间形成的关节,距骨形成了两个侧关节面和一个可以前后滚动的上关节面,合称为距骨滑车,前宽后窄。上方的小腿骨形成了两侧向下突出的内踝、外踝以及胫骨下关节面,分别和距骨的两个侧关节面及上关节面相关节,构成了"踝穴"。这样的关节面使得踝关节运动以屈、伸为主,在高度跖屈的情况下,距骨滑车后部(窄部)滑入到"踝穴"内,造成距骨关节面和胫、腓骨下端关节面的接触面积减小,使关节腔隙增大。变得不稳定。

(2) 内、外踝的特点:胫骨下端的内踝限制足的内翻,腓骨下端的外踝限制足的外翻。内踝短位置高,外踝长位置低,两者相差约 1cm。因此,外踝对足外翻运动的限制比内踝对足内翻运动的限制要强。

(3) 韧带的特点:踝关节囊的内侧有三角韧带,外侧有腓侧副韧带,分别限制足外翻和内翻。三角韧带从内踝开始,向下呈扇形附于舟骨、距骨和跟骨,坚固、强大,并被胫骨后肌和趾长屈肌所加强;腓侧副韧带分散为 3 条小韧带(距腓前韧带、距腓后韧带和跟腓韧带),不如三角韧带坚强(图 3-55)。因此,内侧的三角韧带限制足外翻的作用比外侧的腓侧副韧带限制足内翻的作用要强。

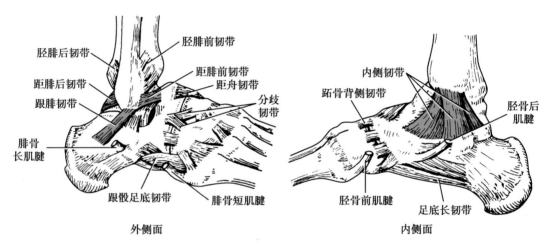

图 3-55　踝关节周围的韧带

(4) 肌肉的特点:踝关节周围的肌肉有 3 组。即小腿前群、外侧群和后群肌肉。其中可以使足内翻的肌肉有胫骨前肌、胫骨后肌,协助内翻的肌肉有𧿹长屈肌、趾长屈肌;使足外翻的肌肉有腓骨长肌和腓骨短肌。从数目、体积、力量等方面来说,使足内翻的肌肉都超过使足外翻的肌肉。

踝关节周围这些独特的解剖结构,使足容易在踝关节高度跖屈的情况下发生内翻运动,从而造成腓侧副韧带等限制足内翻运动的结构损伤。

第二节　骨　骼　肌

运动系统的**肌**(muscle)属骨骼肌,受人的意识控制,是随意肌。人体共有骨骼肌 600 余块(图 3-56),每一块肌都有一定的形态、结构和功能,有丰富的血管,受一定的神经支配,并执行一定的功能。全身骨骼肌包括**头颈肌**、**躯干肌**和**四肢肌**,四肢肌包括**上肢肌**和**下肢肌**。

一、概述

(一)骨骼肌的形态分类

根据肌的外形,可分长肌、短肌、扁肌和轮匝肌(图 3-57)。

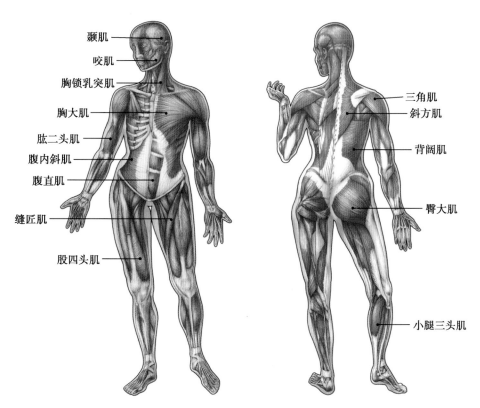

图 3-56 全身骨骼肌

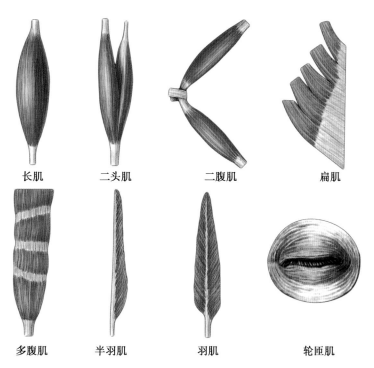

图 3-57 肌的形态

1. **长肌** 多分布于四肢,呈长梭形或带状,收缩引起肢体大幅度运动。有些长肌的起端有两个以上的头,以后聚成一个肌腹,可被称为二头肌、三头肌或四头肌。

2. **短肌** 主要分布于躯干深部,短小,收缩时运动幅度小,但可较长时间的收缩不疲劳,以维持姿势。

3. **扁肌** 多分布于躯干浅部,扁薄宽阔,除运动外,还能保护内脏。

4. 轮匝肌 呈环形,位于孔、裂的周围,收缩时使孔裂关闭。

另外,根据肌束排列方向又可分为羽状肌(如股直肌)、半羽状肌(如半腱肌)、多羽状肌(如三角肌)等。按肌的功能则可分为屈肌、伸肌、收肌、展肌、旋前肌、旋后肌、开大肌、括约肌等。

(二)骨骼肌的构造

肌由**肌腹**和**肌腱**构成(图3-58)。肌腹多位于肌的中部,由骨骼肌纤维构成,具有收缩和舒张的功能。肌腱位于肌的两端,附于骨骼上,由紧密排列的粗大的胶原纤维构成,无收缩功能,起力的传递作用,有很好的抗张力的能力。长肌的腱多呈条索状;扁肌的腱多薄而宽阔,又称腱膜。

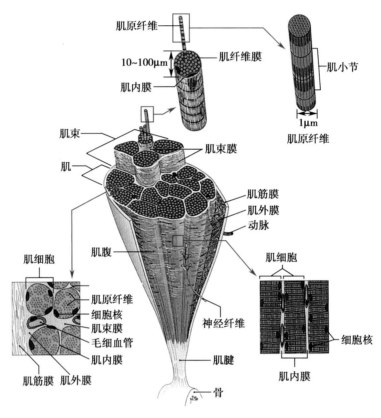

图3-58 肌的构造

每块肌的肌腹由许多肌纤维构成。肌纤维有红肌纤维、白肌纤维和中间肌纤维3种,红肌纤维收缩力相对较弱,爆发力差,但不易疲劳,可持久收缩;白肌纤维收缩力强,爆发力好,但容易疲劳;中间肌纤维的特点介于两者之间。功能不同的肌,各种肌纤维的比例不同,并且个体之间三种肌纤维的比例也有差异。

肌纤维表面包被着一层含有丰富毛细血管网的结缔组织薄膜,即**肌内膜**。由100~150条肌纤维聚合成一个肌束,其外被结缔组织薄膜包裹,称为**肌束膜**。由许多小的肌束聚集在一起,形成大肌束。由若干大肌束聚合,形成整块肌腹,肌腹表面由一层结缔组织薄膜构成的**肌外膜**包裹。肌内膜、肌束膜、肌外膜有对肌纤维和肌束起保护、连结、支持、营养等作用。神经、血管、淋巴管均沿肌外膜进入肌腹,又沿肌束膜分布到肌纤维中。

肌是物质代谢非常旺盛的器官,所以肌中有丰富的毛细血管分布。人体每平方毫米肌中有1350~3000条毛细血管,安静时只有1/30~2/30的毛细血管开放,在激烈运动时才全部开放。

骨骼肌中的神经有三种:①感觉神经分布在肌腹和肌腱中,负责向中枢神经系统传递肌肉工作情况的信息;②运动神经分布在肌腹中,负责将中枢神经系统的信息传向肌肉,调节肌肉的活动;③交感神经分布在肌肉中的毛细血管,负责调节毛细血管的开放。

长期锻炼能使骨骼肌中的毛细血管数增加,吻合丰富,加强对骨骼肌的血液供应,使肌细胞获得更多的营养,肌细胞就会逐渐变粗,肌肉的体积增大,运动终板也增多、增大,收缩力增强。

（三）骨骼肌的起止和配布

骨骼肌一般都越过一个或多个关节，其两端分别附于两块或两块以上骨面（图3-59）。通常把靠近身体正中面或四肢近侧端的附着点看做肌肉的**起点**或**定点**，把另一端则看做为**止点**或**动点**。肌的定点和动点在一定条件下可以互换，如手持哑铃屈前臂，臂不动，前臂向臂靠拢，臂是定点，前臂是动点；又如引体向上，臂向前臂靠拢，前臂是定点，臂是动点。

大多数肌都成群配布在关节的周围，其配布形式与关节的运动轴密切相关，即在每一个运动轴的两侧，都配布有作用相反的两群肌。配布在运动轴的同一侧，完成同一动作的肌或肌群，称**协同肌**；配布在运动轴两侧、作用完全相反的肌或肌群，互称**拮抗肌**。

肌肉的配布与人的直立行走和劳动特点有关：上肢肌中屈肌比伸肌发达，下肢肌中伸肌比屈肌发育得好。

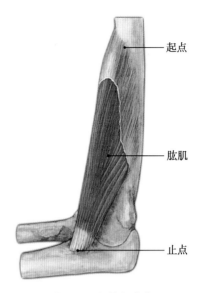

图 3-59 肌的起止点

（四）骨骼肌的辅助结构

骨骼肌的辅助结构有筋膜、滑膜囊和腱鞘等（图3-60）。

1. **筋膜** 分浅筋膜和深筋膜两种。

（1）**浅筋膜**：是皮肤深面的疏松结缔组织，也称皮下筋膜或皮下组织，有浅血管、淋巴管及神经走行。

（2）**深筋膜**：是位于浅筋膜深面的致密结缔组织，又称固有筋膜，包裹每一块骨骼肌。四肢的深筋膜伸入肌群，并附着于骨面，形成厚而致密的肌间隔，以分隔肌群。深筋膜还包绕血管和神经，形成血管神经鞘。

2. **滑膜囊** 为结缔组织构成的密闭小囊，多存在于肌腱与骨面之间，形扁壁薄，内含少量滑液，有减少摩擦的作用。

3. **腱鞘** 分为内层的**腱滑膜鞘**和外层的**腱纤维鞘**。腱滑膜鞘呈双层套管状，分脏、壁两层（图3-60）。脏层包绕于肌腱的周围；壁层与腱纤维鞘相贴。脏、壁两层在鞘的两端相互移行，形成一个封闭的腔隙，其内含有少量的滑液。当肌收缩时，腱鞘可减少腱与骨的摩擦。腱鞘存在于活动度较大的部位，如腕、踝、手指和足趾等处，起固定和约束长肌腱、减少肌腱相互之间及肌腱与骨面之间摩擦的作用。

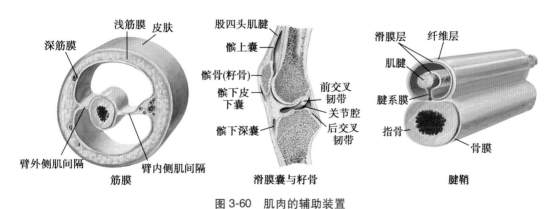

图 3-60 肌肉的辅助装置

二、头颈肌及其康复应用解剖

（一）头肌

头肌可分面肌和咀嚼肌两部分。

1. **面肌**（facial muscles） 起于颅骨，止于皮肤，收缩时能牵动面部皮肤显示出各种表情，又称**表情肌**（图3-61）。

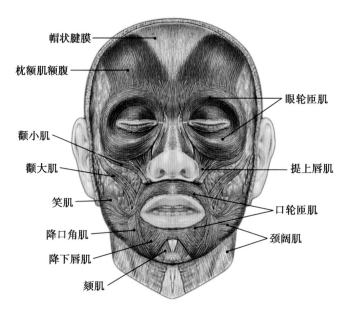

图 3-61 头肌

（1）**枕额肌**：在颅盖中线的两侧，左右各一。它有额腹和枕腹两个肌腹，分别位于额部和枕部的皮下，两肌腹之间，以帽状腱膜相连。额腹收缩可扬眉，能使额部形成横纹，枕腹收缩可牵拉帽状腱膜向后。

（2）**眼轮匝肌**：在眼眶周围，呈扁椭圆形。作用：使眼睑闭合（图 3-61）。由于少量肌束附于泪囊后面，故当肌收缩闭眼时，可同时扩张泪囊，促使泪液经鼻泪管流向鼻腔。

（3）**口轮匝肌**：位于唇裂的周围，收缩时闭口，并使上、下唇与牙贴紧。

（4）口周围幅射排列的肌：由口周围向口部集中的幅射状排列的肌肉，有**上唇方肌**、**颧肌**、**笑肌**、**三角肌**、**下唇方肌**及居深面的**颊肌**等。上唇方肌、颧肌均位于上唇的上方，都可上提上唇并使口角向上外方，使鼻唇沟加深。笑肌位于口角外侧，肌纤维横行，可拉口角向外，三角肌和下唇方肌位于下唇的下方，可拉下唇，并使口角向下外方。

颊肌位于面颊深部，为一长方形扁肌，主要作用是牵引口角向后，为口轮匝肌的拮抗肌；使颊部贴近上、下牙列，以参与咀嚼和吮吸；与口轮匝肌共同作用，能作吹口哨的动作。

面肌的起止点、作用和神经支配见表 3-2。

表 3-2 面肌的起止点、作用和神经支配

肌名	起点	止点	主要作用	神经支配
额肌	帽状腱膜	眉部皮肤	提睑、扬眉	面神经
枕肌	上项线	帽状腱膜	后牵头皮	
眼轮匝肌	环绕睑裂周围		闭合眼裂、扩张泪囊	
口轮匝肌	环绕口裂周围		闭合口裂	
颊肌	上、下颌骨及翼突下颌缝	口角或唇的皮肤	拉口角向外，使颊紧贴牙齿，助咀嚼和吸吮	

2. 咀嚼肌（masticatory muscles） 位于颞下颌关节的周围，主要有咬肌和颞肌（图 3-62）。

（1）**咬肌**（masseter）：位于下颌支的外面，呈长方形，起自颧弓下缘和其深面，向下止于下颌支及下颌角外侧。作用：上提下颌。

（2）**颞肌**（temporalis）：约呈扇形，位于颞区，起自颞窝及颞深筋膜，经过颧弓深面止于下颌骨冠突。前部肌纤维收缩时上提下颌，后部肌纤维收缩则后引下颌骨。

（3）**翼内肌**（medial pterygoid）：位于下颌支的内侧面，起自蝶骨翼突窝，止于下颌角内侧面。单侧收缩则使下颌骨向对侧运动，双侧收缩可上提下颌。

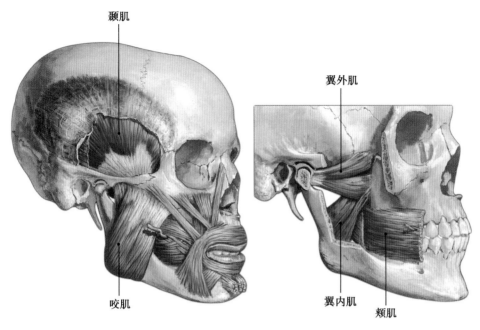

图 3-62　咀嚼肌

（4）**翼外肌**（lateral pterygoid）：起于蝶骨大翼的下面及翼突外侧板的外面，向后外方止于下颌颈。一侧收缩使下颌骨向对侧运动，两侧同时收缩可前引下颌骨，助张口。

咀嚼肌的起止点、作用和神经支配见表 3-3。

表 3-3　咀嚼肌的起止点、作用和神经支配

肌名	起点	止点	主要作用	神经支配
咬肌	颧弓	下颌骨咬肌粗隆	上提下颌骨（闭口）	三叉神经
颞肌	颞窝	下颌骨冠突	提下颌骨（闭口），使下颌骨后退与侧动	
翼内肌	翼突窝	下颌骨内面的翼肌粗隆	上提下颌骨（闭口）	
翼外肌	翼突外侧面	下颌颈	两侧收缩拉下颌向前（张口），单侧收缩拉下颌骨向对侧	

（二）颈肌

位于颅和胸廓之间。按位置分为颈浅肌群，舌骨上、下肌群和颈深肌群三组。

1. 颈浅肌群　包括颈阔肌和胸锁乳突肌。

（1）**颈阔肌**（platysma）：位于颈部浅筋膜中，薄而宽阔。起自胸大肌和三角肌表面的筋膜，向上止于口角等处。作用是紧张颈部皮肤和下拉口角。

（2）**胸锁乳突肌**（sternocleidomastoid）：位于颈部两侧的皮下，起自胸骨柄前面和锁骨的胸骨端，两头会合斜向后上方，止于颞骨乳突（图 3-63）。一侧胸锁乳突肌收缩，使头向同侧屈，面转向对侧；两侧同时收缩可使头后仰。一侧病变使肌挛缩时，可引起斜颈。

2. 舌骨上、下肌群

（1）舌骨上肌群：包括**二腹肌**、**颏舌骨肌**、**下颌舌骨肌**和**茎突舌骨肌**，位于舌骨与下颌骨和颅底之间（图 3-63）。作用是上提舌骨，协助吞咽；当舌骨固定时，可下降下颌骨，协助张口。

（2）舌骨下肌群：包括**肩胛舌骨肌**、**胸骨舌骨肌**、**胸骨甲状肌**以及**甲状舌骨肌**，位于舌骨与胸骨、肩胛骨之间，颈正中线的两旁，喉和甲状腺之前（图 3-63）。舌骨下肌群的作用主要是下降舌骨。另外，胸骨甲状肌还可下降喉，而甲状舌骨肌使甲状软骨与舌骨互相接近。

3. 颈深肌群　可分成内、外侧两群肌（图 3-64）。

（1）外侧群：位于脊柱颈段的两侧，有**前斜角肌**、**中斜角肌**和**后斜角肌**。各肌均起自颈椎横突，其

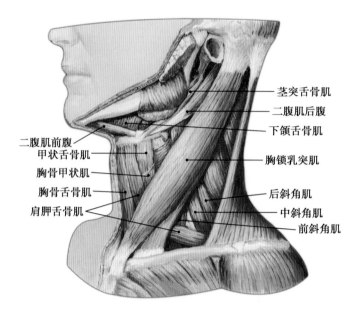

茎突舌骨肌

二腹肌后腹

下颌舌骨肌

二腹肌前腹
甲状舌骨肌

胸骨甲状肌

胸骨舌骨肌

肩胛舌骨肌

胸锁乳突肌

后斜角肌

中斜角肌

前斜角肌

图 3-63 颈肌

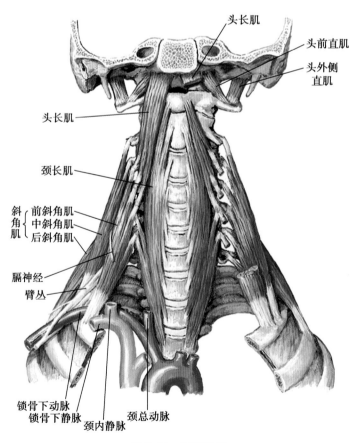

头长肌

头前直肌

头外侧
直肌

头长肌

颈长肌

斜
角 { 前斜角肌
肌 { 中斜角肌
{ 后斜角肌

膈神经

臂丛

锁骨下动脉
锁骨下静脉
颈内静脉
颈总动脉

图 3-64 颈深肌群

中,前、中斜角肌止于第1肋,后斜角肌止于第2肋。前、中斜角肌和第1肋之间的空隙为**斜角肌间隙**,有锁骨下动脉和臂丛通过。外侧群肌的作用是一侧肌收缩,使颈侧屈;两侧肌同时收缩可上提第1、2肋助深吸气。如果肋骨固定,则可使颈前屈。

（2）内侧群:在脊柱颈段的前方,有**头长肌**和**颈长肌**等,合称**椎前肌**,作用是屈头、屈颈。

颈肌的起止点、作用和神经支配见表3-4。

表3-4　颈肌的起止点、作用和神经支配

肌群	肌名	起点	止点	作用	神经支配
颈浅肌群	颈阔肌	三角肌、胸大肌筋膜	口角	紧张颈部皮肤和下拉口角	面神经
	胸锁乳突肌	胸骨柄、锁骨内侧端	颞骨乳突	一侧收缩使头向同侧侧屈,两侧收缩使头后仰	副神经
舌骨下肌群	肩胛舌骨肌	与名称一致		下降舌骨	颈袢
	胸骨舌骨肌				
	胸骨甲状肌				
	甲状舌骨肌				
舌骨上肌群	二腹肌	后腹:乳突 前腹:下颌体	中间腱附于舌骨	降下颌骨,上提舌骨	前腹:三叉神经 后腹:面神经
	下颌舌骨肌	下颌体内面	舌骨体	上提舌骨	三叉神经
	颏舌骨肌	下颌骨颏棘	舌骨体	上提舌骨	第1颈神经前支
	茎突舌骨肌	茎突根部	舌骨大角	上提舌骨	面神经
颈深肌外侧群	前斜角肌	颈椎横突	第1肋上面	上提第1、2肋助吸气	颈神经前支
	中斜角肌				
	后斜角肌		第2肋上面		

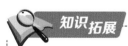

知识拓展

枕下肌群损伤

枕下肌包括:①**头后大直肌**,起自枢椎棘突,止于枕骨下项线外侧份;②**头后小直肌**,位于头后大直肌的内侧和其深面,起自寰椎后结节,向上止于枕骨下项线内侧份;③**头上斜肌**,起自寰椎横突,斜向内上止于枕骨下项线外;④**头下斜肌**,起自枢椎棘突,向外上止于寰椎横突。枕下肌参与寰枕关节上的仰头活动,或使面转向对侧。枕下肌群损伤多是在颈椎固定的情况下头颅突然前倾、后仰或左右侧旋,使该组肌肉来不及适应运动的方向而遭受瞬间牵拉而发生撕裂;长时间低头工作,如修表、绘画等也是引起损伤的常见原因。病人自觉枕部沉紧、疲困,重者可伴有枕后疼痛、头痛、头晕等症状。病人枕下肌枢椎棘突间可触及压痛。

（三）头颈部的肌性标志

1. 咬肌　当牙咬紧时,在颊部之后,颧弓下方,下颌角的前上方,可摸到坚硬的条状隆起。

2. 颞肌　当牙咬紧时,在颧弓上方的颞窝内可摸到坚硬的隆起。

3. 胸锁乳突肌　位于颈部两侧皮下,从前下方斜向后上方。当头用力偏向一侧,用手反向推,可明显看到呈长条状的隆起。

（四）小儿肌性斜颈的康复应用解剖

小儿肌性斜颈是以患儿颜面旋向健侧、头向患侧斜为特征的病症,是由胸锁乳突肌痉挛或纤维性挛缩所致,故称肌性斜颈。一般系指一侧胸锁乳突肌痉挛造成的肌性斜颈。患儿在出生后或出生后2周内可触及颈部肿块,位于胸锁乳突肌中下段,以发生于右侧者多见,此肿块呈梭形,无压痛。一般在1～2个月后达到最大,之后逐渐缩小至完全消失。

大多数学者认为子宫内压力异常或胚儿胎位不正是产生先天性肌性斜颈的主要原因。胎儿在宫内位置不正或受到不正常的子宫壁压力可使一侧颈部受压,胸锁乳突肌内局部血液循环障碍,致使该肌发生缺血性纤维变性引起斜颈,也有学者认为是胸锁乳突肌营养血管栓塞,导致肌纤维变性而形成斜颈。

胸锁乳突肌内肿块主要为条索状纤维化肌肉组织,根据肌肉及纤维组织比例,分为三种病理类型:①肌肉型,以肌肉组织为主,仅含少量纤维变性的肌肉组织或纤维组织;②纤维型,以纤维组织主为,含少量的肌肉或变性的肌肉组织;③混合型,含肌肉组织和纤维组织。

对斜颈患儿,在出生后2周即可开始被动牵拉矫正,即将患儿的头倾向健侧使健侧耳垂向肩部靠近,进行与畸形相反的方向运动。手法要轻柔,对肿物同时进行按摩,每次牵拉15~20次,一日4~6次。在日常生活中喂奶、睡眠的枕垫以及用玩具吸引病儿注意力,都可纠正姿态,有条件的可作理疗。1岁以上的病儿则需手术治疗。

三、躯干肌及其康复应用解剖

躯干肌包括背肌、胸肌、膈、腹肌和会阴肌。

(一)背肌

位于背部,分为背浅肌和背深肌两群(图3-65)。

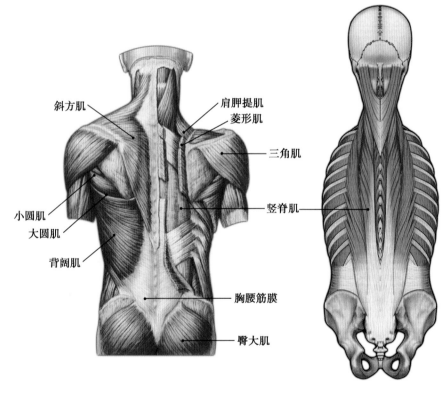

图 3-65 背肌

1. **背浅肌** 分两层,浅层有斜方肌、背阔肌,浅层深面有肩胛提肌、菱形肌、上后锯肌和下后锯肌。

(1) **斜方肌**(trapezius):位于项部和背上部浅层,为三角形扁肌,左、右相合成斜方形,故名。该肌起自上项线、枕外隆凸、项韧带、第7颈椎棘突和全部胸椎棘突,止于锁骨外侧1/3部、肩峰和肩胛冈(图3-65)。作用:使肩胛骨向脊柱靠拢;上、下部肌束分别上提和下降肩胛骨;肩胛骨固定时,两侧同时收缩可仰头。该肌瘫痪时,产生"塌肩"。

(2) **背阔肌**(latissimus dorsi):位于背下部浅层及胸的后外侧,以腱膜起自下6个胸椎的棘突、全部腰椎的棘突、骶正中棘及髂嵴后部等,肌束向外上方集中,以扁腱止于肱骨小结节嵴(图3-65)。该肌收缩,可使臂内收、旋内和后伸;当上肢上举固定时,可引体向上。

（3）**肩胛提肌**（levator scapulae）：位于斜方肌之深面，起自上 4 个颈椎横突，止于肩胛骨上角。该肌收缩时可上提肩胛骨；如肩胛骨固定，可使颈向同侧屈。

（4）**菱形肌**（rhomboideus）：位于斜方肌深面，因该肌为菱形故名，起自第 6、7 颈椎和上 4 个胸椎的棘突，肌束向下外斜行，止于肩胛骨的内侧缘。该肌收缩时可牵引肩胛骨向内上并向脊柱靠拢。

（5）**上后锯肌**（serratus posterior superior）：位于菱形肌深面，起于项韧带下部、第 6、7 颈椎和第 1、2 胸椎棘突，肌纤维斜向外下方，止于第 2~5 肋骨肋角的外侧面，作用为上提肋骨以助吸气。

（6）**下后锯肌**（serratus posterior inferior）：位于背阔肌中部的深面，借腱膜起自下位两个胸椎棘突及上位两个腰椎棘突，肌纤维斜向外上方，止于下 4 肋骨肋角外面，作用是下拉肋骨向后，并固定肋骨，协助膈的吸气运动。

2. **背深肌** 位于脊柱两侧排列，分为长肌和短肌。长肌位置较浅，主要有竖脊肌和夹肌；短肌位于深部，有枕下肌、棘间肌、横突间肌、肋提肌等。背深部的长、短肌对维持人体直立姿势起重要作用，短肌还与脊柱的韧带一起保持各椎骨之间的稳固连接。

（1）**竖脊肌**（erector spinae）：又称骶棘肌，为背肌中最长、最大的肌，纵列于棘突两侧的沟内。起自骶骨背面和髂嵴的后部，向上分为三群肌（髂肋肌、最长肌、棘肌），沿途止于肋骨、椎骨棘突、横突，最后止于颞骨乳突。竖脊肌收缩时使脊柱后伸并仰头，一侧收缩，使脊柱向同侧屈。

（2）**夹肌**（splenius）：位于斜方肌、菱形肌的深面。起自项韧带下部、第 7 颈椎棘突和上部胸椎棘突，向上外止于颞骨乳突和第 1~3 颈椎横突。一侧夹肌收缩使头转向同侧，双侧同时收缩，使头后仰。

背肌的起止点、作用和神经支配见表 3-5。

0323
视频：腰背肌
训练

表 3-5 背肌的起止点、作用和神经支配

肌群	肌名	起点	止点	主要作用	神经支配
浅肌群	斜方肌	上项线、枕外隆凸、项韧带、第 7 颈椎棘突和全部胸椎棘突	锁骨外 1/3、肩峰、肩胛冈	拉肩胛骨向中线靠拢，上部肌纤维提肩胛骨，下部肌纤维降肩胛骨	副神经
	背阔肌	下 6 个胸椎棘突、全部腰椎棘突、骶正中嵴、髂嵴	肱骨小结节嵴	肩关节后伸、内收及内旋	胸背神经
	肩胛提肌	上 4 个颈椎横突	肩胛骨上角	上提肩胛骨	肩胛背神经
	菱形肌	第 6、7 颈椎和上 4 个胸椎棘突	肩胛骨内侧缘	上提和内牵肩胛骨	
	上后锯肌	项韧带下部、第 6、7 颈椎和第 1、2 胸椎棘突	第 2~5 肋骨肋角的外侧面	上提肋骨，以助吸气	第 1~4 胸神经后支
	下后锯肌	下位两个胸椎棘突及上位两个腰椎棘突	下 4 肋骨肋角外面	下拉肋骨向后，并固定肋骨	肋间神经
深肌群	竖脊肌	骶骨后面及其附近，下位椎骨的棘突、横突、肋骨	上位椎骨的棘突、横突，肋骨、枕骨及颞骨乳突	伸脊柱，降肋，仰头	脊神经后支
	夹肌	项韧带下部、第 7 颈椎和上部胸椎的棘突	颞骨乳突、第 1~3 颈椎横突	单侧收缩使头转向同侧，两侧收缩头后仰	颈神经后支

（二）胸肌

参与构成胸壁，主要包括胸大肌、胸小肌、前锯肌和肋间肌等。

1. **胸大肌**（pectoralis major） 位于胸前壁的上部，起自锁骨内侧份、胸骨和第 1~6 肋软骨的前面，肌束向外上方集中，止于肱骨大结节嵴（图 3-66）。收缩时可使臂内收、旋内和前屈；上肢上举并固定时，可上提躯干；也可提肋，以扩大胸腔协助吸气。

2. **胸小肌**（pectoralis minor） 在胸大肌的深面，略呈三角形，起于第 3~5 肋骨，止于肩胛骨喙突（图 3-66）。胸小肌收缩时引肩胛骨向前下，若肩胛骨固定时，可提肋，助深吸气。

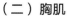

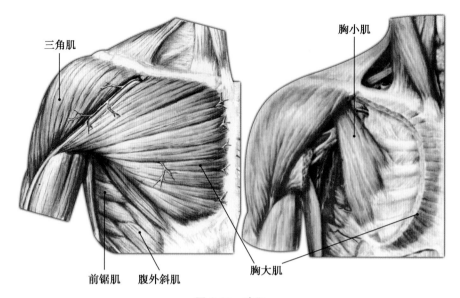

图 3-66 胸肌

3. **前锯肌**(serratus anterior) 贴附于胸廓侧壁,一部分为胸大、小肌所遮盖,以锯齿状起于上 8 肋或 9 肋外面,下部锯齿与腹外斜肌的锯齿起点交错,行向后上内,止于肩胛骨的内侧缘及下角(图 3-67)。收缩时可引肩胛骨向前,使肩胛骨下角旋外,助臂上举。

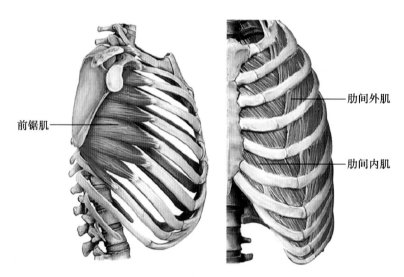

图 3-67 前锯肌和肋间肌

4. **肋间肌** 位于肋间隙内,分浅、深两层。浅层称**肋间外肌**,起自上一肋的下缘,肌束斜向前下方,止于下一肋的上缘,收缩时可提肋,助吸气;深层称**肋间内肌**,起自下一肋的上缘,肌束斜向前上方,止于上一肋的下缘,收缩时可降肋,助呼气(图 3-67)。

胸肌与膈的起止点、作用和神经支配见表 3-6。

（三）膈

膈(diaphragm)为向上膨隆的扁肌,位于胸腔和腹腔之间(图 3-68)。膈的周边是肌性部,中心为腱膜,称**中心腱**。肌性部以三部分肌束起自胸廓下口的周缘和腰椎前面:胸骨部起自剑突后面,肋部起自下 6 对肋骨和肋软骨,腰部以左、右两个膈脚起自上 2~3 个腰椎。三部肌束均移行于中心腱。

膈上有**主动脉裂孔**、**食管裂孔**和**腔静脉孔**,分别有主动脉、食管和下腔静脉通过。

膈是重要的呼吸肌,膈收缩时,膈顶下降,胸腔容积扩大,引起吸气;膈舒张时,膈顶升复原位,胸腔容积缩小,引起呼气。

表3-6 胸肌与膈的起止点、作用和神经支配

肌群	肌名	起点	止点	主要作用	神经支配
胸上肢肌	胸大肌	锁骨内侧半、胸骨、第1~6肋软骨	肱骨大结节嵴	内收、内旋及屈肩关节	胸外侧神经 胸内侧神经
	胸小肌	第3~5肋骨	肩胛骨喙突	拉肩胛骨向下	胸内侧神经
	前锯肌	第1~8或9肋骨	肩胛骨内侧缘及下角	拉肩胛骨向前	胸长神经
胸固有肌	肋间外肌	上位肋骨下缘	下位肋骨上缘	提肋助吸气	肋间神经
	肋间内肌	下位肋骨上缘	上位肋骨下缘	降肋助呼气	
膈	胸骨部 肋部 腰部	剑突后面 第7~12肋内面 第2~3腰椎前面	中心腱	膈穹隆下降,扩大胸腔助吸气,增加腹压	膈神经

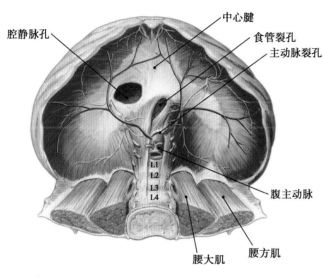

图3-68 膈

（四）腹肌

位于胸廓下部和骨盆上缘之间,包括前外侧群和后群两部分(图3-69)。

1. 前外侧群

（1）**腹外斜肌**(obliquus externus abdominis):位于腹前外侧壁最浅层,肌束斜向前内下方,移行为广阔的**腹外斜肌腱膜**。腹外斜肌腱膜的下部增厚连于髂前上棘和耻骨结节之间,形成**腹股沟韧带**。在耻骨结节的外上方,腹外斜肌腱膜有一略呈三角形的裂孔,称**腹股沟管浅环**(**皮下环**)。

（2）**腹内斜肌**(obliquus internus abdominis):位于腹外斜肌的深面,肌束自后向前呈扇形散开,大部分肌束在腹直肌的外侧缘附近移行为**腹内斜肌腱膜**。

（3）**腹横肌**(transversus abdominis):位于腹内斜肌的深面,肌束横向内侧,在腹直肌外侧缘附近移行为**腹横肌腱膜**。

腹内斜肌腱膜的下部和腹横肌腱膜的相应部分结合,形成**腹股沟镰**,又称**联合腱**,止于耻骨结节外侧的骨面。

（4）**腹直肌**(rectus abdominis):位于腹前壁正中线两侧,起自耻骨联合和耻骨嵴,向上止于胸骨剑突及第5~7肋软骨的前面。周围包有上述三对扁肌腱膜形成的腹直肌鞘。腹直肌的肌束上下纵行,其前部有3~4条横行的腱性结构,称**腱划**。

2. 后群 有腰大肌和腰方肌,腰大肌将在下肢肌中叙述。

腰方肌(quadratus lumborum):长方形,位于腹后壁脊柱的外侧(图3-68)。

腹肌的作用:构成腹壁,保护腹腔器官;收缩时可降肋助呼气;使脊柱作前屈、侧屈和旋转运动;与

视频:腹肌训练

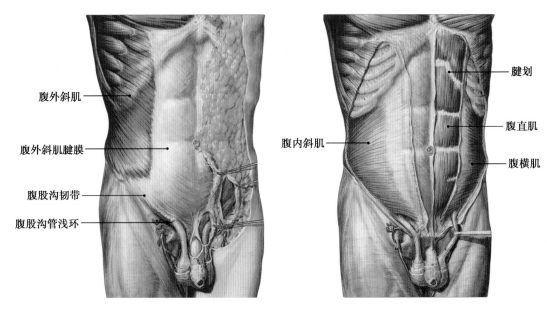

腹外斜肌

腹外斜肌腱膜

腹股沟韧带

腹股沟管浅环

腹内斜肌

腱划

腹直肌

腹横肌

图 3-69 腹前外侧壁肌

膈共同收缩时,增加腹压,有助于排便、排尿、呕吐和分娩。

腹肌的起止点、作用和神经支配见表 3-7。

表 3-7 腹肌的起止点、作用和神经支配

肌群	肌名	起点	止点	主要作用	神经支配
前外侧群	腹直肌	耻骨联合和耻骨嵴	胸骨剑突,第 5～7 肋软骨	脊柱前屈,增加腹压	肋间神经
	腹外斜肌	下 8 肋外面	白线、髂嵴、腹股沟韧带	增加腹压,脊柱前屈、侧屈和旋转	肋间神经;髂腹下神经;髂腹股沟神经
	腹内斜肌	胸腰筋膜、髂嵴、腹股沟韧带	白线		
	腹横肌	下 6 肋内面,胸腰筋膜、髂嵴、腹股沟韧带	白线		
后群	腰方肌	髂嵴后部	第 12 肋、第 1～4 腰椎横突	降第 12 肋,脊柱腰部侧屈	腰神经前支

(五)会阴肌

会阴肌(perineal muscle)是指封闭小骨盆出口处诸肌的总称。按照所在位置分为尿生殖三角肌群和肛门三角肌群(图 3-70)。

1. 尿生殖三角肌群 包括两层,浅层有**会阴浅横肌、球海绵体肌**和**坐骨海绵体肌**;深层有**会阴深横肌**和**尿道括约肌**。尿道括约肌环绕在尿道周围,在女性环绕尿道和阴道,称**尿道阴道括约肌**(图 3-70)。**尿生殖膈**由尿生殖膈上、下筋膜及其间的会阴深横肌和尿道括约肌构成,男性有尿道通过,女性有尿道和阴道通过。

2. 肛门三角肌群 包括**肛提肌、尾骨肌**和**肛门外括约肌**,前两肌参与盆膈的构成;后者为环绕肛门的骨骼肌,可随意括约肛门(图 3-70)。**盆膈**由盆膈上、下筋膜及其间的肛提肌和尾骨肌构成,为盆腔的底,有直肠通过。

会阴中心腱位于肛门和生殖器之间皮肤深面的腱性结构,肛门外括约肌、球海绵体肌、会阴浅横肌、会阴深横肌、尿道括约肌(女性为尿道阴道括约肌)、肛提肌等均有肌纤维附于中心腱,具有加固盆底、承托盆内脏器的作用。

(六)躯干部的肌性标志

1. 斜方肌 在项部和背上部。做耸肩动作,可见斜方肌的外上缘的轮廓。

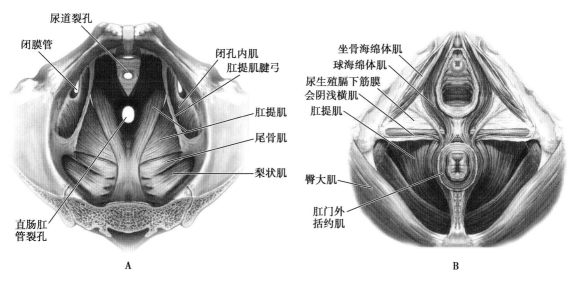

图 3-70　会阴肌
A. 盆底肌(上面);B. 女性盆底肌(下面)

2. 背阔肌　在背下部可见此肌的轮廓,其外下缘参与形成腋后壁。

3. 竖脊肌　在背部正中线两侧的纵形肌性隆起。

4. 胸大肌　为覆盖胸廓前上部的肌性隆起,其下缘构成腋前壁。

5. 前锯肌　在胸壁侧面,胸大肌的下方,肌发达者可见其起点处的肌齿。

6. 腹直肌　腹前正中线两侧的纵形隆起,肌肉发达者可见脐以上有三条横沟,即为腹直肌的腱划。

（七）躯干肌的康复应用解剖

1. 人体的核心肌群　核心肌群位于身体的中部,范围涵盖腹部、背部和骨盆部位,是负责保护脊柱稳定的重要肌肉群。借助训练核心肌群的局部运动,能减少脂肪囤积,还可以加强核心肌群的肌耐力,帮助核心肌群更有力地支撑上半身,达到改善姿势的目的。

核心肌群主要包括:①腹部肌群,有腹直肌、腹外斜肌、腹内斜肌、腹横肌和腰方肌;②背部肌群,主要有斜方肌、背阔肌、肩胛提肌、菱形肌、上后锯肌、下后锯肌、竖脊肌(棘肌、最长肌、髂肋肌)、夹肌、枕下肌、棘间肌、横突间肌、多裂肌、回旋肌等;③髋肌,主要有髂腰肌、臀大肌、臀中肌、臀小肌、梨状肌等;④盆底肌,有肛提肌、尾骨肌、会阴浅横肌、会阴深横肌等;⑤膈;⑥大腿肌,有股直肌、阔筋膜张肌、缝匠肌、股二头肌、半腱肌、半膜肌、耻骨肌、长收肌、短收肌、大收肌等。

2. 会阴肌的康复应用解剖　会阴是指盆膈以下封闭骨盆下口的全部软组织,其境界呈菱形,前方为耻骨联合下缘,后方为尾骨尖,两侧界为耻骨下支、坐骨支、坐骨结节和骶结节韧带。两侧坐骨结节前缘的连线将会阴分为前部的尿生殖三角和后部的肛门三角。

会阴肌是指封闭小骨盆下口的诸肌,主要有肛提肌、会阴浅横肌、会阴深横肌、尿道括约肌(女性为尿道阴道括约肌)等(图 3-70)。

孕妇在妊娠分娩期间,由于胎儿个体较大,在分娩过程中将孕妇的会阴撑大,造成妇女会阴部位局部出现血流受阻;当胎儿通过阴道,会对阴道壁产生过分压迫,导致产妇的会阴神经以及盆底肌肉产生间接性的损伤。这种损伤不仅给产妇带来不适以及疼痛感,也会使产妇基本的生活活动造成障碍,严重时会导致产妇出现子宫脱落、尿失禁、阴道扩张等临床常见的盆底功能障碍症状。故及时地进行会阴肌功能的康复十分重要。会阴康复可在产妇产后第 1 天开始,收缩会阴肌,进行紧闭阴道、尿道、肛门等训练,收缩 3 秒,放松 3 秒,重复 15 分钟,每天 3 次,锻炼 30 天。产后早期盆底肌功能训练对会阴肌的康复具有促进作用,使产妇产后恢复时间更短。

四、上肢肌及其康复应用解剖

上肢肌数目多而细小,与完成精细灵巧的动作相适应。其按部位可分为肩肌、臂肌、前臂肌和手肌。

（一）肩肌

配布在肩关节的周围,共有 6 块,能运动肩关节(图 3-71)。

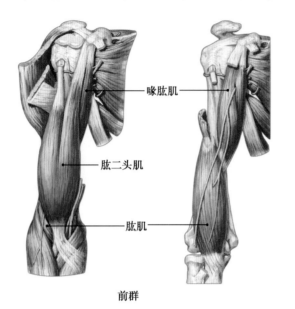
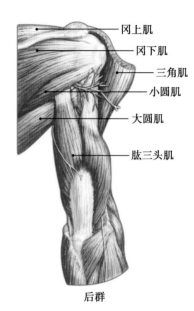

图 3-71　肩肌和臂肌

1. **三角肌**（deltoid）　起自锁骨外侧 1/3、肩峰和肩胛冈,从前、外侧、后三面包绕肩关节,止于肱骨三角肌粗隆。三角肌中部肌纤维收缩外展肩关节,前部肌纤维收缩能使肩关节屈和旋内,后部肌纤维收缩则使肩关节伸和旋外。

2. **冈上肌**（supraspinatus）　起自冈上窝,横行向外渐次聚合成稍圆的腱束,经过肩峰之深面,止于肱骨大结节上部。作用是使肩关节外展。

3. **冈下肌**（infraspinatus）　起自冈下窝,横行向外渐次聚合,止于肱骨大结节的中部。作用是使肩关节旋外。

4. **小圆肌**（teres minor）　位于冈下肌的下方,起于肩胛骨外侧缘上 2/3,行向外侧止于肱骨大结节的下部。作用是使肩关节旋外。

5. **大圆肌**（teres major）　较粗大,位于小圆肌下方。起自肩胛骨下角的背面,紧贴背阔肌并与之同止于小结节嵴。作用是使肩关节内收、后伸、旋内。

6. **肩胛下肌**（subscapularis）　起自肩胛下窝,肌束向上外集合,经肩关节之前方,止于肱骨小结节。作用是使肩关节内收和旋内。

肩肌的起止点、作用和神经支配见表 3-8。

表 3-8　肩肌的起止点、作用和神经支配

肌群	肌名	起点	止点	主要作用	神经支配
浅层	三角肌	锁骨外侧 1/3、肩峰、肩胛冈	肱骨三角肌粗隆	肩关节外展,前屈和旋内(前部肌束)、后伸和旋外(后部肌束)	腋神经
深层	冈上肌	肩胛骨冈上窝	肱骨大结节上部	肩关节外展	肩胛上神经
	冈下肌	肩胛骨冈下窝	肱骨大结节中部	肩关节旋外	肩胛上神经
	小圆肌	肩胛骨腋窝缘	肱骨大结节下部	肩关节旋外	腋神经
	大圆肌	肩胛骨下角背面	肱骨小结节嵴	肩关节后伸、内收和旋内	肩胛下神经
	肩胛下肌	肩胛下窝	肱骨小结节	肩关节内收、旋内	肩胛下神经

（二）臂肌

配布于肱骨周围,主要作用于肘关节,分前群和后群。

1. 前群　主要有肱二头肌、喙肱肌和肱肌(图 3-71)。

（1）**肱二头肌**(biceps brachii)：位于臂前部,长头肌腱起于肩胛骨的盂上结节,经肩关节囊内下降,短头起于喙突,二头合成一个肌腹,下端以扁腱止于桡骨粗隆。作用是屈肘关节,使已旋前的前臂旋后,也可协助屈肩关节。

（2）**喙肱肌**(coracobrachialis)：贴附在肱二头肌短头内侧,起于肩胛骨的喙突,止于肱骨内侧面的中部。作用是协助肩关节屈和内收。

（3）**肱肌**(brachialis)：起于肱骨体下半的前面,止于尺骨粗隆。作用是屈肘关节。

2. 后群　**肱三头肌**(triceps brachii)位于臂后部,长头起于关节盂的下方,内、外侧头分别起于桡神经沟的内、外侧,三头合成一个肌腹,以肌腱止于尺骨鹰嘴(图 3-71)。作用是伸肘关节。

臂肌的起止点、作用和神经支配见表 3-9。

表 3-9　臂肌的起止点、作用和神经支配

肌群	肌名	起点	止点	主要作用	神经支配
前群	肱二头肌	肩胛骨盂上结节、肩胛骨喙突	桡骨粗隆	屈肘关节、前臂旋后	肌皮神经
	喙肱肌	肩胛骨喙突	肱骨中部内侧	肩关节屈、内收	
	肱肌	肱骨体下部前面	尺骨粗隆	屈肘关节	
后群	肱三头肌	肩胛骨盂下结节、肱骨背面桡神经沟上下骨面	尺骨鹰嘴	伸肘关节、助肩关节伸及内收	桡神经

（三）前臂肌

数目较多,配布于桡骨和尺骨周围,分前群和后群。

1. 前群　位于前臂的前面及内侧,共有 9 块,分四层排列。第一层有 5 块肌,由桡侧向尺侧依次是肱桡肌、旋前圆肌、桡侧腕屈肌、掌长肌、尺侧腕屈肌;第二层 1 块肌,即指浅屈肌;第三层 2 块肌,即拇长屈肌、指深屈肌;第四层 1 块肌,即旋前方肌(图 3-72)。前群肌主作用是屈腕、屈指和旋前。

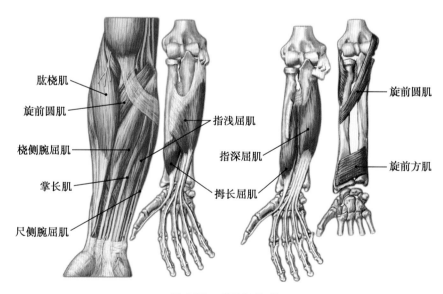

图 3-72　前臂肌前群

（1）**肱桡肌**：位于前臂桡侧浅面,起于肱骨外上髁的上方,经前臂桡侧,止于桡骨茎突。作用是屈肘关节。

（2）**旋前圆肌**：位于前臂上部,起自肱骨内上髁,由上内斜向下外,止于桡骨中部外侧面。作用是使前臂旋前,并屈肘关节。

（3）**桡侧腕屈肌**：由上向下外斜位于前臂的浅面,起于肱骨内上髁,止于第 2 掌骨底。作用是屈肘、屈腕并使腕外展。

（4）**掌长肌**：在上述肌肉的内侧，其肌腹短而肌腱长，起自肱骨内上髁，止于掌腱膜。作用是屈腕、紧张掌腱膜。

（5）**尺侧腕屈肌**：前臂尺侧，起于肱骨内上髁，止于豌豆骨。作用是屈腕并使腕内收。

（6）**指浅屈肌**：此肌的肌腹为上述数肌所遮蔽，在前臂下部。该肌起于肱骨内上髁及桡骨前面上半，止腱有四条，向下行，过腕管入掌，分别进入内侧四指的屈肌腱鞘，止于第2~5指中节骨体的两侧。作用是屈第2~5指近侧指骨间关节、屈掌指关节、屈腕和屈肘。

（7）**拇长屈肌**：位于前臂桡侧，桡侧腕屈肌的深面，起自桡骨体前面和前臂骨间膜，其腱经腕管入掌，止于拇指远节指骨底。作用是屈拇指指骨间关节和掌指关节。

（8）**指深屈肌**：在前臂尺侧浅层肌的深面，起自尺骨的前面和骨间膜，止腱有四，与指浅屈肌的四腱共同经过腕管入掌，下行进入指屈肌腱鞘内，并穿过指浅屈肌腱的裂口，止于第2~5指的远节指骨底。作用是屈第2~5指远侧指骨间关节、近侧指骨间关节、掌指关节和屈腕。

（9）**旋前方肌**：位于前臂骨远端的掌面，呈四方形，起于尺骨远端前面，止于桡骨远端前面。作用是使前臂旋前。

2. 后群　共10块肌，分浅深两层排列。浅层有桡侧腕长伸肌、桡侧腕短伸肌、指伸肌、小指伸肌和尺侧腕伸肌，深层有旋后肌、拇长展肌、拇短伸肌、拇长伸肌和示指伸肌（图3-73）。浅层5块肌共同起自肱骨外上髁，深层除旋后肌外，其余4块肌均起自尺、桡骨后面。后群肌主要作用是伸腕、伸指和旋后。

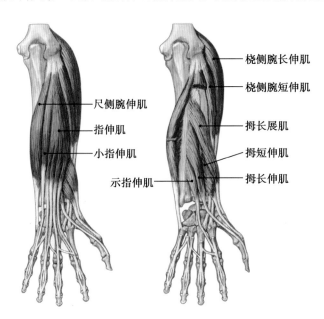

图 3-73　前臂肌后群

（1）**桡侧腕长伸肌**：位于前臂桡侧，其腱向下越过桡骨背面，止于第2掌骨底的背面。作用是伸腕、腕外展。

（2）**桡侧腕短伸肌**：位于桡侧腕长伸肌的深面，其腱下行止于第3掌骨底的背面。作用是伸腕、腕外展。

（3）**指伸肌**：位于桡侧腕短伸肌的尺侧，肌纤维向下移行为4条长腱，经手背，分别到达第2~5指的指背，形成指背腱膜，止于各指中节和远节指骨底。在手背，四条肌腱联合相连。作用是伸指、伸腕。

（4）**小指伸肌**：肌腹细长，贴附于指总伸肌内侧，止于小指指背。作用是伸小指。

（5）**尺侧腕伸肌**：位于前臂背面尺侧，肌腱下行止于第5掌骨底的背面。作用是伸腕，使腕内收。

（6）**旋后肌**：甚短，位于肱桡肌，桡侧腕伸肌和指伸肌的深面，起自肱骨外上髁及尺骨上端，其纤维斜向下外，并向前包绕桡骨，止于桡骨上1/3的前面。作用是使前臂旋后。

在旋后肌的下方还有4块肌肉，它们皆起自桡骨，尺骨和骨间膜的背面，由桡侧向尺侧排列，计有：

（7）**拇长展肌**：位于指伸肌和尺侧腕伸肌的深面，其腱向下斜过桡侧腕伸肌腱的浅面，止于第1掌骨底。作用是外展拇指。

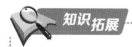

网 球 肘

"网球肘"因好发于网球运动员而得名。此病的本质是肱骨外上髁处伸肌总腱起点部位慢性损伤性炎症,医学上称为肱骨外上髁炎。运动员打网球时,手握球拍,反复扣球,应力集中在伸肌总腱附着处。在紧张的比赛中、疲劳后或技术不熟练等情况下,可因伸屈肌收缩不协调而发生总腱及其周围结构的急性或慢性损伤。除网球运动员外,此病还多见于手工操作者(如木匠、泥水匠、石匠、钳工等)、家庭女性和羽毛球运动员,老年人也可好发此病。病人感到肘关节外侧酸痛、无力,疼痛逐渐加重,患肢不能提重物,在拧毛巾之类的握拳旋转动作时疼痛加剧。检查时在肱骨外上髁部位有明显压痛,前臂旋转功能受限。

（8）**拇短伸肌**：紧贴于拇长展肌的内侧与之并行,肌腱细长,止于拇指近节指骨底。作用是伸拇指。

（9）**拇长伸肌**：位于拇短伸肌的内侧,腱斜向下外方,止于拇指远节指骨底。作用是伸拇指。

（10）**示指伸肌**：位于最内侧,腱止于示指的指背腱膜。作用是伸示指。

前臂肌的起止点、作用和神经支配见表3-10。

表 3-10 前臂肌的起止点、作用和神经支配

肌群		肌名	起点	止点	主要作用	神经支配
前群	第一层	肱桡肌	肱骨外上髁上方	桡骨茎突	屈肘关节	桡神经
		旋前圆肌	肱骨内上髁、前臂深筋膜	桡骨中部外侧面	屈肘、前臂旋前	正中神经
		桡侧腕屈肌		第2掌骨底	屈肘、屈腕、腕外展	
		掌长肌		掌腱膜	屈腕、紧张掌腱膜	
		尺侧腕屈肌		豌豆骨	屈腕、腕内收	尺神经
	第二层	指浅屈肌	肱骨内上髁、桡尺骨前面	第2~5指中节指骨两侧	屈肘、屈腕、屈掌指关节和近节指骨间关节	正中神经
	第三层	指深屈肌	尺骨及骨间膜前面	第2~5指远节指骨底	屈腕、屈第2~5指骨间关节和掌指关节	正中神经、尺神经
		拇长屈肌	桡骨及骨间膜前面	拇指远节指骨底	屈腕、屈拇指的掌指和指骨间关节	正中神经
	第四层	旋前方肌	尺骨远端前面	桡骨远端前面	前臂旋前	
后群	浅层	桡侧腕长伸肌	肱骨外上髁	第2掌骨底背面	伸腕、腕外展	桡神经
		桡侧腕短伸肌		第3掌骨底背面		
		指伸肌		第2~5指中远节指骨底背面	伸腕、伸指	
		小指伸肌		小指中远节指骨底背面	伸小指	
		尺侧腕伸肌		第5掌骨底背面	伸腕、腕内收	
	深层	旋后肌	肱骨外上髁、尺骨上端	桡骨上端前面	前臂旋后、伸肘	
		拇长展肌	桡、尺骨背面、骨间膜背面	第1掌骨底	拇指外展	
		拇短伸肌		拇指近节指骨底背面	伸拇指	
		拇长伸肌		拇指远节指骨底背面		
		示指伸肌		示指指背腱膜	伸示指	

（四）手肌

手肌短小,集中配布于手的掌面。分外侧群、中间群和内侧群(图3-74)。

1. 外侧群 较发达,共同形成鱼际,丰满隆起。有4块:**拇短展肌**位于鱼际浅层外侧;**拇短屈肌**位于浅层的内侧;**拇指对掌肌**属深层肌,位于拇短展肌的深面;**拇收肌**在本群肌中位置最深,位于拇指对掌肌的内侧。外侧群肌收缩可使拇指作外展、屈、对掌和内收运动。

2. 中间群 位于手掌的中间部分,包括蚓状肌和骨间肌。**蚓状肌**为四条细束状小肌,起自指深屈肌腱桡侧,经掌指关节的桡侧至第2~5指的背面,止于指背腱膜,其作用是屈掌指关节,伸指骨间关节。**骨间肌**共7条,位于掌骨的骨间隙内,**骨间掌侧肌**有3条,位于骨间隙的掌侧,**骨间背侧肌**有4条,位于骨间隙背侧,二肌均起自掌骨,前者止于第2、4、5指的背腱膜,后者止于2~4指的指背腱膜。骨间掌侧肌使第2、4、5指内收,骨间背侧肌使第2~4指外展。

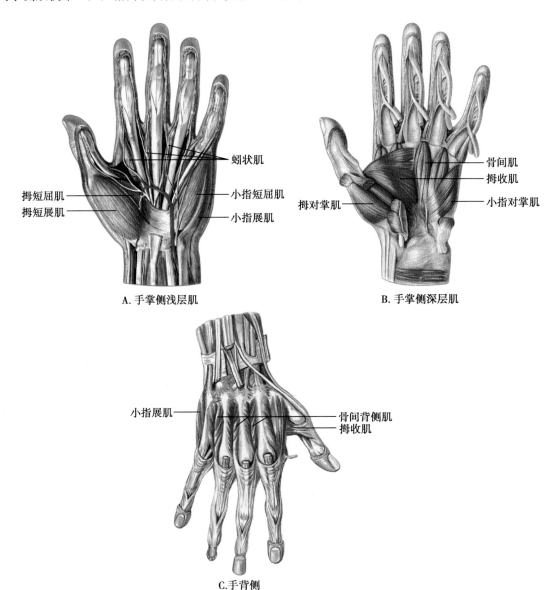

A.手掌侧浅层肌

蚓状肌
拇短屈肌
拇短展肌
小指短屈肌
小指展肌

B.手掌侧深层肌

骨间肌
拇收肌
拇对掌肌
小指对掌肌

C.手背侧

小指展肌
骨间背侧肌
拇收肌

图3-74 手肌

3. 内侧群 共同形成小鱼际,有**小指短屈肌**位于浅层外侧,**小指展肌**位于浅层内侧;**小指对掌肌**位于上述2肌深面。上述3肌分别使小指作屈、外展和对掌等动作。

来自前臂的长肌完成手和手指的用力运动,而手肌主要完成精细的技巧性动作。两部分肌的配合作用,使手完成提、抓、握和捏等一系列复杂动作。

手肌的起止点、作用和神经支配见表3-11。

表 3-11　手肌的起止点、作用和神经支配

肌群	名称	起点	止点	主要作用	神经支配
外侧群	拇短展肌	屈肌支持带、舟骨	拇指近节指骨底	外展拇指	正中神经
外侧群	拇短屈肌	屈肌支持带、大多角骨	拇指近节指骨底	屈拇指近节指骨	正中神经
外侧群	拇对掌肌	屈肌支持带、大多角骨	第1掌骨	拇指对掌	正中神经
外侧群	拇收肌	屈肌支持带、头状骨和第3掌骨	拇指近节指骨	内收拇指	尺神经
内侧群	小指展肌	屈肌支持带和腕豆骨	小指近节指骨	外展小指	尺神经
内侧群	小指短屈肌	钩骨、屈肌支持带	小指近节指骨	屈小指	尺神经
内侧群	小指对掌肌	钩骨、屈肌支持带	第5掌骨内侧	小指对掌	尺神经
中间群	蚓状肌	指深屈肌腱桡侧	第2~5指的指背腱膜	屈掌指关节，伸指骨间关节	正中神经、尺神经
中间群	骨间掌侧肌	第2掌骨内侧和第4、5掌骨外侧	第2、4、5指近节指骨底	第2、4、5指内收	尺神经
中间群	骨间背侧肌	第1~5掌骨相对缘	第2~4指近节指骨底	第2、4指外展	尺神经

（五）上肢的肌性标志

1. 三角肌　在肩部形成圆隆的外形，臂抗阻外展，可看到并摸到其全部轮廓。

2. 肱二头肌　当屈肘握拳时，此肌收缩可明显在臂前面见到膨隆的肌腹。在肘窝中央，当屈肘时可明显摸到此肌的肌腱。

3. 肱三头肌　在臂的后面，三角肌后缘的下方可见到肱三头肌长头。

4. 肱桡肌　当握拳用力屈肘时，在肘部可见到肱桡肌的膨隆肌腹。

5. 掌长肌　在腕掌面的中份，腕横纹的上方。当手握拳，屈腕并外展时，可明显见此肌的肌腱。

6. 桡侧腕屈肌　同上述掌长肌的动作，在掌长肌腱的桡侧，可见此肌的肌腱。

7. 尺侧腕屈肌　在腕横纹上方的尺侧，豌豆骨的上方。用力外展手指，可见此肌的肌腱。

8. 指伸肌腱　伸腕、伸指时，在手背皮下可见此肌至2~5指的肌腱。

（六）上肢肌的康复应用解剖

1. 肩袖损伤的康复应用解剖　**肩袖**由冈上肌、冈下肌、小圆肌、肩胛下肌的肌腱组成（图3-75），附着于肱骨大结节和肱骨解剖颈的边缘，其内面与关节囊紧密相连，外面为三角肌下滑囊。肩袖环绕肱骨头的上端，可将肱骨头纳入关节盂内，使关节稳定，协助肩关节外展，且有旋转功能。冈上肌附着于肱骨大结节最上部，经常受肩峰喙肩韧带的磨损，从解剖结构和承受的机械应力来看，该部位为肩袖的薄弱点，当肩关节在外展位做急骤的内收活动时，易发生破裂，因肢体的重力和肩袖牵拉使裂口愈拉愈大，而且不易愈合。

肩袖损伤多见于40岁以上的男性，如为青年人必有严重外伤史。由于肩袖受肩峰保护，直接暴力很少造成肩袖破裂。间接暴力多因肩袖随年龄增长发生退行性变后上肢外展，手掌扶地骤然内收而

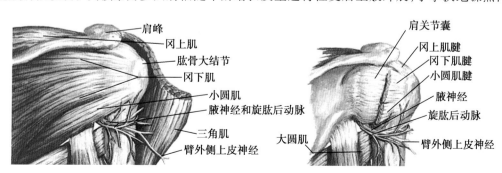

图 3-75　肩袖

破裂,尤因冈上肌肌力薄弱,而承受牵拉力最大,故易破裂。肩袖损伤依破裂程度可分为部分破裂和完全破裂两类。若处理不当,部分破裂可发展为完全破裂。当肩袖破裂时,患者常自觉有撕裂声响,局部肿胀,皮下出血,伤后局部疼痛限于肩顶,并向三角肌止点发散,大结节与肩峰间压痛明显,患者不能主动外展肩关节。

肩袖损伤的治疗常有手法治疗、固定疗法、药物治疗、功能锻炼等,以达到消肿止痛,争取及早恢复肩关节的功能。

2. 腕管综合征的康复应用解剖　腕管为一骨性纤维管,其桡侧为舟状骨及大多角骨;尺侧为豌豆骨及钩状骨;背侧为头骨、舟状骨及小多角骨;掌侧为腕横韧带。在腕管内有指浅、指深屈肌腱及屈肌总腱鞘、拇长屈肌腱及其腱鞘和正中神经通过(图 3-76)。两腱鞘均超过屈肌支持带近侧和远侧各2.5cm,正中神经在腕管内变扁平,紧贴屈肌支持带桡侧端的深面,腕骨骨折时可压迫正中神经,导致腕管综合征。

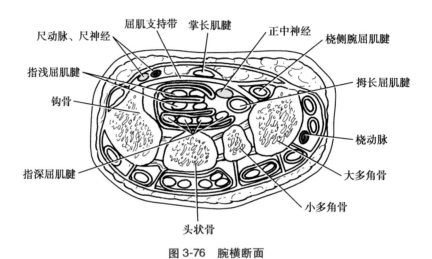

图 3-76　腕横断面

腕管综合征又称为迟发性正中神经麻痹,好发于 30~50 岁年龄段的办公室女性,是指人体的正中神经进入手掌部的腕管中,受到压迫后产生的示指、中指疼痛、麻木和拇指肌肉无力感等症状。压迫或叩击腕部、背伸腕关节时疼痛加重;病程长者,可有大鱼际肌萎缩。

凡是挤压或缩小腕管容量的任何原因都可压迫正中神经而引起腕管综合征。Coles 骨折畸形愈合、月骨前脱位、感染或外伤致软组织水肿,腕横韧带增厚,腱鞘囊肿。在病变的初期表现为正中神经的水肿和充血,逐渐由于压迫性缺血而造成神经内的纤维化,神经轴突压缩和髓鞘的消失,最后神经组织转为纤维组织,其神经内管消失并被胶原组织代替,成为不可逆的改变。

现代人的生活方式急剧改变,愈来愈多的人每天长时间接触、使用电脑,重复着在键盘上打字和移动鼠标,手腕关节因长期密集、反复和过度的活动,逐渐形成腕关节的麻痹和疼痛。若对这种症候长期置之不理,可能会导致正中神经受损,手部肌肉萎缩。

3. 上肢主要肌力评定的康复应用解剖

(1) 肩关节:前屈主要受检肌是三角肌前部及喙肱肌;后伸主要受检肌是背阔肌、大圆肌及三角肌后部;外展主要受检肌是三角肌中部及冈上肌;内收和旋内主要受检肌是肩胛下肌、大圆肌、胸大肌及背阔肌;旋外主要受检肌是冈下肌及小圆肌。

(2) 肘关节:屈主要受检肌是肱二头肌、肱肌及肱桡肌;伸主要受检肌是肱三头肌。

(3) 前臂:旋前主要受检肌是旋前圆肌及旋前方肌;旋后主要受检肌是旋后肌及肱二头肌。

(4) 手关节:腕关节屈主要受检肌是桡侧腕屈肌及尺侧腕屈肌;腕关节伸主要受检肌是桡侧腕长、短伸肌及尺侧腕伸肌;手指关节伸主要受检肌是指伸肌、示指伸肌及小指伸肌;手指近侧指间关节屈主要受检肌是指浅屈肌;手指远侧指间关节屈主要受检肌是指深屈肌;拇指内收主要受检肌是拇收肌;拇指外展主要受检肌是拇长展肌及拇短展肌;拇指掌指关节屈主要受检肌是拇短屈肌;拇指掌指关节伸主要受检肌是拇短伸肌;拇指指骨间关节屈主要受检肌是拇长屈肌;拇指指骨间关节伸主要受检肌是拇长伸肌。

五、下肢肌及其康复应用解剖

下肢肌可分为髋肌、大腿肌、小腿肌和足肌。下肢肌比上肢肌粗壮强大,这与维持直立姿势、支持体重和行走有关。

(一)髋肌

髋肌起自骨盆的内面和外面,跨过髋关节,止于股骨上部,按其所在的部位和作用,可分为前、后两群。

1. 前群 有髂腰肌和阔筋膜张肌(图 3-77)。

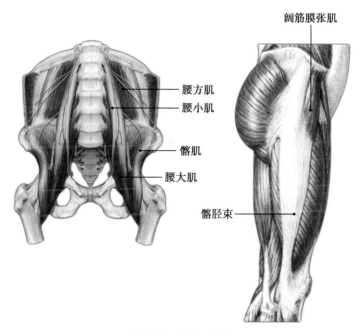

图 3-77 髋肌(前群)

(1)**髂腰肌**(iliopsoas):由髂肌和腰大肌组成。髂肌呈扇形,起自髂窝。腰大肌起自腰椎体侧面和横突。两肌向下相互结合,经腹股沟韧带深面和髋关节的前内侧,止于股骨小转子。作用是使髋关节屈并旋外;下肢固定时,可使躯干和骨盆前屈,如仰卧起坐。

(2)**阔筋膜张肌**(tensor fasciae latae):位于大腿上部前外侧,起自髂前上棘,肌腹在阔筋膜两层之间,向下移行为髂胫束,止于胫骨外侧髁。作用是紧张阔筋膜并屈髋。

2. 后群 主要位于臀部,故又称臀肌,包括臀大肌、臀中肌、臀小肌和经过髋关节囊后面的其他小肌(图 3-78)。

(1)**臀大肌**(gluteus maximus):位于臀部浅层,大而肥厚,形成特有的臀部隆起,覆盖臀中肌下半部及其他小肌。起自髂骨翼外面和骶骨背面,肌束斜向下外,止于髂胫束和股骨的臀肌粗隆。作用是使髋关节伸并旋外;下肢固定时,能伸直躯干,防止躯干前倾,是维持人体直立的重要肌肉。

(2)**臀中肌**(gluteus medius)和**臀小肌**(gluteus minimus):臀中肌位于臀大肌的深面,臀小肌位于臀中肌的深面。臀中、小肌都呈扇形,皆起自髂骨翼外面,肌束向下集中形成短腱,止于股骨大转子。作用是外展髋关节,两肌的前部肌束能使大腿旋内,而后部肌束则使大腿旋外。

(3)**梨状肌**(piriformis):起自骶骨前面骶前孔的外侧,外出坐骨大孔,止于股骨大转子。作用是髋关节外展和旋外。梨状肌将坐骨大孔分隔成梨状肌上孔和梨状肌下孔,孔内有血管和神经通过。

(4)**闭孔内肌**(obturator internus):起自闭孔膜内面及其周围骨面,肌束向后集中成为肌腱,由坐骨小孔出骨盆转折向外,止于股骨转子窝。作用是使髋关节旋外。

(5)**股方肌**(quadratus femoris):起自坐骨结节,向外止于转子间嵴。作用是使髋关节旋外。

(6)**闭孔外肌**(obturator externus):起自闭孔膜外面及其周围骨面,经股骨颈的后方,止于转子窝。

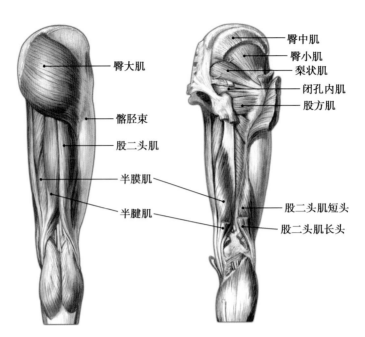

图 3-78 髋肌和大腿肌(后群)

作用是使髋关节旋外。

髋肌的起止点、作用和神经支配见表 3-12。

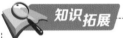知识拓展

梨状肌综合征

坐骨神经通过坐骨大孔出盆时,由于坐骨神经与梨状肌的关系类型较多,坐骨神经解剖变异及梨状肌的肥大,常可导致坐骨神经受嵌压,产生梨状肌综合征。其临床表现与腰椎间盘突出十分相似,故临床表现难以鉴别。但梨状肌综合征可表现在臀中央,即髂后上棘与大转子连线中点,可能触及紧张而肥大的梨状肌,并有明显压痛,尤以大腿做旋内运动时加重。

表 3-12 髋肌的起止点、作用和神经支配

肌群		肌名	起点	止点	主要作用	神经支配
前群		髂腰肌	髂窝、腰椎体两侧	股骨小转子	髋关节屈和旋外,下肢固定事,使躯干和骨盆前屈	腰丛神经
		阔筋膜张肌	髂前上棘	经髂胫束至胫骨外侧髁	紧张阔筋膜,屈髋关节	臀上神经
后群	浅层	臀大肌	髂骨翼外面和骶骨背面	髂胫束、股骨臀肌粗隆	髋关节伸及旋外	臀下神经
	中层	臀中肌	髂骨翼外面	股骨大转子	髋关节外展、旋内(前部肌束)和旋外(后部肌束)	臀上神经
		梨状肌	骶骨前面骶前孔外侧	股骨大转子	髋关节外展、旋外	骶丛分支
		闭孔内肌	闭孔膜内面及其周围骨面	股骨转子窝	髋关节旋外	骶丛分支
		股方肌	坐骨结节	转子间嵴	髋关节旋外	骶丛分支
	深层	臀小肌	髂骨翼外面	股骨大转子	髋关节外展、旋内(前部肌束)和旋外(后部肌束)	臀上神经
		闭孔外肌	闭孔膜外面及其周围骨面	股骨转子窝	髋关节旋外	闭孔神经

笔记

（二）大腿肌

大腿肌位于股骨周围,可分为前群、后群和内侧群。

1. 前群 有缝匠肌和股四头肌(图 3-79)。

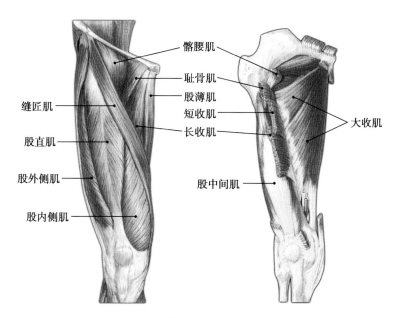

图 3-79 大腿肌(前群和内侧群)

（1）**缝匠肌**(sartorius):是全身中最长的肌,呈扁带状,起于髂前上棘,斜向内下方,越过髋关节前方和膝关节内后方,止于胫骨上端的内侧面。作用是屈髋和屈膝关节,并使已屈的膝关节旋内。

（2）**股四头肌**(quadriceps femoris):是全身中体积最大的肌,有四个头,即股直肌、股内侧肌、股外侧肌和股中间肌。股直肌位于大腿前面,起自髂前下棘;股内侧肌和股外侧肌分别起自股骨粗线内、外侧唇;股中间肌位于股直肌的深面,在股内、外侧肌之间,起自股骨体的前面。四个头向下形成一个腱,包绕髌骨的前面和两侧,继而下延为髌韧带,止于胫骨粗隆。作用是伸膝关节,股直肌还有屈髋关节的作用。

2. 内侧群 共有 5 块肌(图 3-79),位于大腿的内侧,分层排列。浅层自外侧向内侧有**耻骨肌**、**长收肌**和**股薄肌**。在耻骨肌和长收肌的深面,为**短收肌**。在上述肌的深面有一块呈三角形的宽而厚的**大收肌**。内侧群肌均起自闭孔周围的耻骨支、坐骨支和坐骨结节等骨面,除股薄肌止于胫骨上端的内侧以外,其他各肌都止于股骨粗线,大收肌还有 1 个腱止于股骨内上髁上方的收肌结节,此腱与股骨之间有一裂孔,称为**收肌腱裂孔**,有大血管通过。股内侧肌群能使髋关节内收并外旋,股薄肌还有使膝关节屈曲及旋内的作用。

3. 后群 位于大腿后面,共有 3 块肌(图 3-78)。

（1）**股二头肌**(biceps femoris):位于股后的外侧,有长、短两个头。长头起自坐骨结节,短头起自股骨粗线,两头合并后,以长腱止于腓骨头。

（2）**半腱肌**(semitendinosus)和**半膜肌**(semimembranosus):半腱肌位于股后的内侧,肌腱细长,几乎占肌的一半,起自坐骨结节,止于胫骨上端的内侧。半膜肌在半腱肌的深面,以扁薄的腱膜起自坐骨结节,此腱膜几乎占肌的一半,肌的下端以腱止于胫骨内侧髁的后面。

作用:股后肌群伸髋关节、屈膝关节。屈膝时股二头肌可以使小腿旋外,而半腱肌和半膜肌使小腿旋内。

大腿肌的起止点、作用和神经支配见表 3-13。

（三）小腿肌

小腿肌的分化程度不如前臂,肌数目较少,但一般比较粗大,参与维持人体的直立姿势和行走。小腿肌可分为三群:前群在骨间膜的前面,后群在骨间膜的后面,外侧群在腓骨的外侧面。

微课:髋肌和
大腿肌

表 3-13 大腿肌的起止点、作用和神经支配

肌群	肌名	起点	止点	主要作用	神经支配
前群	缝匠肌	髂前上棘	胫骨上端内侧面	屈髋关节和膝关节,使已屈的膝关节旋内	股神经
	股四头肌	股直肌:髂前下棘 股内侧肌:股骨粗线 股外侧肌:股骨粗线 股中间肌:股骨前面	胫骨粗隆	屈髋关节和伸膝关节	股神经
内侧群	股薄肌	耻骨支、坐骨支	胫骨上端内侧面	髋关节内收和外旋	闭孔神经、股神经
	耻骨肌		股骨耻骨肌肌线		
	长收肌		股骨粗线		
	短收肌				
	大收肌	耻骨支、坐骨支和坐骨结节	股骨粗线和收肌结节		闭孔神经
后群	股二头肌	长头:坐骨结节 短头:股骨粗线	腓骨头	伸髋关节、屈膝关节并微旋外	坐骨神经
	半腱肌	坐骨结节	胫骨上端内侧面	伸髋关节、屈膝关节,并微旋内	
	半膜肌		胫骨内侧髁后面		

1. **前群** 由内侧向外排列,有三块(图 3-80)。

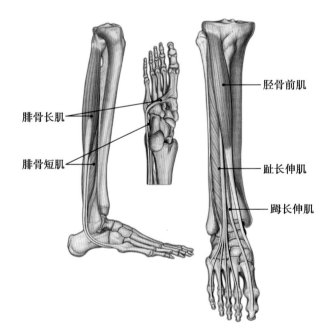

图 3-80 小腿肌(前群和外侧群)

（1）**胫骨前肌**(tibialis anterior):起自胫骨上端外侧面,肌腱向下经踝关节前方,至足的内侧,止于内侧楔骨和第一跖骨的足底面。作用是伸踝关节(背屈)、使足内翻。

（2）**蹞长伸肌**(extensor hallucis longus):起自腓骨内侧面下 2/3 和骨间膜,肌腱经足背,止于蹞趾远节趾骨底。作用是伸踝关节、伸蹞趾。

（3）**趾长伸肌**(extensor digitorum longus):起自胫骨上端、腓骨前面和小腿骨间膜前面,向下经伸肌支持带深面至足背分为 4 条肌腱,止于第 2~5 趾背移行为趾背腱膜,止于中、远节趾骨底。作用是

伸踝关节、伸第 2~5 趾。

2. **外侧群** 有**腓骨长肌**（Peroneus longus）和**腓骨短肌**（Peroneus brevis）（图 3-80）。两肌皆起自腓骨的外侧面，腓骨长肌起点较高，并覆盖腓骨短肌。两肌的腱经外踝的后面转向前，在跟骨外侧面分开，短肌腱向前止于第 5 **跖骨粗隆**，长肌腱绕至足底，斜行至足的内侧缘，止于内侧楔骨和第 1 跖骨底。作用是使足外翻和屈踝关节（跖屈）。此外，腓骨长肌腱和胫骨前肌腱共同形成"腱环"对维持足横弓、调节足的内翻、外翻有重要作用。

3. **后群** 分浅、深两层，浅层是小腿三头肌，深层主要有腘肌、趾长屈肌、踇长屈肌、胫骨后肌（图 3-81）。

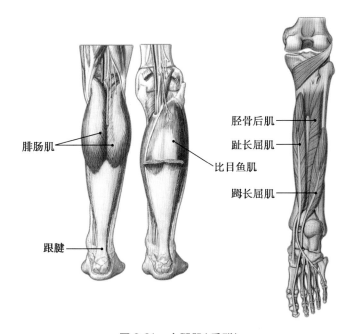

腓肠肌
跟腱

胫骨后肌
趾长屈肌
比目鱼肌
踇长屈肌

图 3-81 小腿肌（后群）

微课:小腿肌

组图:画圈步态和剪刀步态

（1）**小腿三头肌**（triceps surae）：是由浅层的**腓肠肌**和深层的**比目鱼肌**合成。腓肠肌的内、外侧 2 头起自股骨内、外侧髁的后面，2 头相合，约在小腿中点移行为腱。比目鱼肌起自腓骨后面的上部和胫骨的比目鱼肌线。3 个头会合，在小腿的上部形成膨隆的小腿肚，向下续为人体最粗大的**跟腱**（tendo calcaneus），止于跟骨。作用是屈踝关节（跖屈）和屈膝关节。在站立时，能固定踝关节和膝关节，以防止身体向前倾斜。

（2）**腘肌**（popliteus）：斜位于腘窝底，起自股骨外侧髁的外侧份，止于胫骨的比目肌线以上的骨面。作用是屈膝关节并使小腿旋内。

（3）**趾长屈肌**（flexor digitorum longus）：位于胫侧，起自胫骨后面，它的长腱经内踝后方至足底，在足底分为 4 条肌腱，止于第 2~5 趾的远节趾骨底。作用是屈踝关节（跖屈）和屈第 2~5 趾。

（4）**踇长屈肌**（flexor hallucis longus）：起自腓骨后面，长腱经内踝之后至足底，止于踇趾远节趾骨底。作用是屈踝关节（跖屈）和屈踇趾。

（5）**胫骨后肌**（tibialis posterior）：位于趾长屈肌和拇长屈肌之间，起自胫骨、腓骨和小腿骨间膜的后面，长腱经内踝之后，到足底内侧，止于足舟骨粗隆和内侧、中间及外侧楔骨。作用是屈踝关节（跖屈）和使足内翻。

小腿肌的起止点、作用和神经支配见表 3-14。

（四）**足肌**

足肌可分为足背肌和足底肌（图 3-82）。足背肌较弱小，为伸踇趾和第 2~4 趾的小肌。足底肌的配布情况和作用与手掌肌相似，如足底肌也分为内侧群、外侧群和中间群，但没有与拇指和小指相当的对掌肌。在中间群中，足底有一块**足底方肌**，它与其他足底肌一起维持足弓，在骨间隙也有骨间足底肌 3 块和骨间背侧肌 4 块，它们以第 2 趾的中线为中心，分别使足趾相互靠拢或彼此分开。

表 3-14　小腿肌的起止点、作用和神经支配

肌群		肌名	起点	止点	主要作用	神经支配
前群		胫骨前肌	胫、腓骨上端和骨间膜前面	内侧楔骨、第1跖骨底	足背屈、内翻	腓深神经
		踇长伸肌		踇指远节趾骨底	伸踇趾，足背屈	
		趾长伸肌		第2~5趾中、远节趾骨背面	伸第2~5趾，足背屈	
外侧群		腓骨长肌	腓骨外侧	第1跖骨底、内侧楔骨	足跖屈、外翻	腓浅神经
		腓骨短肌		第5跖骨底		
后群	浅层	腓肠肌	外侧头：股骨外上髁；内侧头：股骨内上髁	跟骨结节	足跖屈、屈膝关节	胫神经
		比目鱼肌	胫、腓骨上端后面		足跖屈	
		腘肌	股骨外侧髁的外侧	胫骨比目鱼肌线以上骨面	屈膝、小腿旋内	
	深层	趾长屈肌	胫、腓骨后面及骨间膜	第2~5趾远节趾骨底	屈第2~5趾、足跖屈	
		胫骨后肌		足舟骨，内侧、中间、外侧楔骨	足跖屈、内翻	
		踇长屈肌		踇趾远节趾骨	屈踇趾、足跖屈	

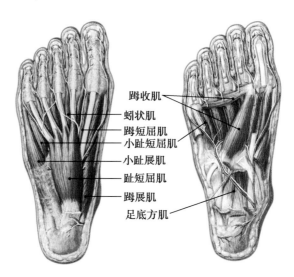

踇收肌
蚓状肌
踇短屈肌
小趾短屈肌
小趾展肌
趾短屈肌
踇展肌
足底方肌

图 3-82　足底肌

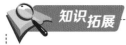

下肢的肌肉链

　　肌肉链理论是一种新兴的肌力训练理论。肌肉链是指肌肉需要稳固地支持以发挥最佳作用，支持由其他肌肉提供，这就构成了肌肉链。肌肉链连接并非随机或混乱的，而是适应功能而存在的，其理论基础是将生物动力学与生物力学进行整合，强调整体的运动，而非单一肌肉的运动。Busquet 认为下肢的肌肉链有 5 条：①静态后链，沿大腿外侧一直延伸至足底；②屈曲链，包括髂腰肌、半膜肌、腘肌、趾长伸肌、踇方肌等；③伸展链，包括臀大肌、股中间肌、跖屈肌、踇肌等；④后侧对角链，包括臀大肌、臀中肌、股二头肌、股外侧肌、胫骨前肌等；⑤前侧对角链，包括股内侧肌、半腱肌、外侧腓肠肌等。

（五）下肢的肌性标志

1. 股四头肌 在大腿前部，股直肌在缝匠肌和阔筋膜张肌所组成的夹角内。股内侧肌和股外侧肌在大腿前面的下部，分别位于股直肌的内、外侧。

2. 臀大肌 在臀部形成圆隆外形，其下缘与大腿之间有臀沟。

3. 股二头肌 在腘窝的外上界，可摸到其肌腱止于腓骨头。

4. 半腱肌、半膜肌 在腘窝的内上界，可摸到它们的肌腱止于胫骨，其中半腱肌肌腱较窄，位置浅表且略靠外，而半膜肌腱粗而圆钝，它位于半腱肌腱的深面和靠内。

5. 跗长伸肌 当用力伸跗趾时，在踝关节前方和足背可摸到此肌的肌腱。

6. 胫骨前肌 在踝关节的前方，跗伸肌腱的内侧可摸到此肌的肌腱。

7. 趾长伸肌 当背屈时，在踝关节前方跗长伸肌腱的外侧可摸到此肌的肌腱。在伸趾时，在足背可清晰见到至各趾的肌腱。

8. 小腿三头肌 位于小腿后上部的肌性隆起，其向下形成粗索状的跟腱，止于跟骨结节。

（六）下肢主要肌力评定的康复应用解剖

1. 髋关节 前屈，主要受检肌是髂腰肌；后伸，主要受检肌是臀大肌、半膜肌、半腱肌、股二头肌；内收，主要受检肌是大收肌、长收肌、短收肌、耻骨肌、股薄肌；外展，主要受检肌是臀中肌、臀小肌；屈曲位外展，主要受检肌是阔筋膜张肌；屈曲、外展、膝关节屈曲，主要受检肌是缝匠肌。

2. 膝关节 屈，主要受检肌是大腿后群肌，即股二头肌、半腱肌、半膜肌；伸，主要受检肌是股四头肌。

3. 踝关节 背屈，主要受检肌是胫骨前肌、跗长伸肌、趾长伸肌；跖屈，主要受检肌是腓肠肌；内翻，主要受检肌是胫骨前肌、胫骨后肌；外翻，主要受检肌是腓骨长肌、腓骨短肌。

六、肌间结构

（一）腹直肌鞘

腹直肌鞘为包裹腹直肌的纤维性鞘，由腹壁 3 块扁肌的腱膜共同构成，分前、后两层（图 3-83）。在脐下 4~5cm 以下，鞘的后层转至前层，后层缺如，后层游离缘呈弧形，称**弓状线**（半环线）。

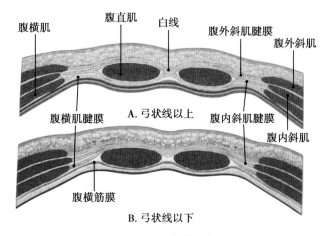

图 3-83 腹壁层次

（二）白线

白线位于腹前壁正中线上，由两侧的腹直肌鞘在正中线彼此交织而成。上方起自剑突，下方止于耻骨联合。

（三）腹股沟管

腹股沟管位于腹股沟韧带内侧半的上方，为腹肌与腱膜之间的裂隙，长 4~5cm。男性有精索，女性有子宫圆韧带通过。腹股沟管深环（腹环），为腹横筋膜向外突的口，在腹股沟韧带中点上方约一横指处。腹股沟管浅环（皮下环），位于耻骨结节外上方（图 3-69）。

（四）胸腰筋膜

在胸背区较为薄弱,覆于竖脊肌表面,向上续项筋膜,内侧附于胸椎棘突和棘上韧带,外侧附于肋角,向下至腰区增厚,并分为前、中、后三层(图3-84)。①后层:覆于竖脊肌后面,与背阔肌和下后锯肌腱膜愈着,向下附于髂嵴,内侧附于腰椎棘突和棘上韧带,外侧在竖脊肌外侧缘与中层愈合,形成竖脊肌鞘;②中层:位于竖脊肌与腰方肌之间,内侧附于腰椎横突尖和横突间韧带,外侧在腰方肌外侧缘与前层愈合,形成腰方肌鞘,并作为腹横肌起始部的腱膜,向上附于第12肋下缘,向下附于髂嵴;中层上部张于第12肋与第1腰椎横突之间的部分增厚,形成腰肋韧带,肾手术时,切断此韧带可加大第12肋的活动度,便于显露肾;③前层:又称腰方肌筋膜,位于腰方肌前面,内侧附于腰椎横突尖,向下附于髂腰韧带和髂嵴后份,上部增厚形成内、外侧弓状韧带。

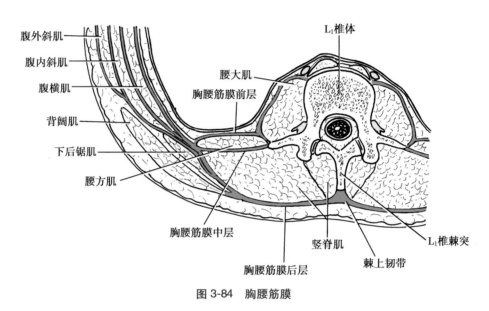

图 3-84 胸腰筋膜

由于项、腰部活动度大,在剧烈活动中胸腰筋膜可被扭伤,尤以腰部的损伤更为多见,是腰腿痛原因之一。

（五）三边孔和四边孔

三边孔由小圆肌、大圆肌和肱三头肌长头所围成,有旋肩胛动脉通过。四边孔由上述3肌和肱骨外科颈所围成,有旋肱后动、静脉和腋神经通过。

（六）腋窝

腋窝为在臂上端与胸壁间的截顶锥体形的间隙,前壁为胸大肌和胸小肌,后壁为背阔肌、大圆肌及肩胛下肌,外侧壁为肱二头肌及喙肱肌,内侧壁为前锯肌,上口由锁骨、第一肋和肩胛骨上缘围成,下口在活体上遮有腋筋膜和皮肤。腋窝内有供应上肢的血管、神经干通过,并含有淋巴结、淋巴管和脂肪等。

（七）肘窝

在肘前,外侧界是肱桡肌,内侧界是旋前圆肌,上界为肱骨内、外上髁之间的连线。窝内主要结构自外向内主要有肱二头肌腱、肱动脉及其分支、正中神经。

（八）股三角

股三角位于大腿的前上部,上界为腹股沟韧带,外侧界为缝匠肌内侧缘,内侧界为长收肌内侧缘(图3-85)。前壁为阔筋膜,底为髂腰肌、耻骨肌和长收肌,三角内由外而内有股神经、股动脉、股静脉和股管。

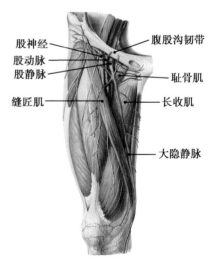

图 3-85 股三角

（九）腘窝

腘窝为位于膝后之菱形窝,其上外界为股二头肌,上内界为半膜肌,下界为腓肠肌的内、外侧头。内有腘动脉、腘静脉和胫神经通过。

本章小结

　　运动系统包括骨、骨连结和骨骼肌。学习运动系统时,不仅要认真学习理论,还要加强实践。要经常深入实验室、标本陈列室,在标本、模型和挂图上观察全身各块骨的位置、形态、结构,观察肩关节、肘关节、腕关节、髋关节、膝关节、踝关节、颞下颌关节的组成、结构特点,观察椎骨的连结及脊柱的整体观,观察全身主要肌的位置、形态和起止点;要能准确定位全身的骨性标志、肌性标志;要能准确做出全身各个关节的运动和全身主要肌的收缩动作等。

（陈　尚）

思考题

　　1. 颈椎、胸椎、腰椎各有何特点?
　　2. 椎骨是如何连接的?
　　3. 试述肩关节的构成、结构特点和运动。
　　4. 试述膝关节的构成、结构特点和运动。
　　5. 上肢肌有哪些? 各有何作用?
　　6. 下肢肌有哪些? 各有何作用?

扫一扫,测一测

思路解析

学习目标

1. 掌握:消化系统的组成和功能;颏舌肌的起止点和作用;咽的位置、沟通关系、分部及各部的主要结构名称;食管的分部、三处狭窄的位置。

2. 熟悉:上、下消化道的概念;口腔的境界、分部、各界的主要形态、结构;舌的一般形态、结构;胃的位置、形态、分部;大肠的分部、各部的位置、肛管的结构。

3. 了解:消化管的一般结构;牙的一般形态、构造、牙周组织;小肠的位置、分部、组织结构;阑尾根部的体表投影,直肠的弯曲;三对大唾液腺的名称、位置、腺管开口部位。

案例导学

患者,女,70 岁。患者脑干梗死并发吞咽障碍 2 个月,发病以来进食困难,饮水呛咳,多次继发肺部感染,一直保留胃管鼻饲,进食糊状食物。造影见:会厌谷和梨状隐窝有食物滞留和残留,喉咽下部有大量食物聚集,环咽肌完全不开放,食团不能通过食管上段入口进入食管中,食物溢入喉前庭,经气管流入肺中,可见气管内食物流线。

问题与思考:

1. 会厌谷、梨状隐窝和环咽肌位于何处?

2. 吞咽障碍患者为何会继发肺炎?

第一节 概　述

一、消化系统的组成及功能

消化系统(alimentary system)由**消化管**和**消化腺**两部分组成(图 4-1),主要功能是消化食物,吸收营养,排出食物残渣。

消化管包括口腔、咽、食管、胃、小肠和大肠。临床上通常把口腔至十二指肠的这一段消化管,称**上消化道**;空肠及以下的部分,称**下消化道**。

消化腺包括大消化腺和小消化腺。大消化腺是独立的器官,所分泌的消化液经导管排入消化管腔,如唾液腺、肝和胰;小消化腺分布于消化管壁内,如胃腺、肠腺等。

二、胸部的标志线和腹部的分区

为便于描述胸、腹腔器官的位置及体表投影,通常在胸、腹部体表确定若干标志线和分区(图 4-2)。

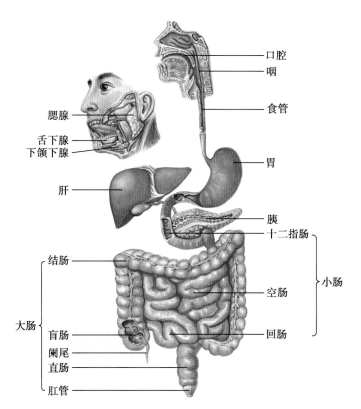

图 4-1 消化系统模式图

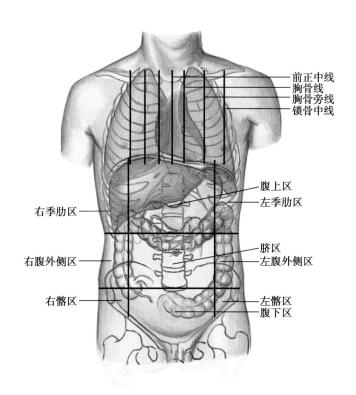

图 4-2 胸腹部标志线和分区

（一）胸部的标志线

胸部主要的标志线有：

1. **前正中线**　通过身体前面正中所作的垂线。
2. **胸骨线**　通过胸骨外侧缘所作的垂线。
3. **锁骨中线**　通过锁骨中点所作的垂线。
4. **腋前线**　通过腋前襞所作的垂线。
5. **腋后线**　通过腋后襞所作的垂线。
6. **腋中线**　通过腋前、后线之间中点所作的垂线。
7. **肩胛线**　通过肩胛骨下角所作的垂线。
8. **后正中线**　通过身体后面正中所作的垂线。

（二）腹部的分区

在腹部前面，用2条横线和2条纵线将腹部分为9个区。上横线一般采用经过左、右肋弓最低点的连线；下横线多采用经过左、右髂结节的连线；2条纵线为经过两侧腹股沟韧带中点的垂线。以上4条线将腹部分为9个区：左季肋区、腹上区、右季肋区、左腹外侧区、脐区、右腹外侧区、左腹股沟区、腹下区、右腹股沟区。

临床上有时通过脐作横线和垂线将腹部分为4个区：左上腹、右上腹、左下腹、右下腹。

三、消化管壁的一般结构

除口腔外，消化管各部组织结构相似，管壁一般分为4层，由内向外依次为黏膜、黏膜下层、肌层和外膜（图4-3）。

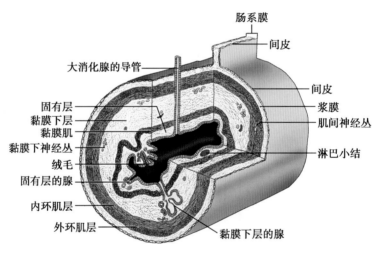

图4-3　消化管壁一般结构模式图

（一）黏膜

黏膜是消化管壁最内层，由上皮、固有层和黏膜肌层组成。

1. **上皮**　衬于消化管管腔面。口腔、咽、食管和肛门为复层扁平上皮，耐摩擦，具有保护作用；其余部分为单层柱状上皮，主要具有消化和吸收功能。

2. **固有层**　位于上皮的深面，由结缔组织构成，内含血管、神经、淋巴管。胃肠固有层内富含淋巴组织和腺体。

3. **黏膜肌层**　为薄层平滑肌。黏膜肌的收缩有助于腺体的分泌和营养物质的吸收和转运。

（二）黏膜下层

黏膜下层由疏松结缔组织构成，内含较大的血管、淋巴管和黏膜下神经丛。在消化管的某些部位，黏膜和部分黏膜下层共同突向管腔，形成纵行或环行皱襞，以扩大表面积。

（三）肌层

消化管的肌层，除口腔、咽、食管上段和肛门外括约肌为骨骼肌外，其余均为平滑肌。

微课:消化管
的一般结构

（四）外膜

外膜是消化管壁最外层。咽、食管、部分十二指肠壁和肛管的外膜为纤维膜;其余各段为浆膜。浆膜由薄层结缔组织及表面的间皮构成。间皮表面光滑,有利于胃肠的运动。

第二节 消 化 管

一、口腔

口腔(oral cavity)是消化管的起始部。其前壁是唇,侧壁为颊,顶为腭,底由软组织封闭。口腔以上、下牙弓为界,分为口腔前庭和固有口腔两部分(图4-4)。当上、下牙列咬合时,口腔前庭可经过第3磨牙后方的间隙与固有口腔相通。临床上对牙关紧闭的病人可经此插管或注入营养物质。

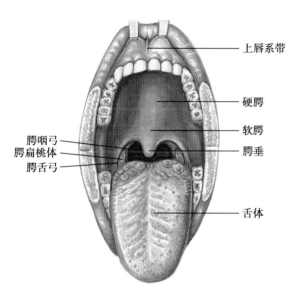

上唇系带

硬腭

软腭

腭咽弓
腭扁桃体
腭舌弓

腭垂

舌体

图 4-4 口腔和咽峡

（一）唇和颊

唇分为上唇和下唇。上、下唇围成**口裂**,口裂两端称**口角**。上唇外表面正中线处有一浅沟称**人中**,上唇两侧与颊交界处的浅沟称**鼻唇沟**。

（二）腭

腭构成口腔的顶,分隔口腔与鼻腔。腭的前2/3部以骨为基础,称为**硬腭**;后1/3部由肌和腱膜等构成,称为**软腭**。软腭后缘游离,中部有一向下的突起称**腭垂**。自腭垂向两侧形成前、后两对弧形皱襞:前方的一对延伸至舌根的外侧,称**腭舌弓**;后方的一对延伸至咽侧壁,称**腭咽弓**。腭垂、两侧腭舌弓和舌根共同围成**咽峡**,是口腔与咽的分界处。

（三）牙

牙(teeth)是人体最坚硬的器官,嵌于上、下颌骨的牙槽内。

1. 牙的形态和构造 每个牙在外形上分为牙冠、牙颈和牙根三部分。暴露在口腔内的称**牙冠**,嵌于牙槽内的称**牙根**,牙冠与牙根交界部分称**牙颈**(图4-5)。

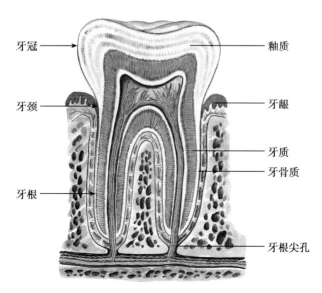

牙冠

牙颈

牙根

釉质

牙龈

牙质

牙骨质

牙根尖孔

图 4-5 牙的构造模式图

牙由牙质、釉质、牙骨质和牙髓构成。**牙质**构成牙的主体;覆盖于牙冠部牙质表面的物质称**釉质**;包于牙颈和牙根部牙质表面的结构称**牙骨质**;牙内的腔隙称牙腔,腔内含有**牙髓**。

2. **牙的分类和排列**　小儿出生后 6 个月,乳牙开始萌出,3 岁左右出齐,共计 20 颗,分为**乳切牙**、**乳尖牙和乳磨牙**。6 岁起乳牙陆续脱落,恒牙相继萌出,共计 32 颗,分为**切牙**、**尖牙**、**前磨牙和磨牙**。14 岁左右恒牙基本出齐,只有第 3 磨牙一般在成年后才长出。

3. **牙周组织**　包括**牙周膜**、**牙槽骨**和**牙龈**,对牙起保护、支持和固定作用(图 4-5)。

(四)舌

舌(tongue)位于口腔底,由舌肌外被黏膜而成。舌后 1/3 段为**舌根**,舌前 2/3 段为**舌体**,舌最前端为**舌尖**。舌的上表面称**舌背**(图 4-6)。

舌背和舌侧缘的黏膜有许多小突起,称**舌乳头**(图 4-6),包括**丝状乳头**、**菌状乳头**、**叶状乳头**和**轮廓乳头**。其中丝状乳头有触觉功能,其余有味觉功能。舌底黏膜正中有一**舌系带**,向下连于口腔底。舌系带根部两侧的黏膜隆起称**舌下阜**,其外侧的斜行黏膜皱襞称**舌下襞**(图 4-7)。

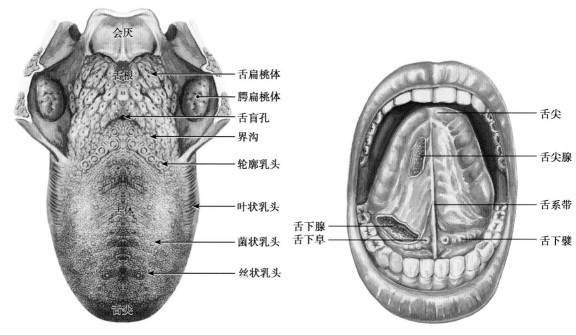

图 4-6　舌背及舌后部　　　　　　　　图 4-7　口腔底和舌下面

在舌根与会厌之间有一正中矢状位的黏膜皱襞,为**会厌正中襞**,左右各有两个浅凹陷,称**会厌谷**,常为异物停留之处。

舌肌为骨骼肌,其中最重要的是一对**颏舌肌**(图 4-8)。颏舌肌起自下颌体内面中部,肌纤维向后上呈扇形分散,止于舌中线两侧。双侧颏舌肌同时收缩,舌尖伸向前方;单侧颏舌肌收缩,舌尖伸向对侧。若一侧颏舌肌瘫痪,患者伸舌时舌尖偏向瘫痪侧。

二、咽

咽(pharynx)是呼吸道和消化道的共同通道,位于第 1~6 颈椎的前方,上端附于颅底,下至第 6 颈椎下缘水平移行为食管。咽是肌性管道,呈漏斗状,前后略扁,前壁不完整,分别与鼻腔、口腔、喉相通(图 4-9)。

咽以软腭、会厌上缘平面为界,分为鼻咽、口咽和喉咽。**鼻咽**向前借鼻后孔与鼻腔相通,其外侧壁上有咽鼓管咽口,经此与中耳鼓室相通;**口咽**向前经咽峡通口腔,在其外侧壁上,腭舌弓与腭咽弓之间有一凹窝,窝内有**腭扁桃体**;**喉咽**向前经喉口通喉腔,在喉口两侧,各有一个深窝,称**梨状隐窝**(图 4-10),是异物易滞留部位。

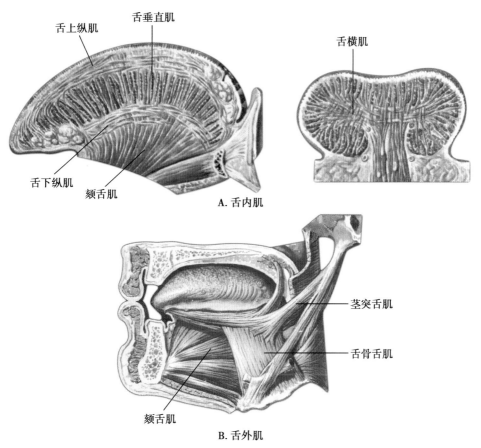

A. 舌内肌

B. 舌外肌

图 4-8 舌肌

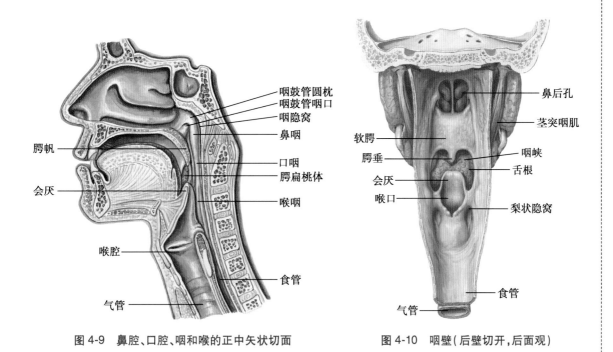

图 4-9 鼻腔、口腔、咽和喉的正中矢状切面

图 4-10 咽壁（后壁切开，后面观）

咽肌为骨骼肌，是构成咽壁的主要结构，包括咽缩肌和咽提肌（图 4-11）。咽缩肌由斜行的上、中、下三对构成，呈叠瓦状排列。当吞咽时，各咽缩肌自上而下依次收缩，即将食团推向食管。咽提肌在咽缩肌的深部，肌纤维纵行，起自茎突、咽鼓管软骨及腭骨，止于咽壁及甲状软骨上缘。咽提肌收缩，上提咽与喉，致舌根后压，会厌软骨封闭喉口，防止食物误入喉与气管；同时梨状隐窝开放，食团越过

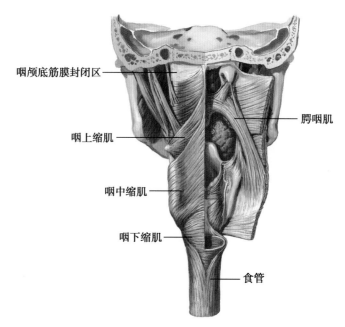

咽颅底筋膜封闭区

腭咽肌

咽上缩肌

咽中缩肌

咽下缩肌

食管

图 4-11 咽肌

会厌,经喉咽进入食管。整个吞咽动作完成主要受三叉神经、舌咽神经、迷走神经、舌下神经、面神经、喉返神经等支配。

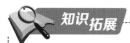

咽的通连及其临床意义

咽是人体非常重要的器官,自古就有"咽喉要道"的说法。咽的前壁借鼻后孔、咽峡、喉口分别与鼻腔、口腔、喉腔相通,鼻咽的侧壁借咽鼓管与中耳的鼓室相通,咽的下部与食管相续。正因此结构特点,在经鼻腔插胃管时,插管可进入口腔,误入气管;哺乳姿势不当,奶汁也可能经由咽鼓管进入中耳导致中耳炎。

三、食管

(一)食管的位置和分部

食管(esophagus)上端与咽相接,下端连于胃的贲门,全长约 25cm(图 4-12)。按行程食管可分为颈部、胸部和腹部。

(二)食管的狭窄

食管有 3 处生理性狭窄:第 1 个狭窄即食管起始处,距中切牙约 15cm;第 2 个狭窄为食管与左主支气管交叉处,距中切牙约 25cm;第 3 个狭窄位于食管穿经膈的裂孔处,距中切牙约 40cm。此 3 处狭窄是异物易滞留和食管癌的好发部位。

(三)食管组织结构特点

1. 食管腔面有多条纵行黏膜皱襞,表面为耐摩擦的复层扁平上皮(图 4-13)。

2. 黏膜下层富含食管腺和血管。

3. 食管上段的肌层为骨骼肌,中段有骨骼肌和平滑肌,下段为平滑肌。食管上段周围有环咽肌,与吞咽障碍的治疗有关。

四、胃

胃(stomach)是消化管中最膨大的部分,成人容量约 1500ml,具有容纳食物、分泌胃液和初步消化的功能。

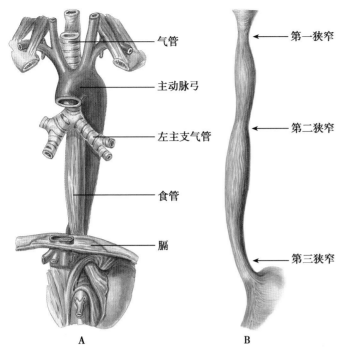

气管

主动脉弓

左主支气管

食管

膈

A

第一狭窄

第二狭窄

第三狭窄

B

图 4-12 食管主要毗邻及其生理性狭窄

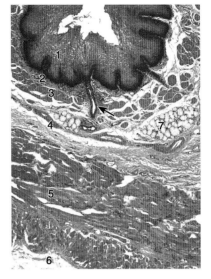

图 4-13 食管光镜像
1. 上皮；2. 固有层；3. 黏膜肌层；4. 黏膜下层；5. 肌层；6. 纤维膜；7. 食管腺
↑食管腺导管

（一）位置

胃在中等充盈时，大部分位于左季肋区，小部分位于腹上区。胃前壁有一小部分在剑突的下方直接与腹前壁相贴，该处是胃的触诊部位。

（二）形态和分部

胃有入、出口，大、小弯和前、后壁。入口称**贲门**，与食管相连；出口称**幽门**，与十二指肠相接。上缘称**胃小弯**，其最低处称**角切迹**；下缘称**胃大弯**。两壁即前壁和后壁（图 4-14）。

胃可分为 4 部分：靠近贲门的部分称**贲门部**；贲门平面以上的部分称**胃底**；胃底与角切迹之间的

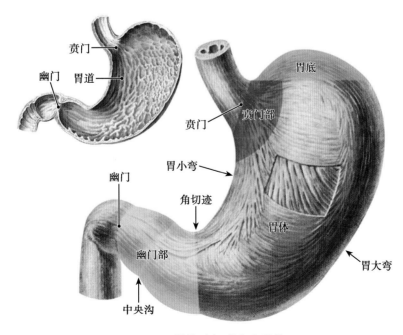

贲门

幽门 胃道

幽门

角切迹

幽门部

中央沟

胃底

贲门部

贲门

胃小弯

胃体

胃大弯

图 4-14 胃的形态、分部和结构

部分称**胃体**;角切迹与幽门之间的部分称**幽门部**。幽门部又可分为左侧的**幽门窦**和右侧的**幽门管**。胃溃疡和胃癌多发生于幽门窦近小弯处。

（三）胃的组织结构特点

胃壁由黏膜、黏膜下层、肌层和外膜构成。胃壁组织结构特点主要有：

1. **黏膜** 胃空虚或半充盈时,黏膜形成许多皱襞。黏膜表面有许多针孔样小窝,称**胃小凹**(图4-15),小凹底有胃腺的开口。黏膜的固有层内含有大量胃腺。位于胃底和胃体部的腺体,称**胃底腺**(图4-15),是分泌胃液的主要腺体。

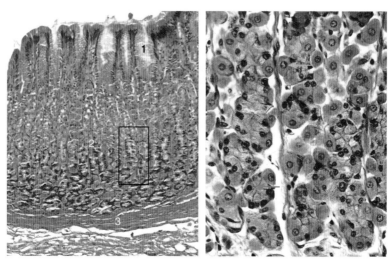

图 4-15 胃底部黏膜光镜图
1. 胃小凹;2. 胃底腺;3. 黏膜肌层;黄色箭头:壁细胞;绿色箭头:主细胞

胃底腺主要由三种细胞组成:**主细胞**(**胃酶细胞**)分泌胃蛋白酶原;**壁细胞**(**泌酸细胞**)分泌盐酸;**颈黏液细胞**分泌黏液,具有保护胃黏膜的作用。

2. **肌层** 较厚,由内斜、中环、外纵3层平滑肌组成。在幽门处,环层肌增厚形成幽门括约肌。

五、小肠

（一）小肠的分部

小肠(small intestine)上接胃的幽门,下连盲肠,全长5~7m,分为十二指肠、空肠和回肠三部分。

1. **十二指肠**(duodenum) 为小肠的起始部,长约25cm,贴于腹后壁(图4-16)。呈"C"形,包绕胰头,可分上部、降部、水平部和升部。临床上将靠近幽门,长约2.5cm的一段肠管称**十二指肠球**,是十二指

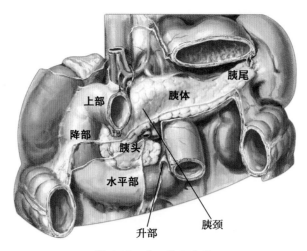

图 4-16 十二指肠和胰

肠溃疡的好发部位。在十二指肠降部有一黏膜隆起,称**十二指肠大乳头**,是胆总管和胰管共同开口处。

2. 空肠和回肠 **空肠**(jejunum)上端接十二指肠,**回肠**(ileum)下端连盲肠。空、回肠之间没有明显的界限,近侧 2/5 为空肠,位于腹腔的左上部;远侧 3/5 为回肠,位于腹腔的右下部(图 4-17)。

（二）小肠壁的组织结构特点

1. 小肠腔面有三级突起 黏膜和黏膜下层突向肠腔,形成环行或半环形**皱襞**;黏膜上皮和固有层向腔面突起形成许多**绒毛**;上皮游离面密集排列着**微绒毛**。皱襞、绒毛和微绒毛使小肠表面积扩大约 600 倍,利于营养物质的吸收。

2. 淋巴组织 黏膜固有层和黏膜下层含有孤立淋巴小结和集合淋巴小结,前者分散于十二指肠和空肠,后者主要位于回肠下部(图 4-17)。肠伤寒和肠结核病变多发于集合淋巴小结。

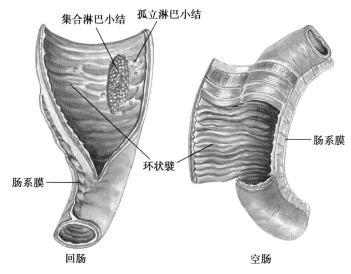

图 4-17 空肠和回肠

3. 小肠腺 是上皮下陷于固有层内形成的管状腺,由吸收细胞、杯状细胞、Paneth 细胞、还有少量的内分泌细胞和干细胞组成。Paneth 细胞是小肠腺的特征性细胞,能分泌防御素和溶菌酶,对肠道微生物有杀灭作用。小肠腺的分泌物构成了小肠液的主要成分。

六、大肠

大肠(large intestine)是从回肠末端至肛门的粗大肠管,长约 1.5m。由盲肠、阑尾、结肠、直肠和肛管五部分构成(图 4-18)。除阑尾、直肠和肛管外,盲、结肠共同具有结肠带、结肠袋和肠脂垂 3 种

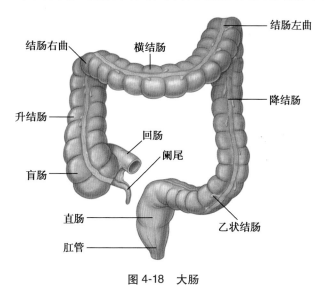

图 4-18 大肠

微课:小肠的微细结构

特征性结构(图4-18)。**结肠带**由肠壁纵行肌增厚形成,有3条,沿肠管表面纵行排列。**结肠袋**是肠壁向外呈囊袋状膨出部分。**肠脂垂**为沿结肠带两侧分布的许多脂肪突起。以上特征是盲肠和结肠区别于小肠的重要标志。

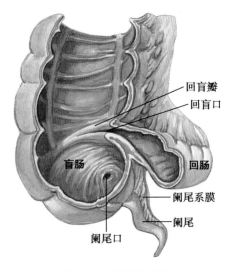

图4-19 盲肠和阑尾

(一)盲肠

盲肠(caecum)是大肠的起始部,位于右髂窝内。在回肠的开口处,黏膜形成上、下两个半月形皱襞,称**回盲瓣**,可阻止小肠内容物过快流入大肠并防止大肠内容物逆流至回肠(图4-19)。

(二)阑尾

阑尾(vermiform appendix)为一蚓状盲管,长6~8cm,其根部连通于盲肠后内侧壁,远端游离,位置变化大(图4-19)。阑尾根部位置恒定,其体表投影在脐与右髂前上棘连线的中、外1/3交点处,称**麦氏点**(McBurney point)。

(三)结肠

结肠(colon)分为升结肠、横结肠、降结肠和乙状结肠4部分。

1. **升结肠** 是盲肠的直接延续,在右侧腹外侧区上行,至肝下方转向左,移行为横结肠。转折处称结肠右曲。

2. **横结肠** 左行至脾下方转折向下,移行为降结肠。转折处称结肠左曲。

3. **降结肠** 在左侧腹外侧区下行,达左髂嵴处移行为乙状结肠。

4. **乙状结肠** 在左髂窝内呈"乙"字形弯曲,向下至第3骶椎前方移行为直肠。

(四)直肠

直肠(rectum)长10~14cm,位于盆腔下份的后部,骶骨的前方,向下穿盆膈移行为肛管(图4-20)。直肠在矢状面上有2个弯曲:**直肠骶曲**沿着骶骨前面凸向后方,其最凸处距肛门7~9cm;**直肠会阴曲**是直肠绕过尾骨尖形成凸向前方的弯曲,其最凸处距肛门3~5cm。

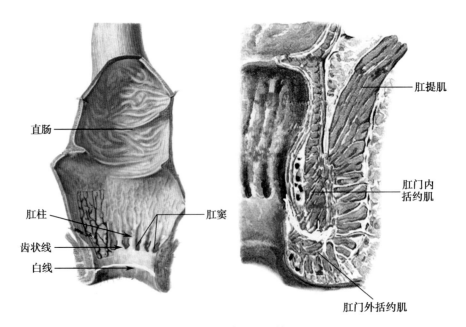

图4-20 直肠和肛管

直肠下部显著扩大,称**直肠壶腹**。直肠内面常有上、中、下三条半月形皱襞,称为**直肠横襞**。其中第2条最为恒定,位于直肠前右侧壁,距肛门约7cm,是直肠镜检定位的标志。

（五）肛管

肛管（anal canal）长约4cm，是消化管的末段。肛管内面有6~10条纵行黏膜皱襞，称**肛柱**。相邻肛柱下端之间的半月形黏膜皱襞，称**肛瓣**。肛瓣与相邻肛柱下端围成的小窝，称**肛窦**。所有肛瓣与肛柱下端围成锯齿状线，称**齿状线**（图4-20）。齿状线是黏膜与皮肤分界，又是区分内、外痔的标志。肛管部的环行平滑肌增厚，形成肛门内括约肌，有协助排便的作用。

肛门外括约肌（sphincter ani externus）为横纹肌，在肛门内括约肌的周围和下方，由肛神经支配，具有括约肛门和控制排便的作用。肛门外括约肌可分为皮下部、浅部和深部三部分。皮下部环绕肛管下端；浅部为椭圆形肌束，围绕肛管两侧，一端止于尾骨尖，另一端与肛门前侧会阴部的会阴浅横肌相连；深部为一环形肌束，环绕肛管，两端止于肛门两侧的坐骨结节。

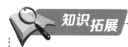
知识拓展

排 便 反 射

排便反射是一个复杂而综合的活动，其反射弧为：感受器→传入神经→神经中枢（脊髓灰质）→传出神经→效应器。当粪便充满直肠刺激肠壁感受器，发出冲动通过传入神经达腰骶部脊髓的低级排便中枢，同时上传至大脑皮层而产生便意。如环境许可，大脑皮层即发出冲动使排便中枢兴奋增强，产生排便反射，使效应器乙状结肠和直肠收缩、肛门括约肌舒张，同时还须有意识地先行深吸气，声门关闭，增加胸腔压力，隔肌下降，腹肌收缩，增加腹内压力，促进粪便排出体外。当排便反射弧的某个环节被破坏，如切除齿状线上4~5cm肠段、腰骶段脊髓，或阴部神经受损伤、肛管直肠环断裂等，均会导致排便反射障碍，引起大便失禁。

七、吞咽障碍的康复应用解剖

吞咽障碍是一种常见的临床症状，表现为食物入口腔输送到胃的过程发生障碍，又称**吞咽困难**。除口、咽、食管等吞咽通道结构疾患外，第V、VII、IX、X、XII对脑神经、延髓病变、假性延髓麻痹、锥体外系疾病、肌病等均可引起吞咽障碍。在脑卒中的急性期，吞咽障碍的发生率高达40%~50%。随着疾病的好转，多数患者吞咽功能可逐渐恢复，但仍有近10%的患者吞咽障碍不能自行缓解，需要进行专门的康复治疗。

吞咽障碍可分为：①**病理性吞咽障碍**：吞咽通道的结构出现病理改变，使食团由口腔运送到胃受到阻碍，如肿瘤、食管狭窄及气管切开等。②**神经源性吞咽障碍**：指因神经系统疾病引起的，与吞咽功能相关的肌肉无力、不协调、瘫痪和运动不精确造成的吞咽困难，如脑卒中、肌肉萎缩性侧索硬化及帕金森病等。

临床分期及特点：①**认知期障碍**：意识障碍或存在认知、注意力、情感控制等障碍。②**准备期障碍**：口唇闭锁困难，食物容易从口中漏出；口腔内感觉障碍，咀嚼肌与舌肌运动障碍；牙齿缺损等。③**口腔期障碍**：由于舌肌僵缩、协调运动障碍，食团形成及输送困难，口腔期时间延长；吞咽后口腔内有食物残留；构音及发声障碍等。④**咽期障碍**：误入或吸入，频发呛咳；食物经鼻反流，湿性嘶哑等。⑤**食管期障碍**：由于食管平滑肌蠕动障碍或痉挛，食物沿食管向下输送困难，可引起胸部堵塞感；由于环咽括约肌、食管或胃括约肌迟缓，咽下的食物会发生反流，导致误咽。

颈部听诊可判断吞咽音更强有力。进食前后呼吸音比较，可判断有无吸入发生等。吞咽造影录像检查可明确吞咽障碍的部位，是否发生吸入。

吞咽障碍康复的运动治疗有间接和直接训练。前者不使用食物，旨在改善吞咽功能的训练（基础训练），如口唇及颊的运动训练、下颌运动训练、舌的运动训练等。后者通过摄食，观察、调整进食体位，选择合适的食物并应用辅助吞咽动作，改善吞咽功能的练习（摄食训练）。

第三节　消　化　腺

一、口腔腺

口腔腺(oral glands)又称**唾液腺**(图4-1),包括腮腺、下颌下腺、舌下腺等三对大唾液腺以及分布于口腔黏膜的小腺体。**腮腺**体积最大,位于耳的前下方,导管开口于平对上颌第2磨牙的颊黏膜上。**下颌下腺**位于下颌体深面,导管开口于舌下阜。**舌下腺**位于舌下襞的深面,导管开口于舌下阜和舌下襞(图4-7)。

二、肝

肝(liver)是人体最大的腺体,呈红褐色,质软而脆,受暴力打击时易破裂出血。肝不仅能分泌胆汁、参与食物的消化,还具有多种代谢功能。

(一)肝的位置

肝大部分位于右季肋区和腹上区,小部分位于左季肋区。肝的上界,在右锁骨中线平第5肋,左锁骨中线平第5肋间;肝的下界,在右侧与肋弓一致,在腹上区达剑突下3~5cm。小儿肝相对较大,肝下界比成人低1~2cm。

(二)肝的形态

肝似楔形,分上、下两面。肝的上面隆凸,与膈相贴,称**膈面**,被镰状韧带分为左、右两叶(图4-21)。

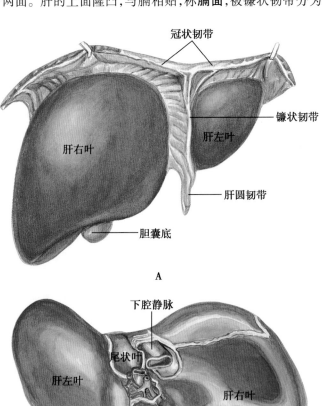

A

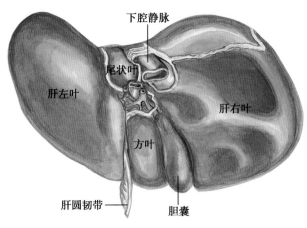

B

图 4-21　肝的膈面和脏面
A. 膈面;B. 脏面

肝的下面凹凸不平,称**脏面**。脏面有两条纵沟和一条横沟,呈"H"形排列。横沟称**肝门**,是肝管、肝固有动脉、肝门静脉、神经和淋巴管出入肝的部位。右纵沟的前部凹陷,称胆囊窝,容纳胆囊(图4-21)。

(三)肝的组织结构

肝表面大部分有浆膜覆盖,浆膜下为薄层结缔组织。结缔组织在肝门处随肝固有动脉、肝门静脉和肝管的分支深入肝内,将肝实质分隔成大量肝小叶。相邻几个肝小叶之间为门管区。

1. **肝小叶** 是肝的基本结构和功能单位,呈多面棱柱体。每个肝小叶中央有一条**中央静脉**(图4-22)。肝细胞以中央静脉为中心呈放射状排列,形成**肝板**,因肝板在切面上呈索状,故又称**肝索**。肝索之间的间隙称**肝血窦**,其窦壁由一层内皮细胞围成,窦内含有吞噬能力很强的肝巨噬细胞(Kupffer细胞)。肝血窦内皮与肝细胞之间的狭小间隙为**窦周隙**(perisinusoidal space),又称disse腔。相邻的肝细胞之间形成**胆小管**,其管壁由两侧肝细胞的细胞膜局部凹陷围成。

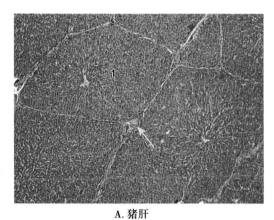

A. 猪肝　　　　　　　　　　　　　　　B. 人肝

图4-22 肝光镜像
1. 肝小叶　↑门管区

2. **门管区** 是相邻几个肝小叶之间的区域,有较多的结缔组织,并有小叶间动脉、小叶间静脉和小叶间胆管通过(图4-22)。

3. **肝的血液循环** 肝的血液供应有两个来源,即肝固有动脉和肝门静脉。肝的血液循环途径如下:

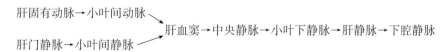

$$\left.\begin{array}{l}\text{肝固有动脉}\rightarrow\text{小叶间动脉}\\ \text{肝门静脉}\rightarrow\text{小叶间静脉}\end{array}\right\}\text{肝血窦}\rightarrow\text{中央静脉}\rightarrow\text{小叶下静脉}\rightarrow\text{肝静脉}\rightarrow\text{下腔静脉}$$

(四)胆囊和输胆管道

1. **胆囊**(gallbladder) 位于胆囊窝内,有贮存和浓缩胆汁的功能。胆囊呈梨形,可分为**胆囊底**、**胆囊体**、**胆囊颈**和**胆囊管**4部分(图4-23)。胆囊底的体表投影在右锁骨中线与右肋弓相交点。

2. **输胆管道** 肝内胆小管逐级汇合成肝左管和肝右管,两管出肝门后汇合成肝总管。肝总管下行与胆囊管汇合成胆总管。胆总管经十二指肠上部的后方,下行到胰头与十二指肠降部之间,其下端与胰管汇合斜穿十二指肠壁,形成膨大的**肝胰壶腹**(Vater壶腹),开口于十二指肠大乳头。在肝胰壶腹周围有环行平滑肌,称**肝胰壶腹括约肌**(Oddi括约肌),它控制胆汁和胰液的排放。

3. **胆汁的产生和排出途径** 胆汁的产生和排出途径(空腹时见①,进食后见②、③)如下:

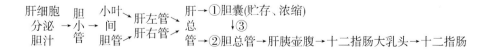

微课:肝的组织结构

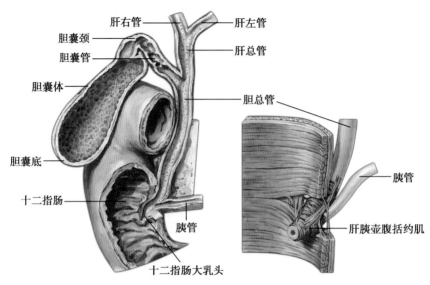

图 4-23 胆囊和肝外胆道

三、胰腺

（一）胰腺的位置和形态

胰腺（pancreas）位于胃的后方，横贴于腹后壁。胰可分为**胰头**、**胰体**和**胰尾**三部分。胰头被十二指肠包绕，胰尾邻近脾门（图 4-16）。

（二）胰腺的组织结构

胰腺表面覆以薄层结缔组织被膜，胰腺实质由外分泌部和内分泌部组成。外分泌部占胰的绝大部分，由腺泡和导管构成，分泌胰液。内分泌部称为**胰岛**，是散在于腺泡之间的大小不等的内分泌细胞群，胰尾部的胰岛较多，主要有 A 细胞、B 细胞、D 细胞等。B 细胞最多，分泌胰岛素，使血糖降低。A 细胞分泌胰高血糖素，使血糖升高。胰高血糖素和胰岛素两者的相互拮抗和协调，维持了血糖的稳定。D 细胞分泌生长抑素，调节 A、B 细胞的功能。

微课:胰岛

第四节 腹 膜

一、腹膜与腹膜腔

腹膜（peritoneum）是覆盖于腹、盆壁内面和腹、盆腔脏器表面的一层浆膜，薄而光滑，具有固定、分泌、吸收和修复作用。其中，被覆于腹、盆壁内面的称**壁腹膜**；被覆于腹、盆腔脏器表面的称**脏腹膜**。壁腹膜与脏腹膜相互移行围成的腔隙称**腹膜腔**（peritoneal cavity），内有少量浆液（图 4-24）。男性的腹膜腔是密闭的；女性则借输卵管腹膜腔口，经输卵管、子宫、阴道与外界相通。

二、腹膜与脏器的关系

根据脏器被腹膜覆盖的范围不同，可将腹、盆腔脏器分为腹膜内位、间位和外位器官（图 4-24）。

（一）腹膜内位器官

表面几乎都被腹膜覆盖的器官称腹膜内位器官，如胃、空肠、回肠、盲肠、阑尾、横结肠、乙状结肠和脾等。这类器官活动性大。

（二）腹膜间位器官

表面大部分被腹膜覆盖的器官称腹膜间位器官，如肝、胆囊、升结肠、降结肠、膀胱、子宫和直肠上段等。

（三）腹膜外位器官

仅有一面被腹膜覆盖的器官称腹膜外位器官，如十二指肠降部和水平部、胰、肾、肾上腺、输尿管

笔记

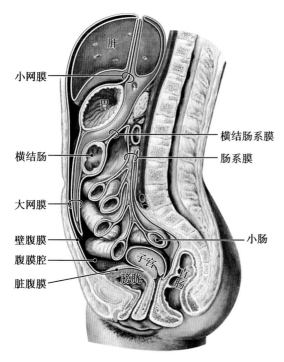

图 4-24　腹膜及其形成的结构

图中标注：肝、小网膜、胃、横结肠系膜、肠系膜、横结肠、大网膜、壁腹膜、腹膜腔、脏腹膜、子宫、膀胱、直肠、小肠

等。这类器官活动性小。

三、腹膜形成的结构

腹膜在脏器之间以及脏器与腹、盆壁之间相互移行，形成网膜、系膜、韧带、陷凹等结构（图 4-24）。

（一）网膜

1. **小网膜**　是由肝门连于胃小弯和十二指肠上部之间的双层腹膜结构。小网膜分左、右两部分，左部称**肝胃韧带**，右部称**肝十二指肠韧带**。小网膜右缘游离，后方为网膜孔。

小网膜和胃后壁的后方有一窄隙，称**网膜囊**，它是腹膜腔的一部分，又称小腹膜腔。网膜孔是网膜囊通向腹膜腔其他部分的唯一通道。

2. **大网膜**　是连于胃大弯与横结肠之间的四层腹膜结构，形似围裙，悬垂于横结肠和空、回肠的前面。大网膜具有防御功能，当腹腔脏器发生炎症或穿孔时，大网膜可向病变处移动，并包裹病灶。小儿的大网膜较短，下腹部的炎性病灶不易被大网膜包裹，炎症易扩散。

（二）系膜

系膜由 2 层腹膜构成，将一些脏器系于腹后壁，两层之间有血管、神经、淋巴管和淋巴结等。系膜包括小肠系膜、横结肠系膜、乙状结肠系膜和阑尾系膜等（图 4-24）。空、回肠和乙状结肠的系膜较长，活动度大，有时会发生肠扭转。

（三）韧带

韧带是脏器之间或脏器与腹、盆壁之间的双层腹膜结构，如肝镰状韧带、冠状韧带、子宫阔韧带等。

（四）陷凹

腹膜在盆腔脏器之间移行，形成较大而恒定的腹膜陷凹。男性膀胱与直肠之间有**直肠膀胱陷凹**。女性膀胱与子宫之间有**膀胱子宫陷凹**，直肠与子宫之间有**直肠子宫陷凹**。男性的直肠膀胱陷凹和女性的直肠子宫陷凹是半卧位或坐位时腹膜腔的最低点。

四、腹膜的功能与临床意义

腹膜分泌少量的浆液，可湿润脏器表面并减少脏器之间的运动摩擦；腹膜表面积大，具有较强的吸收功能；腹膜对脏器具有支持固定作用；腹膜分泌的浆液中含有大量巨噬细胞，具有吞噬防御功能；腹膜具有较强的修复与再生能力，可促进伤口愈合。如腹部感染、肠穿孔或梗阻、内脏损伤或破裂出血等原因导致腹膜炎，引起腹膜刺激征，主要表现为腹部压痛、反跳痛和腹肌紧张。

本章小结

消化系统包括消化管和消化腺两部分。临床上常以十二指肠为界将消化管分为上消化道（口腔、咽、食管、胃、十二指肠）和下消化道（空肠、回肠、大肠）。消化腺包括大消化腺（唾液腺、肝和胰）和小消化腺（如分布于消化管壁内胃腺、肠腺等）。消化系统的主要功能是消化食物，吸收营养，排出食物残渣等。

（胡小和）

思考题

1. 上消化道包括哪些器官?
2. 试述咽的位置、分部和通连结构。
3. 试述食管的三个生理狭窄部位及其临床意义。
4. 简述胃的位置、形态及分部。
5. 试述胆汁的产生部位及其排至十二指肠的途径。

扫一扫,测一测

思路解析

第五章 呼吸系统

05章.PPT

案例导学

患者,女,53 岁,近 3 个月来自觉咽喉不适,有时疼痛,声音嘶哑日渐严重。去医院就诊,喉镜示:右侧声带中段有红色突起,表面不平,病理切片报告为高分化鳞癌。查体:触及颈上深部有肿大淋巴结 3 枚,黄豆大小,活动度好,无粘连,无融合,中等硬度。

问题与思考:

1. 患者为什么会出现声音嘶哑日渐严重?
2. 喉腔分为哪几个部分?声带是如何构成的?

呼吸系统(respiratory system)由呼吸道和肺组成(图 5-1)。呼吸道是气体输送的管道,肺是气体交换的器官。

呼吸系统的主要功能是进行机体与外界环境间的气体交换,即吸入氧,排出二氧化碳,保证人体新陈代谢地顺利进行。此外,鼻兼有嗅觉功能,喉兼有发音功能,肺还具有内分泌功能。

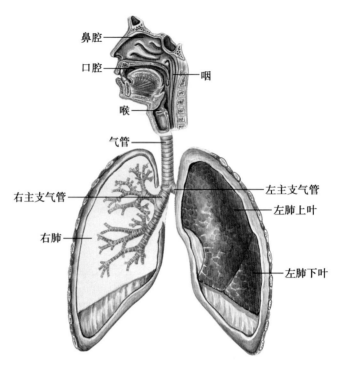

图 5-1　呼吸系统概观

第一节　呼　吸　道

呼吸道(respiratory tract)包括鼻、咽、喉、气管及支气管等。临床上将鼻、咽、喉称**上呼吸道**,将气管及各级支气管称**下呼吸道**。

一、鼻

鼻(nose)是呼吸道的起始部,也是嗅觉器官,并辅助发音。可分外鼻、鼻腔和鼻旁窦 3 部分。

(一)外鼻

外鼻以骨和软骨作支架,外被皮肤,内覆黏膜,位于面部中央。外鼻上端为**鼻根**,下延隆起为**鼻背**,下端突出为**鼻尖**。鼻尖两侧膨出部分为**鼻翼**,在呼吸困难时可出现鼻翼翕动,小儿更为明显。鼻尖和鼻翼表面的皮肤较厚,富含皮脂腺和汗腺,酒渣鼻发生于此。

(二)鼻腔

鼻腔(nasal cavity)被鼻中隔分为左、右鼻腔,前经鼻孔通外界,后经鼻后孔通鼻咽。每侧鼻腔可分为鼻前庭和固有鼻腔两部分。

1. **鼻前庭**　为鼻腔的前下部,内衬皮肤,生有鼻毛,能过滤和净化空气。

2. **固有鼻腔**　为鼻前庭以后的鼻腔,外侧壁自上而下有近似水平排列的上鼻甲、中鼻甲和下鼻甲。各鼻甲的下方相应有上鼻道、中鼻道和下鼻道(图 5-2)。固有鼻腔内衬黏膜,根据黏膜的结构和功能不同,可分为**嗅区**和**呼吸区**。嗅区位于上鼻甲及其相对的鼻中隔上,活体时呈淡黄色,面积约 $5cm^2$,黏膜内有嗅细胞,能感受空气中各种气味。呼吸区是嗅区以外的鼻黏膜,活体时呈淡红色,内有丰富的静脉海绵丛和鼻腺,可调节吸入空气的温度和湿度。鼻中隔通常偏向左侧,其前下部血管丰富且位置表浅,外伤或干燥刺激均易引起破裂,故称**易出血区**(Little 区),是鼻出血的常见部位。临床经鼻腔插管操作时,应注意避开此区。

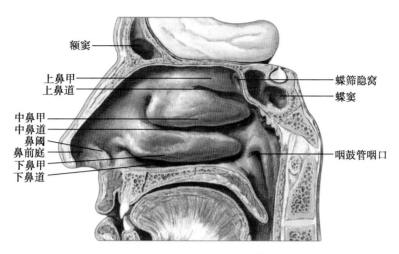

图 5-2　鼻腔外侧壁(右侧)

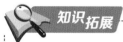 知识拓展

鼻中隔偏曲

　　鼻中隔往往轻度偏向一侧,并以偏向左侧者多见,少有完全居正中矢状位的。如果偏曲较严重,甚至压迫鼻甲,则为病理现象,称鼻中隔偏曲。常伴有鼻塞、鼻出血等症状,且鼻塞多呈持续性,如偏曲部位压迫下鼻甲或中鼻甲,可引起同侧反射性头痛。好发人群为有鼻外伤史者。对鼻中隔偏曲严重者,手术矫正是唯一的治疗方法。

(三)鼻旁窦

　　鼻旁窦(paranasal sinuses)是鼻腔周围与鼻腔相通的含气骨的空腔,内衬黏膜,具有温暖、湿润空气及对发音产生共鸣的作用,又称副鼻窦。按其所在骨的位置,包括**上颌窦**(maxillary sinus)、**额窦**(frontal sinus)、**筛窦**(ethnoidal sinus)和**蝶窦**(sphenoidal sinus)4 对(图 5-3)。其中,上颌窦、额窦、前筛窦和中筛窦均开口于中鼻道;后筛窦开口于上鼻道;蝶窦开口于蝶筛隐窝。由于鼻旁窦黏膜与鼻腔黏膜相延续,故鼻腔炎症可蔓延至鼻旁窦,引起鼻窦炎。其中上颌窦是最大的一对鼻旁窦,因窦口高于窦底,发炎后引流不畅,造成窦内积脓,易迁延成慢性炎症。同时窦腔大,窦底邻近上颌磨牙牙根,此处骨质菲薄,牙根感染常波及上颌窦,引起牙源性上颌窦炎。

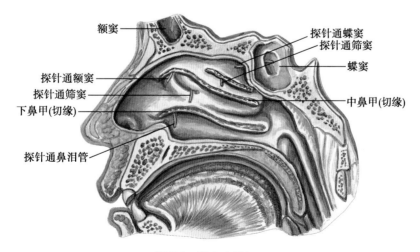

图 5-3　鼻旁窦的开口

微课:鼻旁窦

二、咽（见消化系统）

三、喉

喉（larynx）既是呼吸道，又是发音器官。

（一）喉的位置

喉位于颈前部中份，成人约平第4~6颈椎高度。上借甲状舌骨膜与舌骨相连，下连气管，前面被舌骨下肌群覆盖，后邻喉咽，两侧为颈部的大血管、神经及甲状腺侧叶。喉的活动性较大，可随吞咽或发音而上下移动。

（二）喉的结构

喉由软骨作支架，以关节、韧带和肌肉连结，内面衬以黏膜。

1. 喉的软骨　包括单块的甲状软骨、环状软骨、会厌软骨和成对的杓状软骨（图5-4）。

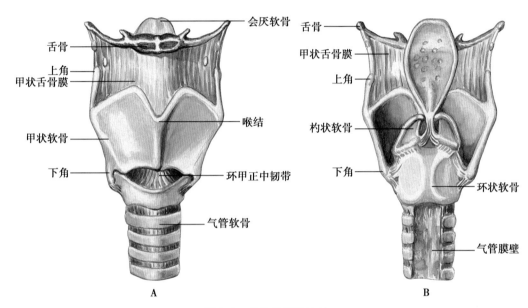

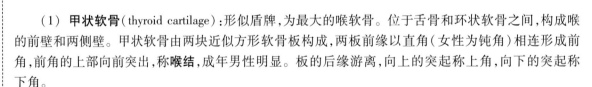

图 5-4　喉的软骨及连结
A. 前面观；B. 后面观

（1）**甲状软骨**（thyroid cartilage）：形似盾牌，为最大的喉软骨。位于舌骨和环状软骨之间，构成喉的前壁和两侧壁。甲状软骨由两块近似方形软骨板构成，两板前缘以直角（女性为钝角）相连形成前角，前角的上部向前突出，称**喉结**，成年男性明显。板的后缘游离，向上的突起称上角，向下的突起称下角。

（2）**环状软骨**（cricoid cartilage）：上接甲状软骨，下接气管，形似指环，是喉和气管中唯一呈完整环形的软骨，对保持呼吸道的通畅起着重要作用。其前部低窄呈弓形，称**环状软骨弓**，平对第6颈椎，是重要的体表标志；后部高宽呈板状，称**环状软骨板**。

（3）**会厌软骨**（epiglottic cartilage）：形似树叶，上宽下窄，上端游离，下端借韧带附于喉结的后下方。会厌软骨与其表面的黏膜构成会厌。吞咽时，喉上提，会厌遮盖喉口，防止食物误入喉腔。

（4）**杓状软骨**（arytenoid cartilage）：左右各一，位于环状软骨板上方。杓状软骨呈三棱锥体形，分尖、底和两突。尖向上，底朝下与环状软骨板上缘关节面构成环杓关节。由底向前伸出的突起有声韧带附着，称**声带突**；由底向外侧伸出的突起有喉肌附着，称**肌突**。

2. 喉的连结　包括喉软骨之间以及喉与舌骨和气管间的连结（图5-4）。

（1）**环杓关节**（cricoarytenoid joint）：由杓状软骨底与环状软骨板上缘的关节面构成。杓状软骨在此关节上可沿垂直轴作旋转运动，使声带突向内、外侧转动，因而能缩小及开大声门。杓状软骨也可作左右滑行。

（2）**环甲关节**（cricothyroid joint）：由甲状软骨下角与环状软骨两侧的关节面构成。甲状软骨在额状轴上作前倾和复位运动。前倾时，加大甲状软骨前角与杓状软骨间的距离，使声带紧张；复位时，两者间的距离缩小，声带松弛。

（3）**弹性圆锥**（conus elasticus）：由弹性纤维组成的膜状结构，自甲状软骨前角的后面，向下向后附着于环状软骨上缘和杓状软骨声带突（图5-5）。此膜的上缘游离，紧张于甲状软骨前角与杓状软骨声带突之间，称**声韧带**（vocal ligament），是声带的基础。弹性圆锥前份较厚，张于甲状软骨下缘与环状软骨弓上缘之间，称环甲正中韧带。急性喉阻塞时，为抢救病人生命可在环甲正中韧带处进行穿刺，以建立暂时性通气道。

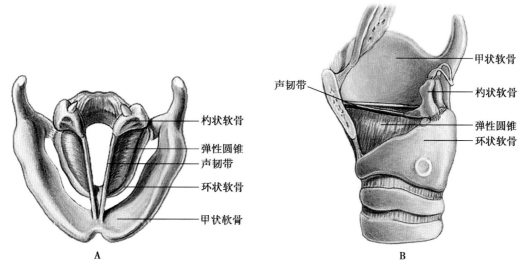

图5-5　弹性圆锥
A. 上面观；B. 侧面观

（4）**方形膜**（quadrangular membrane）：斜方形，由会厌软骨的两侧缘和甲状软骨前角的后面向后附着于杓状软骨的前内侧缘。方形膜的下缘游离，称**前庭韧带**（vestibular ligament）。

（5）**甲状舌骨膜**（thyrohyoid membrane）：连于甲状软骨上缘与舌骨之间的结缔组织膜。

（6）**环状软骨气管韧带**（cricotracheal ligament）：连于环状软骨下缘与第1气管软骨环之间。

3. **喉肌**　分为内、外两组。喉外肌将喉与周围结构相连，可使喉体上升或下降，亦可使喉固定。二腹肌、茎突舌骨肌、下颌舌骨肌及颏舌骨肌均附于舌骨之上，可使喉随舌骨上升而上提；胸骨舌骨肌、肩胛舌骨肌附于舌骨之下，可使喉随舌骨下降而下移。喉内肌的名称、起止和作用详见表5-1和图5-6~图5-8。

视频：喉软骨连结

表5-1　喉内肌的名称、起止和作用

名称	起点	止点	作用
环杓后肌	环状软骨板后面	杓状软骨肌突	开大声门裂，紧张声带
环杓侧肌	环状骨弓上缘和外面	杓状软骨肌突	缩小声门裂
杓横肌	肌束横行连于两侧杓状软骨后面		缩小声门裂
杓斜肌	杓状软骨肌突	对侧的杓状软骨尖	缩小声门裂和喉裂
环甲肌	环状软骨弓的侧面	甲状软骨下缘和下角	紧张声韧带
甲杓肌	甲状软骨前角后面	杓状软骨外侧面及声带突	松弛声韧带及缩小声门裂

4. **喉腔**（laryngeal cavity）　喉的内腔称喉腔，向上经喉口通喉咽，向下通气管。喉口朝向后上方，由会厌上缘、杓状会厌襞和杓间切迹围成。

喉腔的黏膜与咽的黏膜相延续。喉腔侧壁黏膜形成上、下两对矢状位的黏膜皱襞，上一对为**前庭**

笔记

113

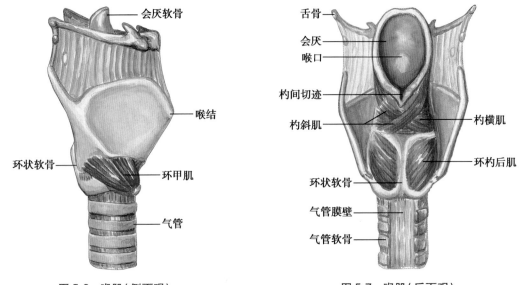

图 5-6 喉肌(侧面观)

图 5-7 喉肌(后面观)

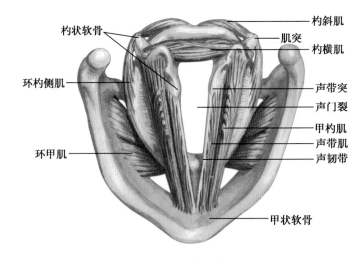

图 5-8 声韧带及声带肌

襞,其间的裂隙称**前庭裂**;下一对为**声襞**,其间的裂隙称**声门裂**,是喉腔最狭窄的部位。声襞及其襞内的声韧带和声带肌等构成**声带**,气流通过此处引起声带振动而发音。

喉腔借前庭裂和声门裂分为:①前庭裂以上为**喉前庭**;②前庭裂和声门裂之间为**喉中间腔**,该腔向两侧突出的间隙称喉室;③声门裂以下为**声门(喉)下腔**。声门下腔的黏膜下层组织比较疏松,炎症时易发生水肿,严重时导致声门裂变窄,影响发音和呼吸(图 5-9),尤其是小儿的喉腔狭小,喉头水肿时容易引起喉阻塞,造成呼吸困难。

5. 分布喉的神经 分布喉的神经均为迷走神经分支。

四、气管和主支气管

气管和主支气管是连结喉和肺的管道(图 5-10)。

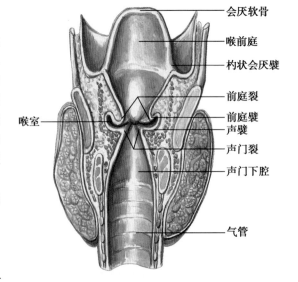

图 5-9 喉腔冠状切面(后面观)

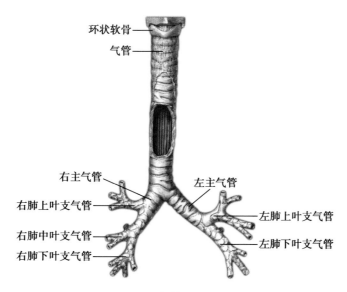

图 5-10 气管与主支气管

（一）气管

气管（trachea）上起环状软骨的下缘,向下至胸骨角平面分为左、右主支气管。由 16~20 个呈"C"形的气管软骨构成,分权处称气管权。在气管权的内面,有一矢状位向上的半月状嵴,称**气管隆嵴**（carina of trachea）,略偏向左侧,是支气管镜检时判断气管分叉的重要标志。根据气管行程,可分为颈部和胸部。颈部浅而短,沿颈前正中线下行,后方紧贴食管,于胸骨柄上缘可扪及。临床遇急性喉阻塞而出现窒息时,常在第 3~5 气管软骨处沿正中线作气管切开术,建立临时气体通道。胸部较长,位于上纵隔内。

知识拓展

气管切开术

气管切开术是切开颈段气管,放入金属气管套管,以解除喉源性呼吸困难、呼吸功能失常或下呼吸道分泌物潴留所致呼吸困难的一种常见手术。气管切开术的过程是在颈静脉切迹上方一横指处作一直切口,约 3cm,依次切开皮肤、浅筋膜、颈阔肌和颈筋膜浅层,向两侧牵开舌骨下肌,向颅侧牵拉甲状腺峡部,切开气管前筋膜,找出第 3~5 气管软骨环,连同气管黏膜一并沿中线切开,插入气管套管。

微课:气管

（二）主支气管

主支气管（bronchi）由气管分出后,斜行向外,经肺门入肺。右主支气管可视为气管的直接延续,长 2~3cm,粗短且走向陡直;左主支气管长 4~5cm,细长且走向倾斜,所以气管异物多坠入右主支气管。

（三）气管和主支气管的组织结构

气管和主支气管的管壁结构相似,由内向外依次由黏膜、黏膜下层和外膜 3 层构成（图 5-11）。

1. 黏膜 表面为假复层纤毛柱状上皮,深面为结缔组织构成的固有层。

2. 黏膜下层 为疏松结缔组织,内含较多的腺体。

3. 外膜 主要由疏松结缔组织、透明软骨环和平滑肌构成。杯状细胞和腺体分泌的黏液附着于黏膜表面,能黏附吸入空气中的灰尘、细菌和异物等,并由上皮细胞的纤毛节律性向咽部摆动而最终排出体外;固有层内散在淋巴组织,发挥免疫功能。

微课:主支气管

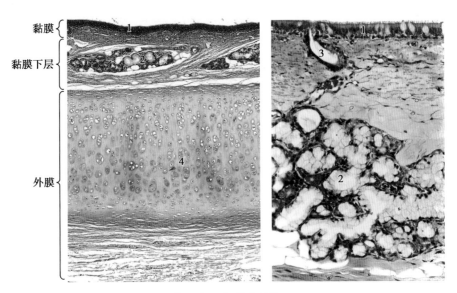

图 5-11 气管光镜像

A. 低倍；B. 高倍

1. 上皮；2. 气管腺分泌部；3. 气管腺导管；4. 透明软骨

第二节 肺

一、肺的位置和形态

肺(lungs)位于胸腔内,坐落于膈的上方、纵隔的两侧,左、右各一(图5-1)。肺的表面覆以脏胸膜,光滑湿润,柔软而有弹性,呈海绵状。透过脏胸膜可见多边形的肺小叶。肺的颜色随年龄、职业和环境而异,婴、幼儿新鲜肺呈淡红色,成人为暗灰色,并混有黑色斑点,长期吸烟者则为深黑色。

肺近似半圆锥形,有一尖、一底、两面和三缘。肺尖圆钝,经胸廓上口突入颈根部,高出锁骨内侧 1/3 上方 2~3cm。肺底与膈相邻,向上凹陷。外侧面邻肋和肋间隙,称肋面;内侧面朝向纵隔,称纵隔面。纵隔面的中部凹陷,称**肺门**(图5-12、图5-13),是主支气管、肺动脉、肺静脉、淋巴管和神经出入肺的部位。出入肺门的结构被结缔组织包绕,称**肺根**(roof of lung)。左、右肺根内的结构自前向后依次为上肺静脉、肺动脉、主支气管。左肺根的结构自上而下依次为肺动脉、左主支气管、下肺静脉。右肺

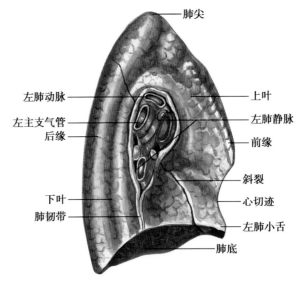

图 5-12 左肺内侧面观

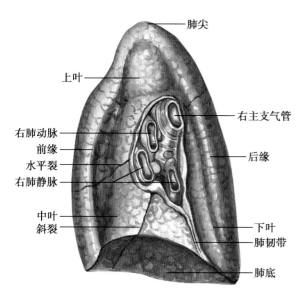

图 5-13 右肺内侧面观

根的结构自上而下依次为上叶支气管、肺动脉、肺静脉。肺的后缘钝圆，前缘和下缘锐薄，左肺前缘下部有心切迹。

左肺狭长，被斜裂分为上、下两叶；右肺宽短，被斜裂和水平裂分为上、中、下三叶。临床上大叶性肺炎即肺叶的炎症。

二、肺的组织结构

肺的表面是一层浆膜（即脏胸膜）。肺的内部由肺实质和肺间质构成。肺实质即肺内各级支气管和肺泡，包括肺导气部和肺呼吸部；肺间质为肺内结缔组织及血管、淋巴管和神经等。

（一）肺导气部

肺导气部是主支气管经肺门入肺后的逐级分支，依次为**叶支气管**、**段支气管**、**小支气管**、**细支气管**和**终末细支气管**，宛如树冠，称**支气管树**（bronchial tree）（图 5-1）。肺导气部只能传送气体，不能进行气体交换。

肺导气部的结构与肺外支气管基本相似，也分为黏膜、黏膜下层和外膜三层。但随分支的增多，管径渐细，管壁渐薄，管壁结构也逐渐变化（表 5-2）。在正常情况下，从细支气管的末端至终末细支气管处的平滑肌的舒缩能够调节其管径，维持管壁的紧张度，控制气体进出量。若平滑肌发生痉挛性收缩，气体流动阻力加大，影响呼吸。

表 5-2 肺导气部的变化规律

	肺叶支气管→小支气管	细支气管	终末细支气管
上皮	假复层纤毛柱状上皮	单层纤毛柱状上皮	单层柱状上皮
杯状细胞	多	减少	消失
腺体	多	减少	消失
软骨	软骨→软骨碎片多	减少	消失
平滑肌	少	增多	完整的平滑肌环

直径小于 1mm 的细支气管及其各级分支和所属的肺组织，称**肺小叶**，是肺的结构单位。肺小叶的炎症称小叶性肺炎。

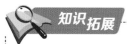

支气管哮喘

由于细支气管和终末细支气管失去了软骨的支撑作用，当平滑肌收缩时可导致其管径变小。患过敏性疾病时，因肥大细胞释放的组胺导致支气管的平滑肌持续性痉挛性的收缩和黏膜水肿，造成气道阻塞。主要表现为反复发作伴有哮鸣音的呼气性呼吸困难或发作性胸闷和咳嗽，临床上称为支气管哮喘，简称哮喘。

（二）肺呼吸部

肺呼吸部是终末细支气管以下的部分，包括**呼吸性细支气管**、**肺泡管**、**肺泡囊**、**肺泡**等（图 5-14）。呼吸性细支气管、肺泡管、肺泡囊上都连有**肺泡**（pulmonary alveolus）。

1. **呼吸性细支气管** 是终末细支气管的分支。管壁的上皮由单层纤毛柱状上皮移行为单层立方

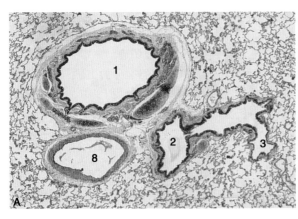
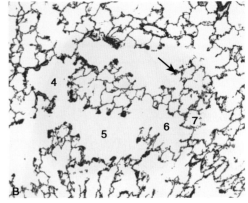

图 5-14 肺光镜像
A. 低倍；B. 高倍

1. 小支气管；2. 细支气管；3. 终末细支气管；4. 呼吸性细支气管；5. 肺泡管；6. 肺泡囊；7. 肺泡；8. 肺动脉分支；↑结节状膨大

上皮，上皮下的结缔组织内有少量平滑肌。呼吸性细支气管壁上有肺泡开口，具有气体交换功能。

2. **肺泡管** 是呼吸性细支气管的分支，管壁上有许多肺泡和肺泡囊的开口。肺泡管的管壁仅在相邻肺泡开口之间呈结节状膨大，其表面为单层立方或扁平上皮，上皮下有薄层结缔组织和少量环行平滑肌。

3. **肺泡囊** 与肺泡管相连续，为数个肺泡共同开口的管腔，没有管壁。

4. **肺泡** 是多面体薄壁囊泡，开口于肺泡囊、肺泡管或呼吸性细支气管，是气体交换的场所。成人约有 3 亿~4 亿个，平均直径约为 0.2mm，总面积约 $100m^2$。肺泡壁很薄，由肺泡上皮组成。

肺泡上皮由 I 型肺泡细胞和 II 型肺泡细胞两种细胞构成：① I 型肺泡细胞：为单层扁平细胞，表面较光滑，构成广大的气体交换的面积；② II 型肺泡细胞：为单个圆形或立方形细胞，嵌于 I 型肺泡细胞之间，II 型肺泡细胞能分泌二棕榈酰卵磷脂等表面活性物质，该物质可降低肺泡表面张力，防止肺泡塌陷，维持肺泡的扩张状态。当肺泡表面活性物质的合成与分泌受到抑制或破坏时，可出现肺泡塌陷，影响肺泡的气体交换功能。此外，II 型肺泡细胞还具有不断分化、增殖和修补肺泡上皮的作用。

肺泡隔是相邻几个肺泡之间的薄层结缔组织。肺泡隔内含有：①弹性纤维：吸气时被动拉长，呼气时协助扩张的肺泡自然回缩，若弹性纤维变性、断裂，则肺泡不能回缩，致使肺泡长期处于过度扩张状态，形成肺气肿；②肺巨噬细胞：由单核细胞分化而来，广泛分布在肺间质内，有的可游走入肺泡腔内，具有吞噬、免疫和分泌作用，肺巨噬细胞吞噬灰尘后称尘细胞；③毛细血管：紧贴在肺泡壁外面。肺泡与血液之间进行气体交换时，需经过表面活性物质分子层、I 型肺泡细胞、肺泡上皮基膜、肺泡隔薄层结缔组织、毛细血管内皮基膜和毛细血管内皮细胞，这 6 层结构称**气-血屏障**(blood-air barrier)，又称**呼吸膜**(respiratory membrane)(图 5-15)。

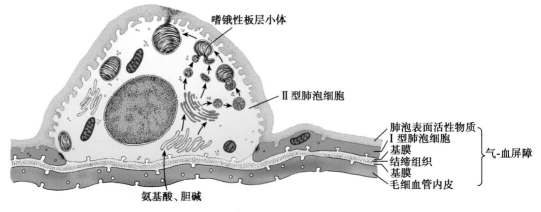

图 5-15 II 型肺泡细胞超微结构和气-血屏障模式图

相邻肺泡之间有小孔,称肺泡孔,可沟通和平衡相邻肺泡间的气体压力,但感染时则成为炎症蔓延的通道。

气体进出呼吸器官和肺毛细血管的途径归纳如下:

外界空气⇄鼻腔⇄咽⇄喉⇄气管⇄主支气管⇄肺导气部⇄肺呼吸部⇄呼吸膜⇄肺毛细血管

三、支气管肺段

每一肺段支气管及其分布区域的肺组织在结构和功能上均为一个独立的单位,称**支气管肺段**(bronchopulmonary segments),又称**肺段**(pulmonary segments)。肺段呈圆锥形,尖端朝向肺门,底面朝向肺的表面。其表面界线一般不能确认。通常左、右肺各有 10 个肺段。有时因左肺出现共干肺段支气管,左肺只有 8 个支气管肺段(表 5-3)。每个支气管肺段由一个肺段支气管分布,相邻支气管肺段间隔以肺静脉属支及疏松结缔组织。由于支气管肺段结构和功能的相对独立性,临床可以支气管肺段为单位进行切除(图 5-16)。

表 5-3 肺段的名称和编号

右肺	左肺
上叶 { 尖段(SⅠ) 后段(SⅡ) 前段(SⅢ) }	上叶 { 尖段(SⅠ) 后段(SⅡ) } 尖后段(SⅠ+SⅡ) / 前段(SⅢ) / 上舌段(SⅣ) / 下舌段(SⅤ)
中叶 { 外侧段(SⅣ) 内侧段(SⅤ) }	
下叶 { 尖(上)段(SⅥ) 内侧(心)底段(SⅦ) 前底段(SⅧ) 外侧底段(SⅨ) 后底段(SⅩ) }	下叶 { 尖(上)段(SⅥ) 内侧(心)底段(SⅦ) 前底段(SⅧ) } 内前底段(SⅦ+SⅧ) / 外侧底段(SⅨ) / 后底段(SⅩ)

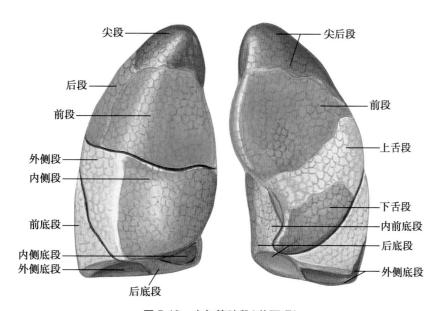

图 5-16 支气管肺段(前面观)

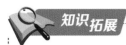

微课:肺段

体位排痰技术与顺位排痰体位

体位排痰技术是指通过适当的体位摆放,使患者受累肺段内的支气管尽可能地垂直于地面,利用重力的作用使支气管内的分泌物流向气管,然后通过咳嗽等技术排出体外的方法。其原则是病变的部位放在高处,引流支气管开口置于低处。合理的体位引流可以控制感染,减轻呼吸道阻塞,保持呼吸道通畅。如病变在上叶,则采取半坐位;上叶前段者,取仰卧位,臀部垫枕;下叶尖段者,取俯位,腹部垫枕;下叶前底段、舌叶或中叶者,取头低足高略向健侧卧位;下叶外侧底段者,取头低足略高健侧卧位。

四、肺的血液供应

肺有两套血管。一套与气体交换有关,由肺动脉和肺静脉组成,为肺的功能血管;另一套与肺的营养有关,由支气管动脉和支气管静脉组成。

第三节 胸 膜

一、胸膜和胸膜腔

胸膜(pleura)是一层浆膜,分脏层和壁层。覆盖于肺表面的胸膜,称脏胸膜;被覆于胸壁内面、膈上面、纵隔外侧和肺尖的胸膜,分别称肋胸膜、膈胸膜、纵隔胸膜以及胸膜顶,统称壁胸膜。脏层和壁层在肺根处互相移行,两层间所形成的密闭的腔隙,称**胸膜腔**。胸膜腔左右各一,互不相通(图5-17)。胸膜腔呈负压,内有少量的浆液,可减少呼吸时胸膜之间的摩擦。肋胸膜与膈胸膜返折处形成的半环形间隙,称**肋膈隐窝**(又称肋膈角或肋膈窦)。人处于立位时,肋膈隐窝是胸膜腔最低处,胸膜腔积液首先积存于此,即使深吸气时,肺下缘也不能充满此间隙,故肋膈隐窝是临床胸膜腔穿刺抽液的部位。

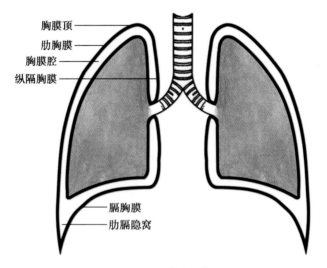

图 5-17 胸膜腔示意图

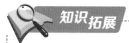

知识拓展

胸膜腔穿刺

胸膜炎或者肺癌晚期的患者常伴有胸膜腔积液,如积液较多时,会严重影响患者呼吸,导致呼吸困难,此时必须进行胸膜腔穿刺引流。临床上胸膜腔穿刺常选择在肩胛线第7~9肋间隙或腋中线第5~7肋间隙的下位肋骨上缘进针,依次经过皮肤、浅筋膜、深筋膜、肌层、胸内筋膜和肋胸膜,进入肋膈隐窝。因此在此进行穿刺,既可以抽到液体,又比较安全。

二、肺与胸膜下界的体表投影

肺下界即脏胸膜的下界,胸膜下界即肋胸膜与膈胸膜的移行线(图5-18、图5-19)。

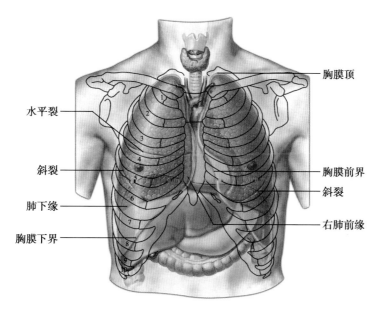

图 5-18 胸膜和肺体表投影(前面观)

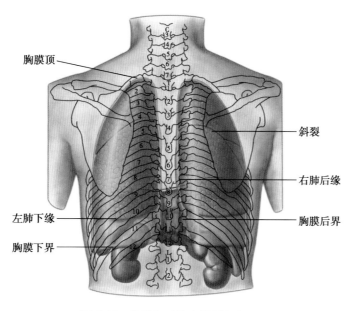

图 5-19 胸膜和肺体表投影(后面观)

肺下界与胸膜下界的体表投影见表5-4。当深呼吸时,两肺的下界均可向上、向下移动2~3cm。当肋骨损伤时,应注意其断端可能对肺和胸膜造成的损伤。

表5-4 肺下界与胸膜下界的体表投影

	锁骨中线	腋中线	肩胛线	后正中线
肺下界(脏胸膜下界)	第6肋	第8肋	第10肋	第11胸椎棘突
胸膜下界(壁胸膜下界)	第8肋	第10肋	第11肋	第12胸椎棘突

第四节 纵 隔

纵隔(mediastinum)是左、右纵隔胸膜间全部的器官、结构和结缔组织的总称。其前界为胸骨,后界为脊柱胸段,两侧界为纵隔胸膜,上界是胸廓上口,下界是膈。

纵隔通常以胸骨角平面为界,分为上纵隔和下纵隔。下纵隔又以心包为界分三部分,心包前方为前纵隔;心包前壁和后壁之间是中纵隔;心包后方为后纵隔(图5-20)。上纵隔内自前向后有胸腺、左右头臂静脉、上腔静脉、膈神经、迷走神经、喉返神经、主动脉弓及三大分支、气管、食管和胸导管等。前纵隔内有胸腺或胸腺遗迹、疏松结缔组织和淋巴结等。中纵隔内有心及出入心的大血管,如升主动脉、肺动脉干及分支、上腔静脉根部、左右肺静脉、心包以及淋巴结等。后纵隔内有气管权、左右主支气管、食管、胸主动脉、奇静脉、胸导管、交感干胸段和淋巴结等。

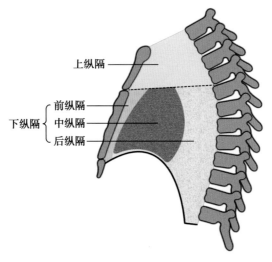

图5-20 纵隔区分示意图

本章小结

呼吸系统包括呼吸道和肺。呼吸道包括上呼吸道(鼻、咽、喉)和下呼吸道(气管及各级支气管)。喉软骨包括甲状软骨、环状软骨、会厌软骨和杓状软骨。喉的连结主要包括环杓关节、环甲关节和弹性圆锥。喉内肌可开大或缩小声门、紧张或松弛声韧带。气管切开术常在第3~5气管软骨处进行。左主支气管细长走向倾斜;右主支气管粗短走向陡直。临床以支气管肺段为单位进行切除。肺和胸膜下界的体表投影要准确定位。

(王锦绣)

思考题

1. 喉的关节有哪些？各有何功能？
2. 声带是如何构成的？有何作用？
3. 喉内肌有哪些？有何作用？
4. 简述肺的位置、形态和分叶。
5. 右肺上叶前段脓肿的患者咳脓痰，依次经过哪些途径排出体外？
6. 简述肺和胸膜下界的体表投影。

扫一扫,测一测

思路解析

第六章　泌尿系统

学习目标

1. 掌握：泌尿系统的组成及功能,肾的位置与形态,膀胱壁的构造及神经支配。
2. 熟悉：肾的微细结构,膀胱的位置、形态、毗邻,女性尿道的形态特点。
3. 了解：肾的剖面结构,肾的血液循环特点,输尿管的起止、走行、分部及狭窄,膀胱的康复应用解剖。

案例导学

患者,男,35 岁。因突发腰腹部刀割样疼痛来诊。入院检查:B 超探及左侧输尿管下段有 0.6cm×0.7cm 强回声,诊断为左侧输尿管结石。

问题与思考:
1. 尿液的形成与排出有哪些器官参与?
2. 泌尿系统结石排出过程中需要经过哪些狭窄?

泌尿系统(urinary system)由肾、输尿管、膀胱和尿道组成(图 6-1),其主要功能是通过产生和排出尿液,清除机体新陈代谢产生的废物、多余的水和无机盐等,维持机体内环境的平衡和稳定。

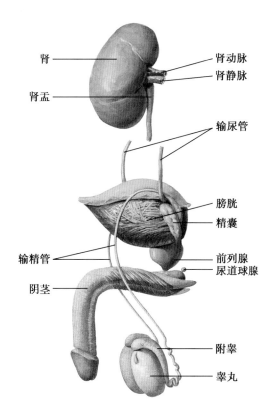

图 6-1 男性泌尿生殖器概观

第一节 肾

一、肾的位置和形态

肾(kindey)是成对的实质性器官,紧贴腹后壁上部,属腹膜外位器官。肾的长轴斜向下外,两肾呈"八"字形分居脊柱两侧。左肾介于第 11 胸椎下缘至第 2 腰椎下缘之间,右肾介于第 12 胸椎上缘至第 3 腰椎上缘之间,左肾位置较右肾略高。第 12 肋斜过左肾中部和右肾上部的后方(图 6-2)。小儿肾的位置较成人低,女性肾的位置略低于男性。

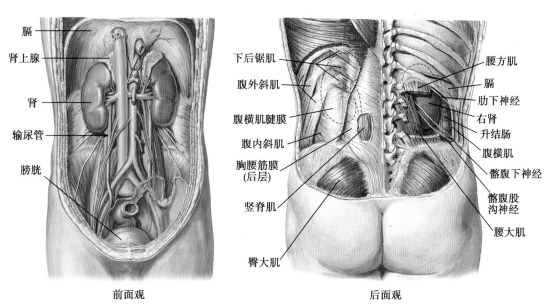

前面观

后面观

图 6-2 肾的位置及其体表投影

肾外形似蚕豆,质地柔软,表面光滑,呈红褐色,重约 130~150g,男性略大于女性。肾分上、下两端,前、后两面,内、外侧两缘。肾上端宽薄,下端窄厚,肾上腺位于肾上端的内上方。肾前面凸向前外侧,后面平坦,紧贴腹后壁。肾外侧缘隆凸,内侧缘中部凹陷,称**肾门**(renal hilum),是肾动脉、肾静脉、肾盂、神经及淋巴管等出入肾的部位。出入肾门的结构被结缔组织包绕,称**肾蒂**。肾门约平第 1 腰椎平面,距正中线约 5cm。肾门的体表投影在腹后壁竖脊肌外侧缘与第 12 肋所形成的夹角处,临床上称**肾区**(renal region)(图 6-2)。当肾患某些疾病时,肾区常有触压痛或叩击痛。肾门向肾内凹陷形成**肾窦**。

二、肾的被膜

肾的表面由内向外依次有纤维囊、脂肪囊和肾筋膜 3 层被膜(图 6-3)。它们与肾的血管以及邻近器官对肾的位置起固定和支持作用。肾的固定装置不健全时,常可引起肾移位。

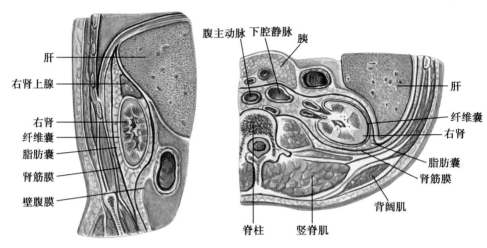

图 6-3 肾的被膜

(一)纤维囊

纤维囊紧贴肾实质表面,薄而坚韧,由薄层致密结缔组织和少量弹性纤维构成;正常情况下易与肾实质分离,病理情况下因与肾实质粘连而不易剥离。

(二)脂肪囊

脂肪囊是纤维囊外面包裹肾的脂肪层,通过肾门与肾窦内的脂肪组织相连,是临床上进行肾囊封闭的部位。脂肪囊类似弹性垫,对肾起保护作用。

(三)肾筋膜

肾筋膜位于脂肪囊的外面,分前、后层,向上包绕肾上腺。前后两层在膈下融合,并与膈下筋膜相连;在肾外侧缘处融合,参与构成胸腰筋膜。前层经肾和肾血管的前面,向内与腹主动脉、下腔静脉周围的结缔组织以及对侧的肾筋膜前层相延续。后层经腰方肌、腰大肌前面向内连于椎骨和椎间盘上。在下方前后两层分开,有输尿管通过。

三、肾的剖面结构

在肾的冠状切面上,肾实质可分为浅层的肾皮质和深层的肾髓质(图 6-4)。

(一)肾皮质

肾皮质位于肾实质的浅层,毛细血管丰富,新鲜时呈红褐色。肾皮质深入肾髓质内的部分称**肾柱**。

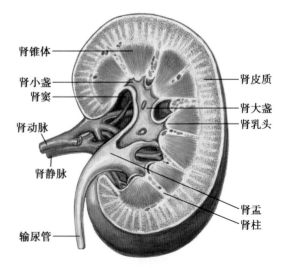

图 6-4 肾的冠状切面

0601

微课：泌尿系统组成和功能

（二）肾髓质

肾髓质位于肾实质的深部，毛细血管少，色淡红，由15~20个**肾锥体**构成。2~3个肾锥体的尖端形成一个朝向肾窦的**肾乳头**，肾乳头顶端有10~30个**乳头孔**；**肾小盏**呈漏斗状包绕肾乳头，尿液经乳头孔排入肾小盏。肾窦内有7~8个肾小盏，相邻的2~3个肾小盏合成1个**肾大盏**。每侧肾内有2~3个肾大盏，肾大盏汇合形成**肾盂**（renal pelvis）。肾盂呈前后扁平的漏斗状，出肾门后向下弯曲变细，移行为输尿管（图6-4）。

四、肾的组织结构

肾属于实质性器官，由实质和间质组成。显微镜下肾实质主要由弯曲的上皮性管道组成，这些管道称泌尿小管，与尿液的生成有关。泌尿小管之间有少量结缔组织、血管和神经，称肾间质。泌尿小管可分为肾小管和集合小管两部分。肾小管细长、弯曲，其起始部膨大凹陷，与进入其中的血管球共同构成**肾小体**，每个肾小体和与其相连的肾小管构成一个肾单位。肾小管的末端与集合管相连（图6-5）。

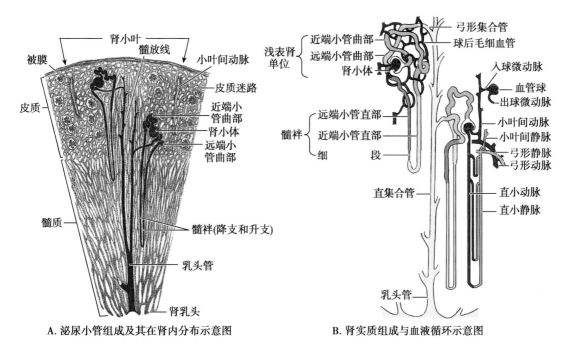

A. 泌尿小管组成及其在肾内分布示意图　　　B. 肾实质组成与血液循环示意图

图6-5　肾实质组成、分布与血液循环图

（一）肾单位

肾单位（nephron）是肾结构和功能的基本单位，由肾小体和与其相连的肾小管构成，每个肾约有150万个肾单位（图6-5、图6-6）。根据肾小体在皮质内的分布部位，可将肾单位分为皮质肾单位和近髓肾单位。皮质肾单位约占肾单位总数的85%，在尿液形成中起重要作用；近髓肾单位数量少，对尿液的浓缩有重要意义。

1. **肾小体**　呈球形，位于肾皮质内，由**血管球**和**肾小囊**组成。肾小体微动脉出入的部位称肾小体的**血管极**，血管极的对侧称**尿极**，连接肾小管（图6-7）。

（1）**血管球**：是入球微动脉与出球微动脉之间的一团盘曲的毛细血管。它由粗而短的入球微动脉陷入肾小囊内反复分支而成，然后又汇合成一条细而长的出球微动脉离开肾小囊。血管球的毛细血管壁由有孔的内皮细胞构成，孔径50~100nm，孔上无隔膜，有利于血液中的小分子物质滤过。内皮细胞外面有一均质的基膜，与肾小囊脏层**足细胞**共用。

（2）**肾小囊**：肾小管起始端膨大并凹陷而成的双层囊，囊壁分脏、壁两层，壁层由单层扁平上皮构成，与近曲小管上皮相延续；脏层由足细胞构成，两层之间的腔隙称**肾小囊腔**，与肾小管相通（图6-7）。

血管球毛细血管内的血浆经**滤过膜**（filtration membrane）滤入肾小囊腔形成**原尿**，滤过膜由毛细血

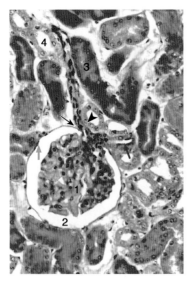

图6-6 肾皮质迷路光镜图

1. 血管球;2. 肾小囊腔;3. 近曲小管;4. 远曲小管 ↑(浅蓝)肾小囊壁层 ↑(深蓝)入球微动脉 ↑(黑)血管极 ▲致密斑

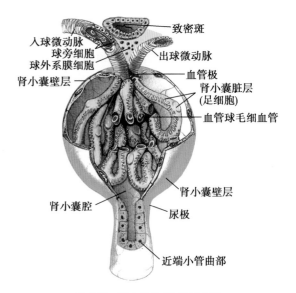

图6-7 肾小体和球旁复合体立体结构模式图

管的有孔内皮、基膜和足细胞之间的裂孔膜构成(图6-8)。滤过膜能选择性地滤过小分子物质和带正电荷的物质。若滤过膜受损,蛋白质等大分子物质通过滤过膜进入原尿,则导致临床上常见的蛋白尿或血尿。

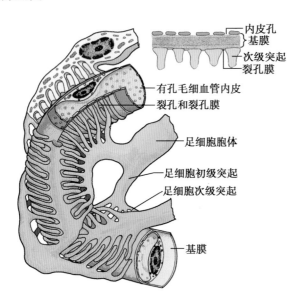

图6-8 肾血管球毛细血管、基膜和足细胞超微结构模式图

2. **肾小管** 是一条细长而弯曲的上皮性管道,有重吸收原尿和分泌的作用,分为近端小管、细段和远端小管。近端小管直部、细段、远端小管直部共同构成"U"形袢状结构,称肾单位袢,也叫髓袢(图6-5)。

(1) 近端小管:是肾小管中最粗、最长的一段,约占全长的一半,分为曲部(近曲小管)和直部。管壁由单层立方上皮或锥体形细胞围成。近端小管是原尿重吸收的主要部位,并有分泌功能。

(2) 细段:由单层扁平上皮构成,管径细,壁薄,有利于水和离子通过。

(3) 远端小管:连于细段和集合管之间,分为直部和曲部(远曲小管)。管腔较大而规则,管壁由一层立方细胞围成。远曲小管是离子交换的重要部位,对维持体液的酸碱平衡起重要作用。

(二)集合管

集合管连接于远曲小管的末端,自肾皮质行向肾髓质,最终到达肾乳头,并以乳头孔开口于肾小盏。在此过程中,集合管管径逐渐变粗,管壁逐渐变厚,管壁上皮由单层立方上皮渐变为单层高柱状上皮。集合管能进一步重吸收水和交换离子。集合管和远曲小管的重吸收功能受醛固酮和抗利尿激素的调节。

成人两侧肾24小时可形成原尿约180L,经过肾小管和集合管后,绝大部分水、无机盐和几乎全部的营养物质被重吸收入血,肾小管上皮通过主动分泌排出机体部分代谢废物,与原尿一起经集合管浓缩后形成终尿。成人每天排出终尿1~2L,占原尿的1%。

（三）球旁复合体

球旁复合体位于肾小体血管极处的三角区内,由球旁细胞、致密斑和球外系膜细胞组成(图6-7)。

1. **球旁细胞**　位于入球微动脉接近肾小体血管极处,可分泌肾素。肾素可使血管紧张素原转化为血管紧张素,使血管平滑肌收缩、醛固酮分泌增加,促进 Na^+ 和水的重吸收,导致血容量增加,血压升高。

2. **致密斑**　靠近远曲小管邻近肾小体血管极一侧的上皮细胞增高、变窄,形成椭圆形的斑块状隆起,称致密斑,是离子感受器,可感受远端小管内 Na^+ 浓度的变化,反馈性地调节肾素的分泌。

3. **球外系膜细胞**　又称极垫细胞,位于肾小体血管极三角区内,与球旁细胞、血管系膜细胞之间有缝隙连接,在球旁复合体的功能活动中可能起到传递"信息"的作用。

微课:肾的组织结构

五、肾血液循环的特点

肾血液循环的特点与肾的功能密切相关,主要特点有:

（一）血流量大,血流快

肾动脉粗短,直接发自腹主动脉,肾内血管走行较直,故肾血流量大、流速快,人体血液循环的全部血液约4~5分钟即可被肾过滤一遍。

（二）血管球内压力高

入球微动脉粗短,出球微动脉细长,故血管球内压力高,有利于血浆滤过生成原尿。

（三）肾内动脉血管两次形成毛细血管网

一次是入球微动脉分支形成血管球毛细血管网,起滤过作用;另一次是出球微动脉分支形成球后毛细血管网,其内胶体渗透压高,有利于物质的重吸收。

（四）血流分布不均匀

肾皮质血流量大,占肾总血流量的90%,流速快;髓质血流量小,仅占肾血流量的10%,流速慢。

（五）髓质直小血管与髓袢伴行

这种伴行结构有利于髓袢和集合管的重吸收功能。

第二节　输　尿　管

输尿管(ureter)为细长的肌性管道,左、右各一,全长约20~30cm,一般在第2腰椎高度续于肾盂。输尿管沿腰大肌前面下行,经小骨盆上口入盆腔,在膀胱底的外上角斜穿膀胱壁,开口于膀胱底内面(图6-9)。输尿管通过蠕动性收缩将尿从肾输送到膀胱。输尿管按行程分为腹部、盆部和壁内部。

一、输尿管腹部

自肾盂下端至小骨盆上口处,在此处左侧输尿管跨过髂总动脉末端的前方,右侧输尿管跨过髂外动脉起始处的前方。

二、输尿管盆部

从小骨盆上口处至膀胱底外上角,在此过程中,女性输尿管在子宫颈外侧1.5~2cm处经子宫动脉后下方穿过;男性输尿管从输精管后方穿过。

三、输尿管壁内部

在膀胱底外上角由外上向内下斜穿膀胱壁,开口于膀胱内腔,长约1.5cm。当膀胱空虚时,两输尿管口间距约2.5cm;当膀胱充盈时,膀胱内压力升高,压迫输尿管壁内部,阻止尿液由膀胱反流入输尿管。

输尿管口径粗细不等,全长有三处生理性狭窄:第一处狭窄位于肾盂与输尿管移行处(输尿管起始处);第二处狭窄位于跨过小骨盆上口处,即输尿管与髂血管交叉处;第三处狭窄为输尿管壁内部。这三处狭窄是结石易嵌顿的部位。若结石嵌顿后造成输尿管损伤,可伴有血尿。

第三节 膀 胱

膀胱(urinary bladder)是储存尿液的肌性囊状器官,其形状、大小、位置和壁的厚度均随尿液充盈程度而变化。一般成人膀胱的容量约为300~500ml,最大容量可达800ml,男性略大于女性。新生儿的膀胱容量约为成年人的1/10,老年人因膀胱壁肌张力降低而容量增大。

一、膀胱的形态和位置

(一)膀胱的形态

空虚的膀胱呈三棱锥体形,充盈后呈卵圆形。膀胱可分为尖、底、体、颈四部,各部间无明显界限。**膀胱尖**朝向前上方,**膀胱底**朝向后下方,尖与底之间的部分为**膀胱体**,膀胱的最下部称**膀胱颈**,以尿道内口与尿道相接(图6-9)。

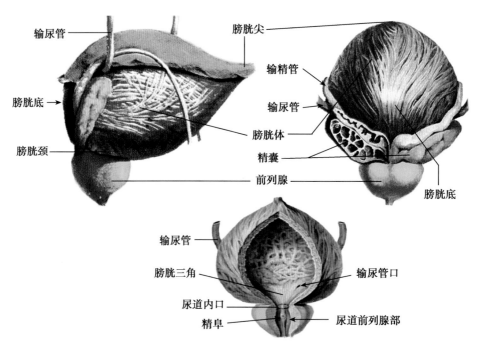

图6-9 膀胱的形态与内面结构

(二)膀胱的位置和毗邻

空虚的膀胱位于盆腔前部,充盈时膀胱腹膜反折线可达耻骨联合上方,此时在耻骨联合上缘行膀胱穿刺术可避免损伤腹膜腔。新生儿的膀胱位置比成年人高,大部分位于腹腔内;老年人的膀胱因盆底肌松弛位置较成年人略低。膀胱后方男性有精囊腺、输精管壶腹和直肠,女性有子宫和阴道;膀胱颈向下男性邻接前列腺底,女性邻接尿生殖膈。

(三)膀胱的内面结构

膀胱内面被覆黏膜,空虚时形成许多皱襞,充盈时皱襞可全部消失。在膀胱底内面位于两输尿管口与尿道内口之间的三角形区域,缺少黏膜下组织,无论膀胱充盈与否,黏膜始终保持平滑状态,称**膀胱三角**(trigone of bladder),是膀胱肿瘤、结核和炎症的好发部位。两输尿管口之间的横行皱襞,称**输尿管间襞**,呈苍白色,是膀胱镜检查时寻找输尿管口的标志(图6-9)。

二、膀胱壁的组织结构与神经支配

(一)膀胱壁的组织结构

膀胱壁由外膜、肌层和黏膜构成。外膜在膀胱顶部为浆膜,其余部位主要为疏松结缔组织。膀胱壁肌层又称**逼尿肌**,为外纵行、中环行、内纵行的三层平滑肌,各层肌纤维分界不清且相互交错;环行肌厚而有力,在尿道内口处增厚形成**尿道内括约肌**。黏膜层可分为上皮层和固有层。上皮层由变移上皮构成,与输尿管和尿道黏膜彼此相连。膀胱空虚时上皮层皱缩成8~10层细胞的黏膜皱襞,表层细胞增大呈立方体形;膀胱充盈时上皮层舒展变薄至3~4层细胞,表层细胞拉伸成扁平状。表层细胞近游离面胞质较为浓密,有防止尿液侵蚀的作用。固有层内含较多胶原纤维和弹性纤维,分布在除膀胱三角以外的区域,将黏膜和肌层紧密连接(图6-10)。

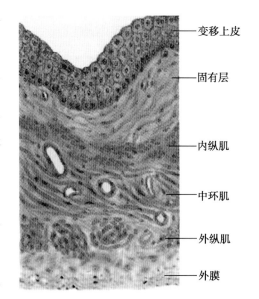

图 6-10　膀胱的微细结构

变移上皮
固有层
内纵肌
中环肌
外纵肌
外膜

（二）膀胱壁的神经支配

膀胱既是储尿的器官,也是排尿的动力源性器官,分布到膀胱和调控排尿活动的神经包括交感神经、副交感神经、躯体运动神经和内脏感觉神经四部分。交感神经使膀胱壁平滑肌舒张、尿道内括约肌收缩而储尿;副交感神经可兴奋逼尿肌,抑制尿道括约肌,是排尿的主要神经;躯体运动神经分布至尿道外括约肌(在尿生殖膈内),控制随意排尿。内脏感觉神经传导膀胱的痛觉和充胀感,传导痛觉的纤维经交感神经、传导充胀感和膀胱颈痛觉的纤维经副交感神经传入中枢(图6-11)。当脊髓损伤时,膀胱的充胀感不能传导至排尿中枢,不能激发排尿反射,从而引起尿潴留。

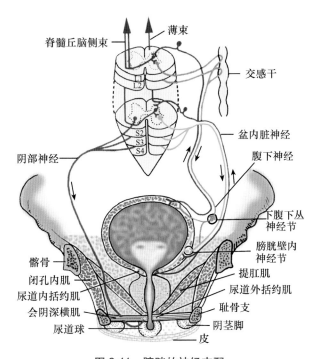

图 6-11　膀胱的神经支配

脊髓丘脑侧束
薄束
交感干
盆内脏神经
腹下神经
阴部神经
下腹下丛神经节
膀胱壁内神经节
髂骨
提肛肌
闭孔内肌
尿道外括约肌
尿道内括约肌
耻骨支
会阴深横肌
阴茎脚
尿道球
皮

知识拓展

排尿反射与排尿控制

排尿反射有脊髓内的初级反射中枢和大脑皮质中的高级反射中枢,初级反射中枢在高级反射中枢的调控下完成正常的排尿活动。尿液充盈后,膀胱壁的充胀感经盆神经传入到脊髓骶2~4段侧柱的初级反射中枢,传出冲动经盆神经传至膀胱壁,引起逼尿肌收缩、尿道内括约肌松弛,尿液进入后尿道。部分排尿反射的感觉冲动传入脊髓后,经脊髓-丘脑继续上行至大脑的高级反射中枢。大脑皮质根据外部环境是否适合排尿,通过皮层脊髓束与锥体外系传导运动信息,抑制或兴奋脊髓骶2~4段前角运动细胞,控制尿道外括约肌的开放或闭合,调控排尿活动。

微课:排尿

笔记

三、膀胱的康复应用解剖

视频:神经源性膀胱

（一）神经源性膀胱

临床上常见的膀胱功能异常主要是由神经系统病变或损伤引起的功能性排尿障碍,主要表现为尿失禁或尿潴留,这种因神经系统疾病引起的膀胱功能异常称为神经源性膀胱。临床上根据膀胱充盈时逼尿肌是否进行无抑制性收缩,分为逼尿肌无反射(下运动神经元病变)和逼尿肌反射亢进(上运动神经元病变)两类。逼尿肌反射亢进型患者主要表现为间歇性不自主排尿,常伴有尿频、尿急、急迫性尿失禁和反射性尿失禁等症状。逼尿肌无反射型患者的常见症状是排尿困难,可发生尿潴留、充盈性尿失禁和压力性尿失禁等现象。

（二）神经源性膀胱的康复训练

神经源性膀胱康复训练的目标是建立自主性排尿节律,保护肾功能,防止肾盂肾炎、肾积水等并发症的发生,提高患者的生活质量。在开始康复训练前,需确定无严重的输尿管膀胱逆流和泌尿系统感染,根据膀胱所处的不同功能状态采取不同的康复训练措施。

一般情况下,膀胱的康复训练包括留置导尿、一次性导尿和建立反射性膀胱三个阶段。留置导尿期主要在医院内进行,该期应注意训练患者的排尿意念。一次性导尿和建立反射性膀胱两个阶段,患者多在康复机构或家中进行。一次性导尿主要采取清洁导尿方式,可促进膀胱壁间歇性地扩张和收缩,有利于恢复或保持膀胱的容量。建立反射性膀胱又称为膀胱再训练,是通过患者的主观意识活动或功能锻炼来改善膀胱的储尿和排尿功能,主要方法有行为技巧、反射性排尿训练、代偿性排尿训练(Valsalva 屏气法和 Crede 手法)、肛门牵张训练和盆底肌训练等。

膀胱康复训练的最终目的是患者不用导尿管、能随意排尿,或虽不能随意排尿但可以有规律地排尿、无尿失禁等。

组图:间歇清洁导尿

第四节 尿 道

尿道(urethra)是尿液排出体外的肌性管道,起自膀胱的尿道内口,止于尿道外口。

一、女性尿道

女性尿道起于膀胱的尿道内口,紧贴阴道前壁行向前下,穿过尿生殖膈,开口于阴道前庭(图 6-12)。

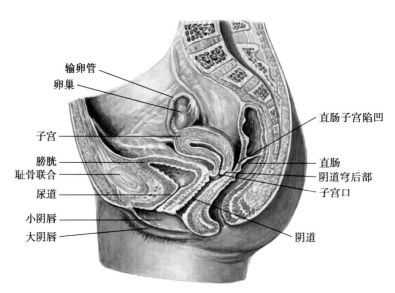

输卵管
卵巢
直肠子宫陷凹
子宫
膀胱
直肠
耻骨联合
阴道穹后部
尿道
子宫口
小阴唇
大阴唇
阴道

图 6-12 女性盆腔(正中矢状切面)

女性尿道长约 3~5cm,上段与膀胱颈相接。膀胱颈和尿道上段外周的环状肌连贯增厚,构成尿道内括约肌,收缩有力。中下段穿过尿生殖膈,被横纹肌和平滑肌构成的尿道阴道括约肌环绕。尿道外口介于阴蒂和阴道口之间。尿道阴道括约肌控制排尿。

女性尿道直径约6mm,无尿液经过时前后壁紧贴,管腔闭合。尿道后壁有纵行的皱襞,称尿道嵴。尿道下端有**尿道旁腺**,其导管开口于尿道周围。尿道旁腺发生感染时可引起囊肿,如压迫尿道可导致尿路不畅。

由于女性尿道短、宽、直并且易于扩张,后方又毗邻阴道口和肛门,所以容易引起逆行性尿路感染。

图片:女性尿道

二、男性尿道

男性尿道兼有排尿和排精的功能,见男性生殖系统。

本章小结

　　泌尿系统是人体重要的排泄系统,它通过泌尿功能排出体内多余的水分、无机盐离子和代谢废物,对维持机体内环境的稳定具有重要的作用。本章从泌尿系统的组成、各器官的形态、位置、微细结构和功能进行阐述,其中肾的位置和形态结构、输尿管的狭窄、膀胱的内部结构、女性尿道的特点等内容既是本章的重点,也是考点。神经源性膀胱及其康复训练是本章重要的康复应用解剖。

（王家增）

思考题

1. 简述泌尿系统的组成和功能。
2. 简述尿液的产生和排出途径(可用箭头表示)。
3. 肾结石排出体外经过哪几个狭窄?
4. 参与排尿反射的神经有哪些? 各有何作用?
5. 女性尿道有何特点? 有何临床意义?

扫一扫,测一测

思路解析

第七章　生殖系统

学习目标

1. 掌握：睾丸的结构及功能；卵巢的结构及功能；会阴的结构。
2. 熟悉：睾丸的位置、形态和组织结构；输精管的走行、分部；精索的概念；前列腺的位置和功能；男性尿道的形态和特点；卵巢、输卵管和子宫的位置、形态、结构和功能；子宫的固定装置；阴道的位置和开口。
3. 了解：附睾、射精管的位置和作用；精囊腺的形态；精液及其排出途径；阴囊和阴茎的构成；女性外生殖器的组成；女性乳房的位置、形态、组织结构。

案例导学

患者，女，30岁，已婚。患者婚后半年患有附件炎，经治疗后痊愈，因不孕4年就诊。子宫输卵管造影术显示两侧输卵管狭窄，医生决定为患者行输卵管再通术。

问题与思考：

1. 输卵管狭窄为什么会引起不孕？
2. 输卵管再通依次经过哪些结构？

生殖系统（reproductive system）分为男性生殖器和女性生殖器，其主要功能是：产生生殖细胞，繁殖后代；分泌性激素，促进生殖器官的发育，激发并维持第二性征。

男、女性生殖器均由内生殖器和外生殖器两部分组成。内生殖器包括生殖腺、生殖管道和附属腺；外生殖器露于体表。

第一节　男性生殖系统

男性内生殖器包括生殖腺（睾丸）、生殖管道（附睾、输精管、射精管、男性尿道）和附属腺（精囊腺、前列腺、尿道球腺），外生殖器包括阴囊和阴茎（图7-1）。

一、睾丸

（一）睾丸的位置和形态

睾丸（testis）位于阴囊内，左、右各一，呈略扁的椭圆形。睾丸分内外侧面、上下端、前后缘。前缘游离，后缘与附睾相邻，有睾丸的血管、神经和淋巴管通过（图7-2）。

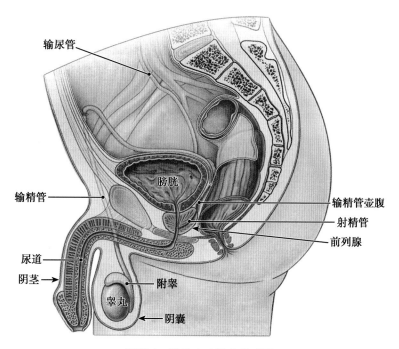

图 7-1　男性生殖器官模式图

图中标注：输尿管、膀胱、输精管、尿道、阴茎、睾丸、附睾、阴囊、输精管壶腹、射精管、前列腺

（二）睾丸的组织结构

睾丸的表面是一层致密结缔组织膜，称白膜。白膜在睾丸后缘增厚形成睾丸纵隔，并发出睾丸小隔将睾丸分为许多睾丸小叶。每个睾丸小叶内含有 1~4 条**生精小管**。生精小管上皮由支持细胞和生精细胞构成。支持细胞对生精细胞有保护、支持和营养的作用；生精细胞是一系列不同发育阶段的男性生殖细胞，经过演变最终变成精子。生精小管之间有疏松结缔组织称**睾丸间质**，内含间质细胞，单个或成群分布。生精小管经精直小管进入睾丸纵隔，交织成睾丸网，最终形成睾丸输出小管进入附睾。

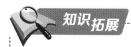
知识拓展

隐　睾

正常男性胎儿在母亲怀孕 9 个月时睾丸已降至阴囊内，若出生后及婴儿期阴囊内仍无睾丸或仅一侧有睾丸称为隐睾症，临床上也称为睾丸下降不全或睾丸未降。单侧隐睾比双侧多见，且以右侧居多。隐睾小儿的睾丸可停留在腹腔内、腹股沟管、阴囊上部等处，因受体内"高温"的影响，容易造成睾丸发育障碍，常表现为睾丸萎缩、精子发育不良等，双侧隐睾可致不育症。同时，隐睾容易发生癌变，比正常睾丸癌变机会大 30~50 倍。当睾丸停留在腹股沟管处时，从表面可见一半圆形突起，用手可以摸到；因其位置表浅，又无缓冲余地，易外力损伤。隐睾者常伴有腹股沟斜疝。

二、男性生殖管道

（一）附睾

附睾（epididymis）附于睾丸的上端和后缘，为上端膨大、向下变细的新月形结构，从上向下依次分为**头、体**和**尾**。附睾头部由睾丸输出小管蟠曲而成，输出小管汇集成附睾管，蟠曲于体、尾部。附睾尾向后上返折移行为输精管。附睾能暂时贮存精子和分泌附睾液，附睾液有助于精子的发育成熟。

（二）输精管和射精管

输精管（ductus deferens）连于附睾，长约 50cm。按行程分 4 部（图 7-1、图 7-2）：①睾丸部：为输

精管的起始部,位于阴囊内;②精索部:介于睾丸上端至腹股沟管浅环之间,该段位置表浅,临床上常在此进行输精管结扎术;③腹股沟管部:位于腹股沟管内;④盆部:是输精管最长的一段,出腹股沟管腹环后向内下沿盆腔侧壁行向后下,至膀胱底的后面,扩大为输精管壶腹,其末端变细,与精囊腺的排泄管汇合成**射精管**(ejaculatory duct)。射精管长约2cm,斜穿前列腺,开口于尿道前列腺部(图7-2)。

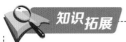

输精管结扎术

输精管结扎术是一种男性的永久性节育措施,通过切断、结扎输精管,或采用电凝、栓堵、化学药物等闭塞输精管的内腔,从而阻断精子的输出而达到节育的目的。临床上常在阴囊根部进行此手术,由于该手术不妨碍睾丸的内分泌功能,术后男性的性功能和第二性征均不受影响。

精索(spermatic cord)为一对质地柔软的圆索状结构,位于睾丸上端与腹股沟管腹环之间。精索内主要有输精管、睾丸动脉、蔓状静脉丛、淋巴管、神经和鞘韧带等。精索表面包有三层被膜,从内向外依次为精索内筋膜、提睾肌和精索外筋膜(图7-2)。

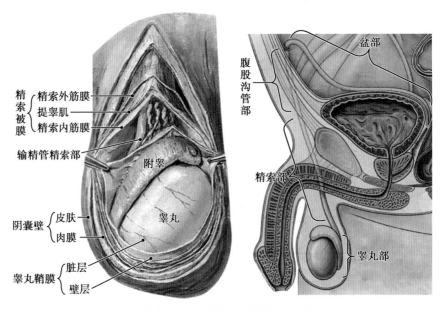

图7-2　睾丸和附睾的被膜及输精管

三、附属腺

(一)精囊腺

精囊腺又称精囊,为一梭形囊状器官,位于膀胱底后面,左右各一。其排泄管与输精管末端汇合成射精管。该腺分泌的黄色黏稠液体是精液的组成成分(图7-3)。

(二)前列腺

前列腺位于膀胱与尿生殖膈之间,呈前后略扁的栗子形,上端宽大称前列腺底,下端尖细,称前列腺尖,底和尖之间的部分为前列腺体。体的后面平坦,中间有一纵行浅沟,称前列腺沟(图7-3),因此面与直肠相邻,肛门指诊可触及前列腺后面及前列腺沟,患前列腺炎或前列腺增生时,此沟变浅或消失。

前列腺实质可分为前叶、中叶、后叶和2个侧叶。尿道从其中央穿过(图7-1、图7-3),当前列腺增生时,可压迫尿道引起排尿困难或尿潴留。前列腺的分泌物是精液的主要组成成分。

(三)尿道球腺

尿道球腺为1对豌豆大小的腺体,位于尿生殖膈内。排泄管穿过尿生殖膈下筋膜开口于尿道球

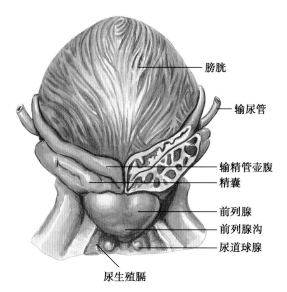

图 7-3　前列腺、精囊腺及尿道球腺(后面观)

部,分泌物参与精液的组成(图 7-3)。

精液为乳白色弱碱性液体,由精子与输精管道及其附属腺的分泌物混合而成。正常成年男性每次射精量为 2~5ml,含精子 3 亿~5 亿个。精子的产生及精液排出途径可表示为:

精囊腺(分泌物)

睾丸生精小管(产生精子)→附睾→输精管→射精管→男性尿道→排出体外

前列腺(分泌物)　　尿道球腺(分泌物)

四、男性外生殖器

(一)阴囊

阴囊(scrotum)为一皮肤囊袋,位于阴茎的后下方。该部皮肤薄而柔软,颜色较深,成人有少量阴毛(图 7-4)。阴囊皮下缺乏脂肪组织而较致密,并含有平滑肌纤维,称**肉膜**。肉膜平滑肌的舒缩可使阴囊松弛或紧张,可调节阴囊内的温度,以利于精子的发育。阴囊正中线上有一纵行的阴囊缝,肉膜

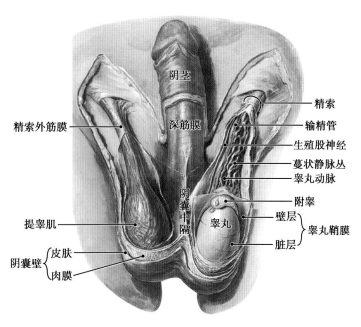

图 7-4　阴囊结构模式图

在此向深面发出阴囊中隔,将阴囊分为左、右2部,分别容纳两侧的睾丸和附睾等。

在肉膜深面包被有睾丸和精索的被膜,由浅至深有**精索外筋膜、提睾肌、精索内筋膜、睾丸鞘膜**。睾丸鞘膜来自腹膜,分为脏、壁2层,脏层包于睾丸和附睾表面,壁层贴于精索内筋膜内面。两层之间为**鞘膜腔**,内有少量浆液,有润滑作用。病理状态下腔内液体可增多而形成睾丸鞘膜积液。

(二)阴茎

阴茎(penis)由前至后可分为头、体、根3部(图7-5)。阴茎根附着于耻骨下支、坐骨支和尿生殖膈;阴茎体悬垂于耻骨联合前下方,呈圆柱状;前端膨大,称阴茎头,有矢状位的尿道外口。阴茎头、体交界处有一环状沟,称阴茎颈。

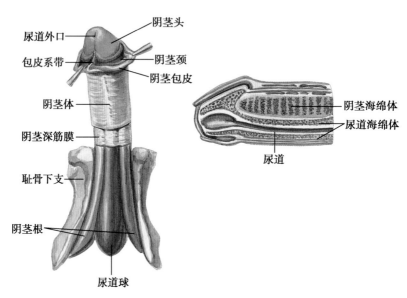

图 7-5 阴茎的构造

阴茎由2条阴茎海绵体和1条尿道海绵体构成,外面包以筋膜和皮肤。**阴茎海绵体**位于背侧,构成阴茎的主体。**尿道海绵体**位于腹侧,内有尿道通过,其前后两端均膨大,前端即**阴茎头**,后端为**尿道球**,附于尿生殖膈下面。

海绵体由许多海绵体小梁及其间的腔隙构成,腔隙与血管相通。当其间充血时,阴茎即变粗、变硬而勃起;反之,则变软变细。3条海绵体被皮肤和浅深筋膜共同包被。在阴茎颈处,皮肤向前延伸为环行双层游离皱襞,称**阴茎包皮**。在阴茎头腹侧中线上包皮与阴茎头之间连有皮肤皱襞,称**包皮系带**。

幼儿时期阴茎包皮较长,包被整个阴茎头。随年龄增长,包皮逐渐后退,包皮口逐渐扩大,阴茎头显露于外。如成年后包皮仍包住阴茎头,则称包皮过长;如不能上翻,则称包茎,需行包皮环切术。

五、男性尿道

男性尿道(male urethra)兼有排尿和排精的功能。起于膀胱的尿道内口,依次穿过前列腺、尿生殖膈和尿道海绵体,终于阴茎头顶端的尿道外口(图7-6)。成人平均长约18cm。

(一)男性尿道的分部

根据位置将男性尿道分为**前列腺部、膜部和海绵体部**。膜部最短,海绵体部最长。临床上将海绵体部称为**前尿道**,膜部和前列腺部合称**后尿道**。膜部有括约肌环绕,可随意控制排尿。

(二)男性尿道的狭窄和弯曲

男性尿道有3个狭窄和2个弯曲。3个狭窄分别位于尿道内口、尿道膜部和尿道外口(图7-6),以尿道外口最狭窄。这3个狭窄是结石易滞留的部位。2个弯曲分别为耻骨下弯和耻骨前弯(图7-6)。耻骨下弯位于耻骨联合后下方,凸向后下方,恒定不变;耻骨前弯位于耻骨联合前下方,凸向前上方,将阴茎拉向腹壁时,此弯可消失。

0701

微课:男性
生殖系统

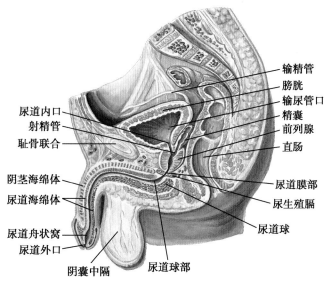

图 7-6　男性盆腔(正中矢状切面)

输精管
膀胱
输尿管口
精囊
前列腺
直肠
尿道膜部
尿生殖膈
尿道球

尿道内口
射精管
耻骨联合
阴茎海绵体
尿道海绵体
尿道舟状窝
尿道外口
阴囊中隔
尿道球部

第二节　女性生殖系统

女性内生殖器由生殖腺(卵巢)、生殖管道(输卵管、子宫、阴道)和附属腺(前庭大腺)组成;外生殖器即女阴。

一、卵巢

(一)卵巢的位置和形态

卵巢(ovary)是女性的生殖腺,左、右各一,贴于盆腔侧壁髂内、外动脉夹角处的卵巢窝内。卵巢有产生卵子和分泌女性激素的功能(图 6-12)。

卵巢呈扁卵圆形,可分为内、外侧两面,上、下两端和前、后两缘。卵巢上端接近输卵管伞,与骨盆上口间有一腹膜皱襞,称**卵巢悬韧带**,内有卵巢的血管、淋巴管和神经走行,是手术中寻找卵巢动、静脉的标志。卵巢下端与子宫输卵管结合处的后下方连有一结缔组织和平滑肌束形成的索状结构,称**卵巢固有韧带**(图 7-7)。卵巢前缘借卵巢系膜连于子宫阔韧带后层,前缘中部有血管和神经出入,称**卵巢门**。卵巢的大小和形状随年龄增长呈现差异,幼女的卵巢较小,表面光滑;性成熟期卵巢最大,后经多次排卵,卵巢表面出现瘢痕而凹凸不平;50 岁左右随月经停止而逐渐萎缩。

(二)卵巢的组织结构

卵巢表面为被膜,深部为实质。实质可分为皮质和髓质两部分。皮质位于周围部,含有不同发育阶段的**卵泡**(follicle);髓质位于中央部,由结缔组织构成(图 7-8)。

1. 卵泡的发育与成熟　一般可分为原始卵泡、生长卵泡和成熟卵泡 3 个阶段。

(1)**原始卵泡**:位于皮质浅层,体积最小。女婴出生时,每侧卵巢约有 100 万～200 万个原始卵泡。其中央有 1 个较大的细胞,称**初级卵母细胞**,周围是一层扁平细胞,称**卵泡细胞**。

(2)**生长卵泡**:自青春期开始,在垂体促性腺激素的作用下,原始卵泡开始生长发育。表现为:①初级卵母细胞增大;②卵母细胞周围出现**透明带**;③卵泡细胞分裂增生,透明带周围的一层柱状细胞形成**放射冠**;④卵泡细胞间出现**卵泡腔**,卵泡腔内含有卵泡液;⑤卵泡腔周围的卵泡细胞形成卵泡壁;⑥结缔组织在卵泡壁外形成卵泡膜。卵泡细胞和卵泡膜内层细胞可合成和分泌雌激素。

(3)**成熟卵泡**:是卵泡发育的最后阶段,初级卵母细胞经过减数第一次分裂,成为**次级卵母细胞**。成熟卵泡体积显著增大,直径可达 20mm,并突向卵巢表面。

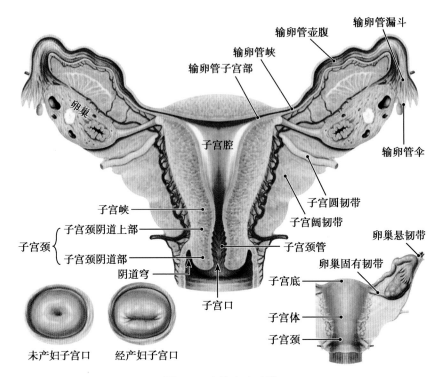

图 7-7 女性内生殖器

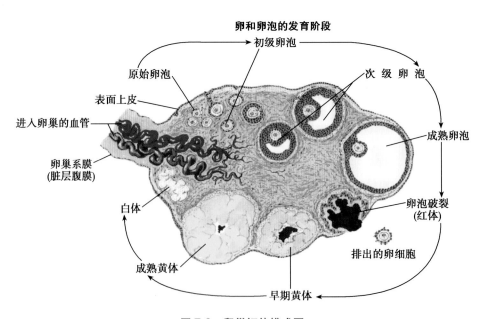

图 7-8 卵巢切片模式图

2. 排卵 随着卵泡液的剧增,卵泡腔内的压强增加,导致卵泡壁、卵泡膜和卵巢的被膜破裂,卵细胞、透明带、放射冠和卵泡液一起进入腹膜腔,称**排卵**(ovulation)。

3. 黄体的形成与退化 成熟卵泡排卵后,卵泡壁塌陷,卵泡膜和血管也随之陷入,在黄体生成素的作用下,逐渐发育成一个体积较大且富有血管的细胞团,新鲜时呈黄色,称**黄体**(luteal)。黄体细胞能分泌孕激素和少量雌激素。

二、输卵管

(一)输卵管的位置

输卵管(uterine tube)位于子宫底的两侧,包裹于子宫阔韧带的上缘内(图7-7)。其内侧端以输卵管子宫口与子宫腔相通,外侧端以输卵管腹腔口开口于腹膜腔。

(二)输卵管的形态和分部

输卵管(oviduct)是一对弯曲的肌性管道,长10~12cm,由内向外可分为4部分:①**子宫部**:为穿过子宫壁的一段;②**峡部**:紧贴子宫壁细而直的一段,常在此行输卵管结扎术;③**壶腹部**:约占输卵管全长的2/3,管径粗而较弯曲,卵子通常在此受精;④**漏斗部**:为外侧端膨大部分,形似漏斗,其游离缘有许多指状突起,称**输卵管伞**,盖在卵巢表面。手术时以此为寻找输卵管的标志。

临床上将输卵管和卵巢合称为**子宫附件**(图7-7)。

三、子宫

子宫(uterus)是孕育胎儿、产生月经的肌性器官,壁厚而腔窄(图7-7)。

(一)子宫的形态和分部

子宫呈倒置的梨形,前后稍扁,分**子宫底**、**子宫体**和**子宫颈**3部分。子宫底为两侧输卵管开口以上的圆凸部分;子宫颈为子宫下部的缩细部分,其下1/3段伸入阴道,称**子宫颈阴道部**,是宫颈癌的好发部位,上2/3段称**子宫颈阴道上部**;子宫底和子宫颈之间的部分称**子宫体**;子宫颈和子宫体交界的狭窄处称**子宫峡**。

子宫内的腔隙称子宫内腔。其中,子宫体和子宫底围成的腔称**子宫腔**;子宫颈内的腔称**子宫颈管**,其下口称**子宫口**,与阴道相通。未产妇的子宫口呈圆形,经产妇的子宫口为横裂状。

(二)子宫的位置和固定装置

1. 子宫的位置 子宫位于盆腔内,介于膀胱和直肠之间,下接阴道,两侧有输卵管和子宫阔韧带相连(图7-7)。成人正常未孕子宫呈前倾前屈位。前倾是指整个子宫向前倾斜,即子宫长轴与阴道长轴形成向前开放的钝角;前屈是指子宫体与子宫颈间向前的弯曲。由于子宫与直肠紧密相邻,临床上可经直肠检查子宫及其周围的结构。

2. 子宫的固定装置 维持子宫正常位置的韧带主要有4对(图7-9)。

(1)**子宫阔韧带**:横连于子宫两侧与骨盆侧壁间呈冠状位的双层腹膜皱襞(图7-7、图7-9)。上缘游离,其内侧2/3内包裹输卵管,外侧1/3为卵巢悬韧带。子宫阔韧带主要限制子宫向两侧移动。

(2)**子宫圆韧带**:是一对圆索状结构。起自子宫前面的上外侧,在阔韧带两层间向前外弯行,穿过腹股沟管,止于大阴唇皮下,是维持子宫前倾位的主要结构。

(3)**子宫主韧带**:位于子宫阔韧带下部的两层间,从子宫颈连至骨盆侧壁。它有固定子宫颈和防止子宫下垂的作用。

(4)**骶子宫韧带**:起自子宫颈后面,向后绕过直肠两侧,固定于骶骨前面。有牵引子宫颈向后上的作用,与子宫圆韧带共同维持子宫的前倾前屈位。

(三)子宫壁的组织结构

子宫壁(图7-10)由内向外依次分为子宫内膜、子宫肌层和子宫外膜3层。

1. 子宫内膜 由单层柱状上皮和固有层组成。固有层为结缔组织,内含子宫腺和螺旋动脉。根据子宫内膜的功能特点,可将其分为浅表的**功能层**和深部的**基底层**。功能层自青春期起至绝经期止有周期性脱落的特点。基底层不发生脱落,具有增生和修复功能层的作用。

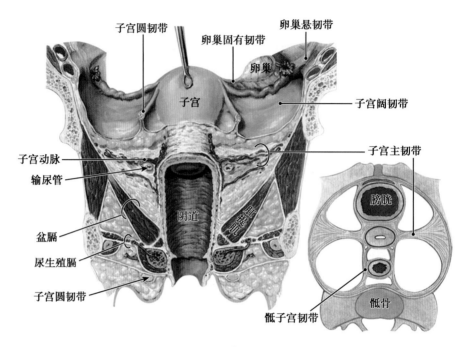

图 7-9 子宫的固定装置

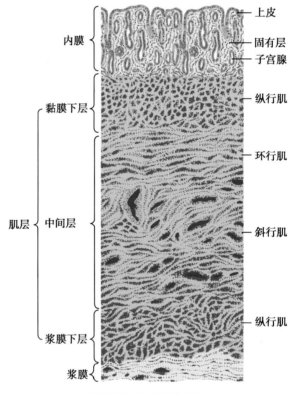

图 7-10 子宫壁的结构

2. 子宫肌层 很厚,由成束或成片的平滑肌构成。在妊娠期,平滑肌纤维受卵巢激素的作用,可显著增长,肌层增厚,分娩后则可逐渐复原。

3. 子宫外膜 子宫底和子宫体外表面为浆膜(即腹膜脏层),其余为纤维膜。

四、阴道

阴道(vagina)是女性的性交器官,也是月经排出和胎儿娩出的通道。阴道位于盆腔的中央,膀胱、尿道和直肠之间(图7-9、图7-11)。阴道上端较为宽阔,呈穹隆状包绕子宫颈阴道部,两者之间形成的环状间隙称**阴道穹**。阴道穹分前部、后部及两侧部,其中以阴道穹后部最深,仅以阴道壁与直肠子宫陷凹相隔。当直肠子宫陷凹内有积液时,可经阴道穹后部穿刺,以协助诊断和引流。阴道下端以阴道口开口于阴道前庭,阴道口的周围有处女膜,处女膜破裂后留有处女膜痕。

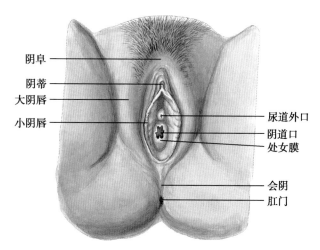

阴阜
阴蒂
大阴唇
小阴唇
尿道外口
阴道口
处女膜
会阴
肛门

图 7-11　女性外生殖器

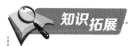

阴道自净作用

　　阴道自净作用是指阴道上皮在卵巢分泌的雌激素影响下增生变厚,增加对病原体侵入的抵抗力,同时上皮细胞中含有丰富糖原,在乳酸杆菌作用下分解为乳酸,维持阴道正常的酸性环境(pH 4.5,多在 3.8~4.4),使适应于弱碱性环境中繁殖的病原菌受到抑制,是女性一种自身的自然防御功能。

五、前庭大腺

前庭大腺是位于阴道口两侧的豌豆样腺体,其导管开口于阴道前庭。分泌物有润滑阴道口作用。如因导管炎症阻塞,可形成前庭大腺囊肿。

六、女性外生殖器

女性外生殖器即**女阴**(female pudendum)(图7-11)。主要有**阴阜、阴蒂、大阴唇、小阴唇**等结构。两侧小阴唇之间为**阴道前庭**,前部有尿道外口,后部有阴道口,两侧有前庭大腺导管的开口。

七、会阴

会阴有广义和狭义之分。广义会阴是指封闭小骨盆下口的所有软组织。此区呈菱形,以两侧坐骨结节连线为界,可将会阴分为前、后两个三角形区域。前方是**尿生殖三角**,男性有尿道通过,女性有尿道、阴道通过;后方是**肛三角**,有肛管通过。狭义会阴(产科会阴)是指肛门与外生殖器之间狭小区域的软组织。狭义会阴在产科分娩时伸展、扩张较大,结构变薄,助产时要注意保护,避免撕裂。

八、乳房

(一)乳房的位置和形态

乳房位于胸大肌的前部。成年女性乳房呈半球形,紧张而有弹性。乳房的中央有**乳头**,乳头顶端有输乳管开口。乳头周围的环形色素沉着区,称**乳晕**。乳头和乳晕的皮肤薄弱,容易损伤而造成感染(图 7-12)。

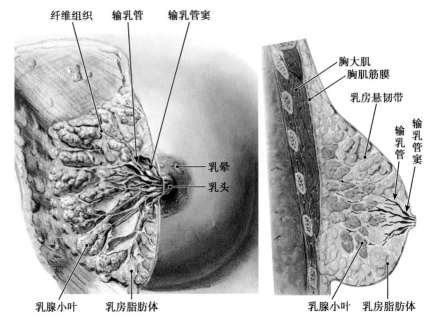

图 7-12 成年女性乳房形态与结构

(二)乳房的结构

乳房的表面覆盖皮肤,内部主要由乳腺、脂肪组织和结缔组织构成。结缔组织向乳腺深部发出许多小隔,将乳腺分隔成 15~20 个**乳腺叶**(图 7-12)。乳腺叶以乳头为中心呈放射状排列,每个乳腺叶都借一条开口于乳头的输乳管排放乳汁。乳房手术时,应尽量采用放射状切口,以减少对输乳管的损伤。

乳腺位于胸肌筋膜和皮肤之间,乳房表面的皮肤与胸肌筋膜、乳腺之间连有许多结缔组织小束,称**乳房悬韧带**,对乳腺有支持作用。

男性乳房一般不发育。女性乳房是哺乳器官,也是女性重要的第二性征。

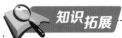 知识拓展

乳房"橘皮样"变

乳腺癌肿侵犯乳房悬韧带时,可使之收缩,变短,牵拉皮肤形成凹陷,状如酒窝,故称"酒窝征"。乳腺癌晚期时,由于乳腺皮下淋巴管被肿瘤细胞阻塞或乳腺中央区被肿瘤细胞浸润,使乳腺淋巴管回流受阻,淋巴管内淋巴液积聚,皮肤变厚,毛囊口扩大、深陷而呈"橘皮样"变。

本章小结

睾丸是男性的生殖腺,能产生精子和分泌雄性激素。男性的附属腺体有精囊、前列腺和尿道球腺,其分泌物参与精液的形成。男性生殖管道有附睾、输精管、射精管和尿道;输精管分为四部,男性结扎部位常选用输精管精索部。男性尿道分为前列腺部、球部和海绵体部,全长有 3 个狭窄和 2 个弯曲。卵巢是女性的生殖腺,能产生卵子和分泌女性激素。女性的附属腺体是前庭大腺。输卵管分为 4 部分,女性结扎常选用输卵管峡部,输卵管壶腹是卵子受精的部位。子宫位于膀胱和直肠之间,分为底、体、颈 3 部分。子宫居于小骨盆中央,呈前倾前屈位,子宫周围有固定装置维持其姿态和位置。

 笔记

(朱建忠)

思考题

1. 男、女性的生殖腺是什么？各有何作用？
2. 简述男性尿道的分部、狭窄和弯曲以及临床意义。
3. 子宫位于何处？分为哪 3 个部分？
4. 何谓会阴？分为哪 2 部？各部有何结构通过？

扫一扫,测一测

思路解析

第八章 脉管系统

学习目标

1. 掌握:脉管系统的组成和功能,血液循环的途径;心的位置、外形,心的血管;下腔静脉系的组成、收集范围及主要属支。

2. 熟悉:心腔的形态、结构,心壁的构造;心传导系统;体循环动脉的主干,头颈部的动脉,上肢的动脉主干,下肢的动脉主干;上腔静脉系的组成、收集范围、主要属支;淋巴系统的组成;脾的形态、位置和功能。

3. 了解:心的体表投影,心包;动脉、静脉和毛细血管的组织结构;肺循环的血管;胸部、腹部和盆部的动脉分布;肝门静脉的组成、属支、收集范围、血流的去路;淋巴管道;淋巴结的形态、位置、微细结构,全身主要的淋巴结群;脾的微细结构。

案例导学

患者,女,80 岁。活动后气促 2 个月入院。患者既往有高血压、高血脂、脑梗死病史,入院诊断为冠心病、心力衰竭,治疗效果欠佳。后因超声心动图提示肺动脉高压,行肺灌注扫描确诊为肺梗死,超声多普勒显示双下肢深静脉有血栓。经溶栓、抗凝治疗,好转出院。

问题与思考:
1. 下肢深静脉血栓经何途径到达肺动脉?
2. 下肢深静脉血栓可能导致何症状和体征?

第一节 概　述

一、脉管系统的组成和功能

脉管系统(angiology system)包括心血管系统和淋巴系统,是体内一系列连续且封闭的管道系统。

心血管系统(cardiovascular system)由心、动脉、静脉和连于动、静脉之间的毛细血管组成,其内流动着血液。

淋巴系统(lymphatic system)由淋巴管道、淋巴器官和淋巴组织组成,其内流动着淋巴,最终注入心血管系统,所以淋巴系统是心血管系统的辅助结构。

脉管系统的主要功能是物质运输,即把营养物质、氧气和激素等输送给身体各器官、组织和细胞,供新陈代谢所需;同时将代谢产物如二氧化碳、尿素等运送到肺、肾及皮肤等器官排出体外,以维持机

微课：脉管
系统概述

体内环境理化特性的相对稳定,保证人体生命活动的正常进行。

二、血液循环及其途径

血液循环是血液由心射出,经动脉、毛细血管和静脉又回流到心,如此周而复始、循环不息的流动过程。按循环途径的不同,可分为体循环和肺循环(图 8-1)。

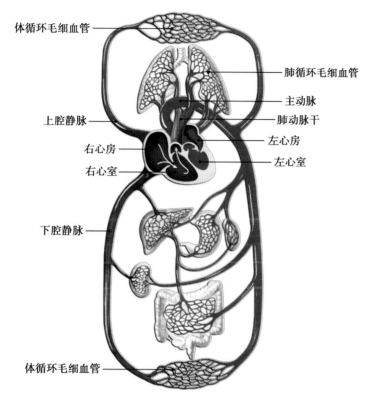

图 8-1 血液循环示意图

体循环(systemic circulation)始于左心室。血液从左心室射出,经主动脉及其各级分支到达全身各部的毛细血管。在此与周围的组织、细胞进行物质交换后,含氧丰富、颜色鲜艳的动脉血逐渐变成含氧量较低、颜色暗红的静脉血。再经静脉的各级属支,最后汇合成上、下腔静脉及冠状窦流回右心房。体循环的特点:流程长、流速快、压力大;流经范围广,分布于全身;既进行物质交换,又进行气体交换。

肺循环(pulmonary circulation)始于右心室。血液从右心室射出,经肺动脉及其在肺内的各级分支,流至肺泡毛细血管。在此与肺泡内的气体进行交换后,静脉血逐渐变为动脉血。再经静脉属支汇入左右肺静脉流回左心房。肺循环的特点:流程短、流速慢、压力小;流经范围窄,仅分布于肺;只进行气体交换。

体循环和肺循环途径及相互关系

体循环:左心室→主动脉及分支→全身毛细血管→小、中静脉→上、下腔静脉、冠状窦→右心房

肺循环:左心房←左、右肺静脉←肺毛细血管←肺动脉干及分支←右心室

(王立芹)

第二节　心血管系统

一、心

(一)心的位置和外形

1. 心的位置　位于胸腔的中纵隔内,约 2/3 在正中线的左侧,1/3 在正中线的右侧。前方与胸骨体和第 2~6 肋软骨相对,后方平对第 5~8 胸椎体,与食管、迷走神经和胸主动脉等相邻;上方与出入心

的大血管相连;下方邻膈;两侧与纵隔胸膜和肺相邻(图8-2)。前面大部分被肺和胸膜遮盖,只有一小部分与胸骨体下部左半及左侧第4~5肋软骨相邻,临床上进行心内注射,多在胸骨左缘第4肋间隙进针,以免损伤肺和胸膜。

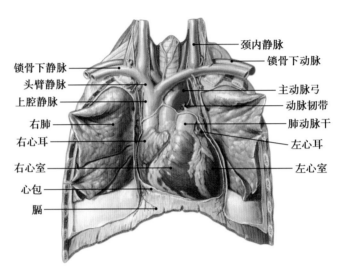

图8-2 心的位置和外形

2. 心的外形 心呈前后稍扁的、倒置的圆锥形,大小约与本人的拳头相似。可分1尖、1底、2面、3缘和3沟(图8-3、图8-4)。**心尖**朝向左前下方,在左锁骨中线与第5肋间隙交点的内侧1~2cm处,可扪及或看到心尖的搏动。**心底**朝向右后上方,与出入心的大血管相连,是心脏比较固定的部分。前面亦称**胸肋面**,朝向前上方。下面亦称**膈面**,略朝向后下方,隔心包贴于膈。下缘较锐利,近水平位。右缘垂直圆钝。左缘圆钝,斜向左下。**冠状沟**又称房室沟,是心房与心室在心表面的分界标志。**前室间沟**和**后室间沟**是左、右心室在心表面的分界标志,分别在心室的胸肋面和膈面,从冠状沟走向心尖,交汇于心尖的右侧,并稍凹陷,称**心尖切迹**。

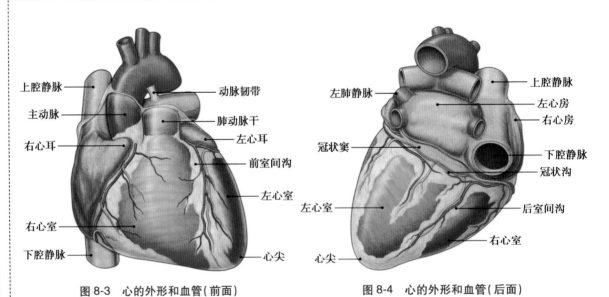

图8-3 心的外形和血管(前面)　　　　　图8-4 心的外形和血管(后面)

(二)心腔的结构

心腔包括右心房、右心室、左心房和左心室。左、右心房间有**房间隔**分隔,左、右心室间有**室间隔**分隔。左、右心房之间及左、右心室之间均不相通,但同侧的心房与心室之间可经房室口相通。

1. **右心房**(right atrium) 位于心的右上部,有3个入口:**上腔静脉口**位于上方,引导上半身的静脉血回心;**下腔静脉口**位于下方,引导下半身的静脉血回心;**冠状窦口**位于下腔静脉口与右房室口之间,

微课:心的位置和外形

引导心壁的静脉血回心(图 8-5)。在右心房的前下部有**右房室口**,为右心房的出口,血液由此流入右心室。

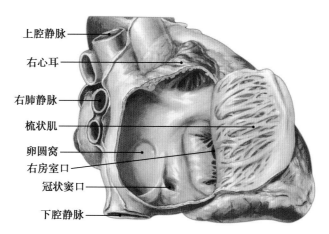

图 8-5 右心房

在房间隔右心房侧的下部,有一卵圆形浅凹,称**卵圆窝**(oval rossa),是胎儿时期卵圆孔闭合后的遗迹。房间隔缺损多发生在此。

2. **右心室**(right ventricle) 位于右心房的左前下方(图 8-6)。入口为**右房室口**,口周缘的纤维环上附着有 3 个呈三角形的瓣膜,称**三尖瓣**,又称**右房室瓣**,瓣的边缘有许多**腱索**与室壁的**乳头肌**相连。当右心室收缩时,血流推动三尖瓣,关闭右房室口,由于乳头肌的收缩、腱索的牵拉,使三尖瓣不致翻入右心房,以防止血液逆流。

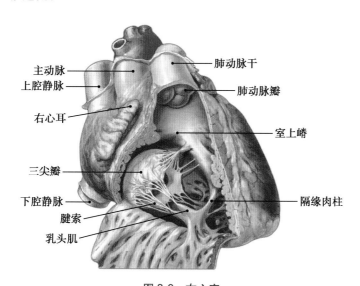

图 8-6 右心室

右心室的出口为**肺动脉口**,口周缘的纤维环上附着有 3 个呈半月形且袋口开向肺动脉干的瓣膜,称**肺动脉瓣**。当右心室舒张时,肺动脉瓣被倒流的血液充盈,关闭肺动脉口,阻止血液反流回右心室。

3. **左心房**(left atrium) 位于右心房的左后方,占心底的大部分。有 4 个入口,即左、右各 2 个**肺静脉口**,位于左心房后壁两侧。左心房的出口为**左房室口**,通向左心室(图 8-7)。

4. **左心室**(left ventricle) 位于右心室的左后下方,壁厚约为右室壁的 3 倍(图 8-7)。入口为**左房室口**,口周缘的纤维环上附着有 2 个呈三角形的瓣膜,称**二尖瓣**,又称**左房室瓣**(图 8-9),边缘也有许多腱索连于室壁的乳头肌,作用同三尖瓣。出口为**主动脉口**,口周缘的纤维环上附着有**主动脉瓣**,每个瓣相对的主动脉壁向外膨出,形成**主动脉窦**,可分为左、右、后窦。左、右窦分别有左、右冠状动脉的开口。当左心室收缩时,二尖瓣关闭,同时血液冲开主动脉瓣进入主动脉;当左心室舒张时,主动脉瓣

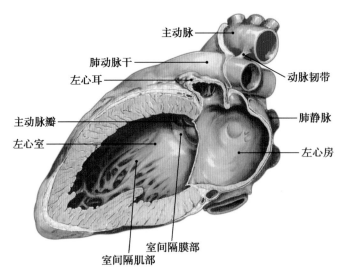

图 8-7 左心房和左心室

被倒流的血液充盈而关闭,防止血液从主动脉反流入左心室。

（三）心的构造

1. 心壁 心壁由**心内膜、心肌层**和**心外膜**构成（图 8-8）。

微课:心的间隔和内腔

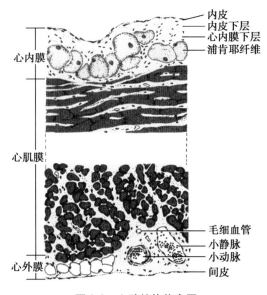

图 8-8 心壁结构仿真图

（1）心内膜:是心壁最内层,与血管内膜相连续,由**内皮、内皮下层**和**心内膜下层**组成。心内膜下层中含有 Purkinje 纤维。心内膜在房室口和动脉口处分别折叠形成**房室瓣**和**动脉瓣**。

（2）心肌层:主要由心肌纤维构成,是心壁的主要组成部分。心房肌较薄,心室肌较厚,左心室肌最厚。心房肌与心室肌被心纤维骨骼分开,分别附着于左、右房室口周围的纤维环上。

（3）心外膜:为浆膜心包的脏层,被覆在心肌层的外面。

2. 心间隔 包括**房间隔**和**室间隔**（图 8-9）。**房间隔**分隔左、右心房,连接左、右心房肌,故左、右心房同时舒缩。**室间隔**分隔左、右心室,连接左、右心室肌,故左、右心室同时舒缩。室间隔的大部分为肌部,而上部为膜部,是室间隔缺损的好发部位。

（四）心的传导系统

心的传导系统是由特殊分化的心肌纤维构成,包括窦房结、房室结、房室束、左、右束支和 Purkinje 纤维网等（图 8-10）,能产生兴奋、传递冲动,维持心的节律性搏动。

1. **窦房结** 位于上腔静脉与右心房交界处的心外膜深面,呈椭圆形,是心的正常起搏点。

2. **房室结** 位于右侧房间隔下部,冠状窦口前上方的心内膜深面,呈扁椭圆形,主要传导窦房结的冲动至心室肌,是心的潜在起搏点。

3. **房室束** 又称 **His 束**,从房室结发出后,下降至室间隔肌部上缘分为**左束支**和**右束支**,分别沿室间隔至左、右心室内,分为许多细小分支。

4. **Purkinje 纤维网** 左、右束支的分支形成,与心室肌纤维相连。

由窦房结发出的节律性兴奋,经心的传导系统,先兴奋心房肌,同时由优势传导通路传向心室肌,引起心房肌与心室肌有序的节律性收缩。

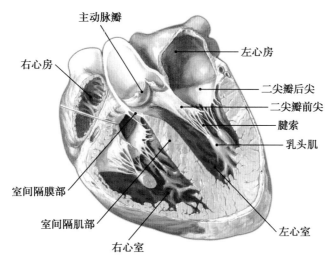

图 8-9　心间隔（室间隔）

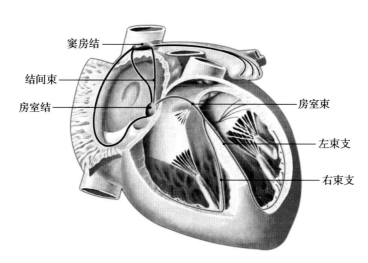

图 8-10　心传导系统

（五）心的血管

1. 心的动脉　营养心壁的动脉是左、右冠状动脉，自升主动脉根部发出（图 8-3、图 8-4）。

（1）**左冠状动脉**（left coronary artery）：起于主动脉左窦，分为**前室间支**和**旋支**。前室间支沿前室间沟前行，并向左、右及深面发出分支，分布于左心室前壁、部分右心室前壁、室间隔前上 2/3。当前室间支闭塞时，可发生左心室前壁和室间隔前部心肌梗死，并可发生束支传导阻滞。旋支沿冠状沟左行，分布于左心房、左心室的左侧面和膈面。

（2）**右冠状动脉**（right coronary artery）：起于主动脉右窦，沿冠状沟向右下行，分为两支：**左室后支**

微课：心的血管

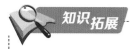

冠心病的康复

　　冠心病是由冠状动脉粥样硬化或血管痉挛，使冠状动脉狭窄或阻塞而发生冠状循环障碍，引起心肌氧供需之间失衡，导致心肌缺血、缺氧或坏死，是严重危害人类健康的常见病。冠心病的危险因素有高血压、高血脂、高血糖、肥胖等，不良生活方式包括吸烟、不合理膳食、缺少体力活动、过量饮酒以及社会心理因素等。冠心病的康复包括改变不合理的生活方式、运动锻炼、临床药物治疗、心理治疗、作业治疗等康复治疗措施，可改善功能储备，减轻或减少与活动有关的症状，恢复最大活动能力及其相应的心脏功能。

分布于左心室后壁;**后室间支**沿后室间沟下行分布,并与前室间支吻合。右冠状动脉分布于右心房、右心室、左心室后壁小部分、室间隔后 1/3、窦房结和房室结。当右冠状动脉阻塞时,常引起左室后壁心肌梗死和房室传导阻滞。

2. 心的静脉 有**心大静脉、心中静脉**和**心小静脉**等,多与动脉伴行,最后汇入**冠状窦**(图 8-3、图 8-4)。冠状窦位于冠状沟的后部,收集心壁大部分静脉血后,经冠状窦口注入右心房。

(六)心包

心包(pericardium)为包裹心和大血管根部的膜性囊,分为**纤维心包**和**浆膜心包**(图 8-11)。

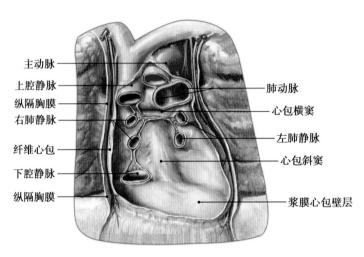

主动脉
上腔静脉
纵隔胸膜
右肺静脉
纤维心包
下腔静脉
纵隔胸膜
肺动脉
心包横窦
左肺静脉
心包斜窦
浆膜心包壁层

图 8-11 心包

1. 纤维心包 为坚韧的结缔组织囊,上方与出入心的大血管外膜相移行,下方与膈的中心腱紧密相连。

2. 浆膜心包 分为壁层和脏层。壁层紧贴纤维心包的内面,脏层即心外膜。脏、壁两层在出入心的大血管根部互相移行,围成**心包腔**,内含少量浆液,起润滑作用,可减少心搏动时的摩擦。

心包对心具有保护作用,正常时能防止心的过度扩大,以保持血容量的恒定。由于纤维性心包伸缩性甚小,若心包腔内大量积液,可限制心的舒张,影响静脉回流。

(七)心的体表投影

心在胸前壁的体表投影可用 4 点及其间的连线来确定(图 8-12)。

1. 左上点 在左侧第 2 肋软骨下缘,距胸骨左缘约 1.2cm。

2. 右上点 在右侧第 3 肋软骨上缘,距胸骨右缘约 1cm。

3. 右下点 在右侧第 7 胸肋关节处。

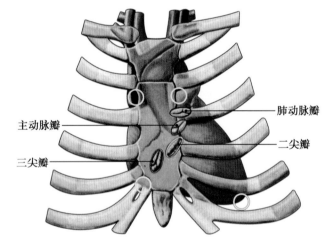

主动脉瓣
三尖瓣
肺动脉瓣
二尖瓣

图 8-12 心的体表投影

4. 左下点 在左侧第 5 肋间与左锁骨中线交点的内侧 1~2cm(或距前正中线约 7~9cm 处)。

二、血管

(一)血管的类型及微细结构

血管分为动脉、静脉和毛细血管。

1. **动脉**(artery) 是引导血液离心的血管。在行程中沿血液方向不断分支,管径由大变小,最后移行为毛细血管。通常根据管径的大小,将动脉分为大动脉、中动脉、小动脉和微动脉四级。它们的管壁结构基本相似,都可分为内膜、中膜、外膜,尤以中动脉的管壁结构为典型。

(1)内膜:最薄,由内皮和少量结缔组织构成。表面光滑,可减少血流的阻力。中动脉的内膜靠近中膜处还有较明显的波浪状的**内弹性膜**,大动脉有**内弹性膜**,但不明显。

(2)中膜:中膜最厚,由平滑肌、弹性纤维和胶原纤维构成。大动脉的中膜以弹性纤维为主,管壁具有较大的弹性,称**弹性动脉**(图 8-13)。中动脉的中膜含有 10~40 层环行平滑肌,小动脉的中膜主要由 3~9 层环形平滑肌构成,因而中动脉和小动脉称**肌性动脉**(图 8-14)。小动脉平滑肌收缩,管径明显变小,外周阻力增大,故小动脉又称**阻力血管**。

(3)外膜:较薄,主要由结缔组织构成。

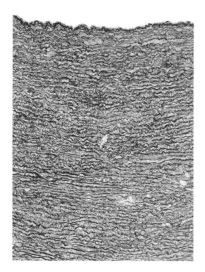

图 8-13 大动脉(示弹性膜)

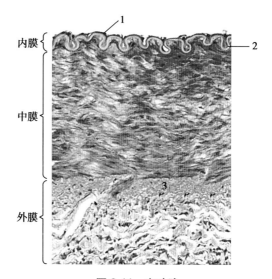

图 8-14 中动脉
1. 内皮;2. 内弹性膜;3. 外弹性膜

2. **静脉**(vein) 是引导血液流回心房的血管。起于毛细血管的静脉端,在回心的过程中不断接受属支,管径由小变大,最后形成大静脉注入右心房。根据管径的大小,可分为大静脉、中静脉、小静脉和微静脉四级,也有内膜、中膜、外膜。与伴行的动脉相比较,有如下特点:①腔大,壁薄,弹性小,故在切片上常呈不规则塌陷;②三层膜无明显的界限。管壁内所含结缔组织较多,而平滑肌和弹性纤维不及相应动脉丰富;③外膜最厚,中膜次之,内膜最薄;④管径在 2mm 以上的静脉常有静脉瓣,可防止血液逆流,以四肢多见,下肢多于上肢;⑤体循环的静脉有浅、深之分;浅静脉位于皮下,无动脉伴行;深静脉多与同名动脉伴行;⑥静脉间吻合比较丰富,浅静脉多吻合成静脉网,深静脉吻合成静脉丛;浅、深静脉之间借交通支吻合,以保证血液回流畅通。

3. **毛细血管**(capillary) 是极微细的血管,直径一般为 6~9μm,大多连于动脉和静脉之间。除软骨、角膜、牙釉质、毛发等结构外,遍布全身各部。

(1)毛细血管结构特点:管壁薄,结构简单,仅由一层内皮细胞和基膜组成(图 8-15),具有一定的通透性,有利于血液与组织细胞之间的物质交换。

(2)毛细血管的分类:电镜下,根据其结构特点,毛细血管可分为 3 类(图 8-16)。

1)**连续毛细血管**:由连续的内皮细胞围成,内皮外基膜完整。主要分布于结缔组织、肺、肌组织和中枢神经系统等处。

2)**有孔毛细血管**:内皮细胞不含

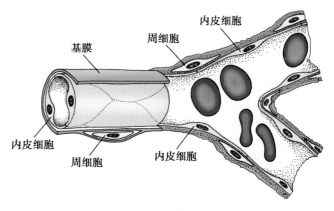

图 8-15 毛细血管结构模式图

核的部分较薄,有许多贯穿细胞的孔,有的孔常有隔膜封闭,内皮外基膜完整。主要分布于胃肠黏膜、内分泌腺和肾血管球等处。

3)**窦状毛细血管**:简称**血窦**。腔大,形态不规则。内皮细胞上有孔,细胞间隙较大,基膜可不完整或缺如。主要分布于肝、脾、红骨髓及一些内分泌腺中。

（二）肺循环的血管

1. 肺循环的动脉　包括肺动脉干及其分支。**肺动脉干**(pulmonary trunk)是一短而粗的动脉干,起自右心室,向左后上方斜行至主动脉弓的下方,分为**左、右肺动脉**。肺动脉在肺实质内反复分支,最后形成肺泡毛细血管网。

在肺动脉干分叉处稍左侧与主动脉弓下缘之间,连有一条结缔组织索,称**动脉韧带**,是胎儿时期**动脉导管**闭锁后的遗迹。若动脉导管在出生后6个月尚未闭锁,则称**动脉导管未闭**,是先天性心脏病之一。

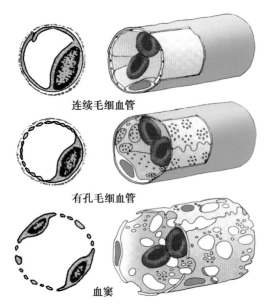

图 8-16　毛细血管类型模式图

（图中标注：连续毛细血管、有孔毛细血管、血窦）

2. 肺循环的静脉　**肺静脉**(pulmonary veins)无静脉瓣,左右各两条,分别为左肺上、下静脉和右肺上、下静脉,均起始于肺泡毛细血管网的静脉端,在肺内经其属支反复汇合而成,出肺门后注入左心房。

（三）体循环的血管

1. 体循环的动脉　由主动脉及其各级分支组成。**主动脉**(aorta)是体循环的动脉主干。根据其行程可分为升主动脉、主动脉弓和降主动脉。

升主动脉起自左心室,向右前上方斜行,达右侧第2胸肋关节后方移行为主动脉弓。其分支有左、右冠状动脉,分布于心。

主动脉弓续于升主动脉,弓形弯向左后下方,跨越左肺根达第4胸椎体下缘处移行为降主动脉。从主动脉弓的凸侧自右向左发出**头臂干、左颈总动脉和左锁骨下动脉**。头臂干短而粗,向右上斜行,到右胸锁关节的后方分为**右锁骨下动脉和右颈总动脉**。主动脉弓壁内有压力感受器,有调节血压的作用。主动脉弓下方有2~3个粟粒状小体,称**主动脉体**,是化学感受器,能感受血液中 CO_2 和 O_2 浓度的变化,参与调节呼吸。

降主动脉上接主动脉弓,沿胸椎体前面下降,穿膈的主动脉裂孔后,沿腰椎体前面下降至第4腰椎体下缘高度,分为**左、右髂总动脉**。降主动脉以膈为界,分为**胸主动脉和腹主动脉**。

（1）头、颈部的动脉:其主干是左、右**颈总动脉**。颈总动脉经胸锁关节后方出胸廓上口,在食管、气管和喉的两侧上行,至甲状软骨上缘平面分为**颈内动脉**和**颈外动脉**。

在颈总动脉分叉处有颈动脉窦和颈动脉体。**颈动脉窦**是颈总动脉末端颈内动脉起始处的膨大部分,其壁内有压力感受器。**颈动脉体**位于颈总动脉分叉处的后方,为一扁椭圆形小体,属于化学感受器。

颈外动脉(图 8-17)起自颈总动脉,上行进入腮腺实质达下颌颈高度分为颞浅动脉和上颌动脉两终支。颈外动脉的主要分支有:

1)**甲状腺上动脉**:发自颈外动脉起始处,行向前下方,分布于甲状腺上部和喉。

2)**舌动脉**:在平舌骨大角处分出,向前内行,分支分布于舌、舌下腺和腭扁桃体。

3)**面动脉**:在舌动脉稍上方分出,经下颌下腺深面至咬肌止点前缘,绕过下颌骨下缘至面部,经口角、鼻翼的外侧到达内眦,改称**内眦动脉**。沿途分布于腭扁桃体、下颌下腺和面部软组织等处。

4)**颞浅动脉**:经外耳门前方上行,越过颧弓根至颞部皮下,分支分布于额、颞、顶部软组织、腮腺和眼轮匝肌等处。颞浅动脉在外耳门前方可触及其搏动。

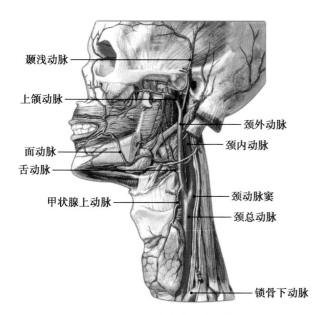

图 8-17 颈外动脉及其分支

5）**上颌动脉**：在下颌颈深面分出，分布于咀嚼肌、上下颌牙齿及牙龈、颊、腭扁桃体、鼻腔及硬脑膜窦等处。

脑膜中动脉是上颌动脉的重要分支，向上经棘孔入颅中窝，紧贴颅骨内面行走，分前、后两支分布于硬脑膜。前支经过翼点内面，当颞部骨折时易损伤出血，引起硬膜外血肿。

颈内动脉在颈部无分支，由颈总动脉发出经咽的外侧垂直上行至颅底，再经颈动脉管入颅腔，分支分布于脑和视器等处。

（2）上肢的动脉：其主干是**腋动脉**，在第1肋的外侧缘处续于锁骨下动脉。

锁骨下动脉沿肺尖内侧，出胸廓上口至颈根部，呈弓形弯曲，穿斜角肌间隙，至第1肋外侧缘移行为**腋动脉**（图8-18）。锁骨下动脉的分支有**椎动脉、胸廓内动脉、甲状颈干**等，分别分布于脑、脊髓、胸部、背部及颈部等处。椎动脉左右各一，沿前斜角肌内侧上行，穿上六位颈椎横突孔，经枕骨大孔上升到颅内后，两条椎动脉在脑桥下缘汇合在一起，形成一条粗大的基底动脉。

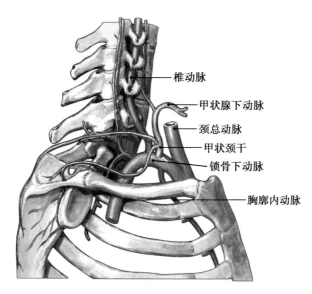

图 8-18 锁骨下动脉及其分支

腋动脉在第1肋的外侧缘处续于锁骨下动脉，经腋窝至大圆肌下缘处移行为**肱动脉**（图8-19）。腋动脉主要分支营养肩部、背部、胸壁和乳房等处。

肱动脉是腋动脉的直接延续，沿肱二头肌内侧沟向下到肘窝分为**桡动脉**和**尺动脉**（图8-19）。肱动脉分支营养臂部和肘关节。在肘窝稍上方的肱二头肌腱内侧，可触到肱动脉的搏动，是测量血压时的听诊部位。

尺动脉和**桡动脉**分别沿前臂前面的尺侧和桡侧下行，经腕部至手掌形成掌浅弓和掌深弓（图8-19）。桡动脉在前臂远端桡侧腕屈肌肌腱的外侧位置表浅，可摸到其搏动，为诊脉的常见部位。

掌浅弓和**掌深弓**由尺、桡动脉的终支及分支相互吻合而成，其分支营养手掌和手指。当手指出血时，可在手指根部的两侧同时压迫止血。

微课：锁骨下动脉

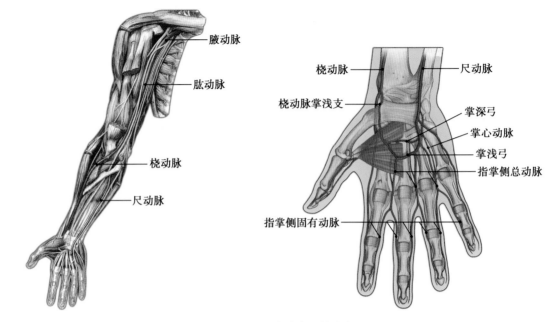

图 8-19 上肢动脉及其分支

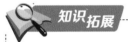

上肢动脉指压止血术

指压止血法是临床上用手指或手掌压迫近心端动脉干,以达到暂时止血目的的一种较简便迅速而有效的方法。部位选择:①锁骨下动脉:当臂、肩及腋部外伤出血时,可在锁骨中点上方 1~2 横指处,向后下方将锁骨下动脉压向第 1 肋进行止血;②肱动脉:当前臂或手外伤出血时,可在臂中部肱二头肌内侧将肱动脉压向肱骨,进行止血;③尺动脉和桡动脉:当手部外伤出血时,可用拇指和示指于腕横纹稍上,分别将尺、桡动脉压向尺、桡骨进行止血;④指掌侧固有动脉:当第 2~5 指外伤出血时,可在指根两侧将指掌侧固有动脉压向指骨进行止血。

(3)胸部的动脉:其主干是**胸主动脉**(图 8-20)。分为脏支和壁支。

1)壁支:主要有**肋间后动脉**和**肋下动脉**。肋间后动脉共 9 对,走行在第 3~11 对肋间隙内,肋下动脉行于第 12 对肋下缘处。其分支主要分布于胸壁、腹壁上部、背部和脊髓处等。

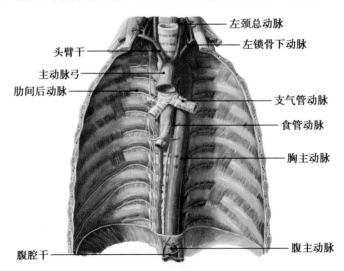

图 8-20 胸主动脉及其分支

2）脏支:主要有支气管支、食管支和心包支,分别营养各级支气管、食管和心包等处。

（4）腹部的动脉:其主干是**腹主动脉**（图 8-21）。分脏支和壁支,壁支较细小,脏支较粗大。

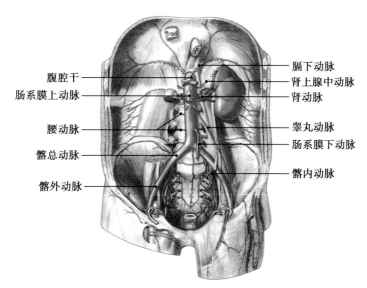

图 8-21 腹主动脉及其分支

1）壁支:主要有膈下动脉和腰动脉。**膈下动脉** 1 对,分布于膈,并发出肾上腺上动脉至肾上腺。
腰动脉 4 对,分布于腹后壁、背肌和脊髓等处。

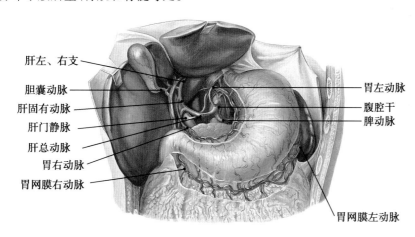

A. 胃前面

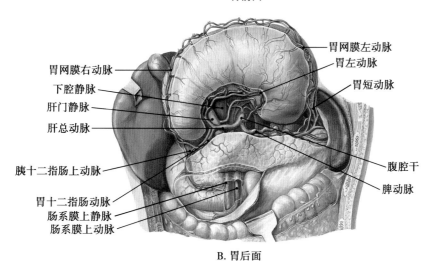

B. 胃后面

图 8-22 腹腔干及其分支

2）脏支：有不成对的和成对的两种。

成对的脏支主要有：①**肾上腺中动脉**：起自腹主动脉侧壁，分布到肾上腺中部；②**肾动脉**：在平对第2腰椎体起自腹主动脉，横行向外，分数支经肾门入肾。肾动脉在入肾前还发出**肾上腺下动脉**，分布于肾上腺；③**睾丸动脉**：细而长，在肾动脉起始处的稍下方发出，沿腰大肌前面斜向外下方，经腹股沟管入阴囊，分支分布于睾丸和附睾。在女性，此动脉为**卵巢动脉**，分布到卵巢和输卵管。

不成对的脏支有：①**腹腔干**：在主动脉裂孔的稍下方起自腹主动脉的前壁，随即分为**胃左动脉、肝总动脉**和**脾动脉**。分支主要分布于食管的腹段、胃、十二指肠、肝、胆囊、胰、脾和网膜等处（图8-22）；②**肠系膜上动脉**：在腹腔干起始处的稍下方，约平第1腰椎高度起自腹主动脉的前壁，主要分支有**空肠动脉、回肠动脉、回结肠动脉、右结肠动脉**和**中结肠动脉**，分支分布到胰、十二指肠至结肠左曲的肠管（图8-23）；③**肠系膜下动脉**：约在第3腰椎高度起自腹主动脉的前壁，行向左下方，主要分支有**左结肠动脉、乙状结肠动脉**和**直肠上动脉**，分支分布于结肠左曲以下至直肠上部的消化管（图8-24）。

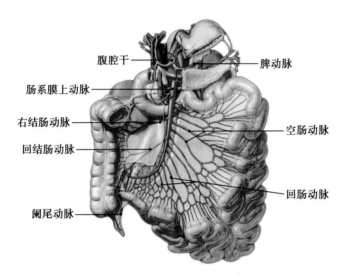

图 8-23 肠系膜上动脉及其分支

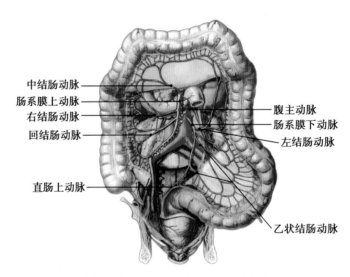

图 8-24 肠系膜上、下动脉及其分支

（5）盆部的动脉：其主干是**髂内动脉**，由髂总动脉在骶髂关节前方发出（图8-25）。**髂总动脉**左、右各一，在平第4腰椎高度自腹主动脉分出，沿腰大肌内侧行向外下方，至骶髂关节的前方分为**髂内动脉**和**髂外动脉**。

1）髂内动脉：为一短干，下行入骨盆腔，发出壁支和脏支（图8-25）。壁支有**闭孔动脉、臀上动脉、臀下动脉**，营养盆壁、臀部等处。脏支有**膀胱上动脉、膀胱下动脉、直肠下动脉、子宫动脉、阴部内动脉**

微课：髂总
动脉

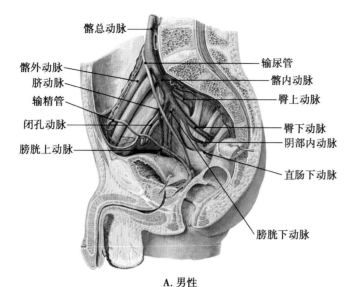

髂总动脉

髂外动脉
脐动脉
输精管
闭孔动脉
膀胱上动脉

输尿管
髂内动脉
臀上动脉

臀下动脉
阴部内动脉

直肠下动脉

膀胱下动脉

A. 男性

髂总动脉

髂外动脉
脐动脉
闭孔动脉
子宫圆韧带
膀胱上动脉

输尿管
髂内动脉
臀上动脉

臀下动脉
阴部内动脉

直肠下动脉

阴道动脉

子宫动脉

B. 女性

图 8-25 盆部的动脉(右侧)

等,营养盆腔脏器、肛区和外生殖器等。

2)**髂外动脉**:沿腰大肌内侧缘下行,经腹股沟韧带深面移行为**股动脉**(图 8-25、图 8-26)。髂外动脉在腹股沟韧带上方发出的**腹壁下动脉**经腹股沟管深环内侧,斜向内上方进入腹直肌鞘内,分布于腹直肌。

(6)下肢的动脉:其主干是**股动脉**,为髂外动脉的延续。

1)**股动脉**:经股三角进入收肌管,出收肌腱裂孔至腘窝(图 8-26),移行为**腘动脉**。股动脉分布于股部和髋关节等处。

2)**腘动脉**:在腘窝深部正中下行,到腘肌下缘分为**胫后动脉**和**胫前动脉**(图 8-27)。腘动脉分布于膝关节及其附近诸肌。

3)**胫前动脉**:从腘动脉发出后,向前穿骨间膜到小腿肌前群之间下行,经踝关节前方移行为**足背动脉**(图 8-27)。胫前动脉和足背动脉营养小腿肌前群和

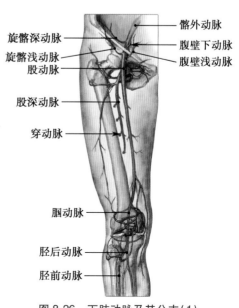

旋髂深动脉
旋髂浅动脉
股动脉

股深动脉

穿动脉

腘动脉

胫后动脉

胫前动脉

髂外动脉
腹壁下动脉
腹壁浅动脉

图 8-26 下肢动脉及其分支(1)

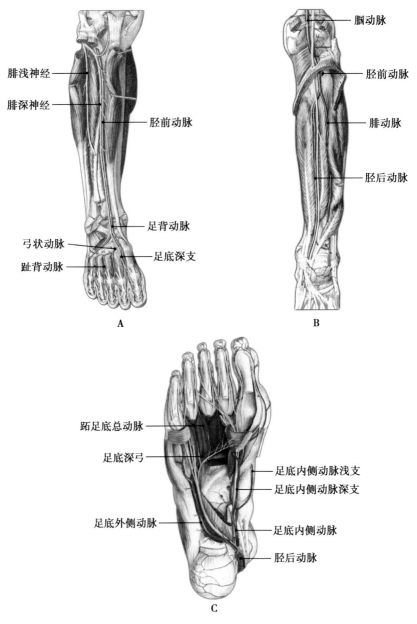

图 8-27　下肢动脉及其分支（2）
A.胫前动脉；B.胫后动脉；C.足底动脉

足背、足趾。

　　4）**胫后动脉**：沿小腿肌后群浅、深两层之间下行，经内踝后方至足底，分为**足底内侧动脉**和**足底外侧动脉**（图 8-27）。胫后动脉分支布于小腿肌后群、外侧群和足底肌。

　　2. **体循环的静脉**　分为**上腔静脉系**、**下腔静脉系**和**心静脉系**（见心的血管）。

　　（1）**上腔静脉系**：由上腔静脉及其属支组成，收集头、颈、胸部（心除外）和上肢等上半身的静脉血。

　　上腔静脉（srperior vena cava）是由左、右**头臂静脉**在右侧第 1 胸肋连结处后方汇合而成，沿升主动脉右侧下行，至右侧第 3 胸肋关节下缘注入右心房，在注入前有**奇静脉**注入（图 8-28）。**头臂静脉**是由**颈内静脉和锁骨下静脉**在胸锁关节的后方汇合而成，汇合处的夹角称**静脉角**，有淋巴导管注入（图 8-28）。头臂静脉主要由收纳头颈部、上肢及部分胸壁的静脉血。

　　1）**头颈部的静脉**：包括颈内静脉、颈外静脉及其属支（图 8-29）。

　　颈内静脉在颈静脉孔处连接颅内乙状窦，行于颈动脉鞘内，下行至胸锁关节后方与锁骨下静脉汇合成头臂静脉。颈内静脉的颅内属支收集脑、脑膜、颅骨、视器和前庭蜗器的静脉血。颈内静脉的颅

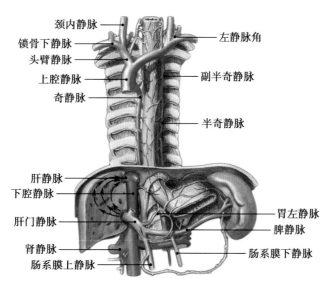

图 8-28 上腔静脉及其属支

颈内静脉
锁骨下静脉
头臂静脉
上腔静脉
奇静脉
左静脉角
副半奇静脉
半奇静脉
肝静脉
下腔静脉
肝门静脉
肾静脉
肠系膜上静脉
胃左静脉
脾静脉
肠系膜下静脉

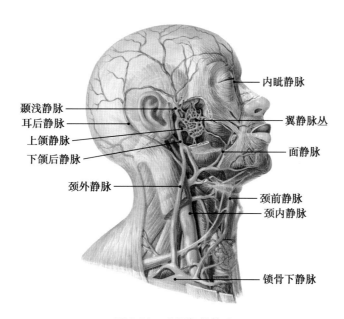

图 8-29 头颈部的静脉

颞浅静脉
耳后静脉
上颌静脉
下颌后静脉
颈外静脉
内眦静脉
翼静脉丛
面静脉
颈前静脉
颈内静脉
锁骨下静脉

外属支主要有面静脉。**面静脉**起于内眦静脉,至舌骨大角平面注入颈内静脉。面静脉借内眦静脉、眼静脉与颅内的海绵窦相交通,在口角以上缺乏静脉瓣,当面部尤其是鼻根至两侧口角的三角区内发生化脓性感染时,若处理不当(如挤压等),病菌可上行引起颅内感染。临床上称此三角为"**危险三角**"。

颈外静脉是颈部最大的浅静脉,沿胸锁乳突肌浅面下行,注入**锁骨下静脉**。锁骨下静脉在第 1 肋的外侧缘续于腋静脉,与颈内静脉在胸锁关节后方汇合成头臂静脉。

2)上肢的静脉:分浅静脉和深静脉。上肢的深静脉与同名动脉伴行,最后经腋静脉上续为锁骨下静脉。

上肢的浅静脉有:①**头静脉**:起于手背静脉网桡侧,沿前臂桡侧及肱二头肌外侧沟上行,至三角肌与胸大肌间沟内,穿深筋膜注入腋静脉;②**贵要静脉**:起自手背静脉网尺侧,沿前臂尺侧上行,在肘窝处接受肘正中静脉后,继续在肱二头肌内侧沟上行至臂中点稍下方,穿深筋膜注入肱静脉;③**肘正中静脉**:位于肘窝处的皮下,连接头静脉和贵要静脉。临床常选择肘正中静脉进行药物注射或采血(图8-30)。

3)胸部的静脉:主要是奇静脉及其属支。**奇静脉**起自右**腰升静脉**,穿膈沿胸椎体右侧上行,至第4 胸椎体高度向前弯曲,绕过右肺根上方注入上腔静脉(图8-28)。奇静脉收集胸壁、食管、气管及支气

161

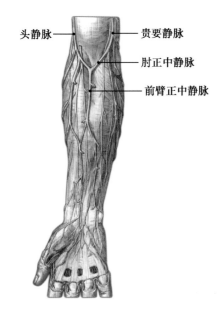

图 8-30 上肢的浅静脉

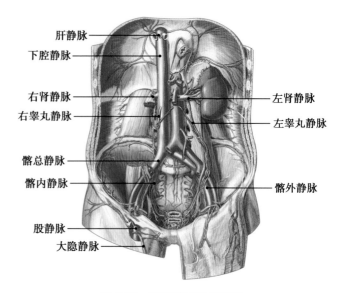

图 8-31 下腔静脉及其属支

微课：下腔
静脉

管等处的静脉血。

（2）下腔静脉系：由**下腔静脉及其属支**组成。**下腔静脉**（inferior vena cava）（图 8-31）是下腔静脉系的主干，在第 5 腰椎右前方由**左髂总静脉、右髂总静脉**汇合而成，沿腹主动脉的右侧上升，经肝的腔静脉沟，穿膈的腔静脉孔进入胸腔，注入右心房。主要收集腹部、盆部和下肢的静脉血。

1）腹部的静脉：有壁支和脏支两种。成对的壁支与脏支直接或间接注入下腔静脉，不成对的脏支（除肝外）先汇合成肝门静脉入肝后，经肝静脉回流入下腔静脉。

壁支有：1 对膈下静脉和 4 对**腰静脉**，皆与同名动脉伴行。

成对脏支有：①**肾上腺静脉**，右侧直接注入下腔静脉，左侧向下注入左肾静脉；②**肾静脉**，从肾门横行向内侧注入下腔静脉，左肾静脉略长；③**睾丸静脉**，右侧以锐角注入下腔静脉，左侧以直角注入左肾静脉。在女性此静脉为卵巢静脉。不成对脏支包括**肝静脉**及其属支。**肝静脉**为三条，包埋于肝实质内，在腔静脉沟上端出肝，注入下腔静脉。

微课：肝门
静脉

肝门静脉系：由肝门静脉及其属支组成。**肝门静脉**（hepatic portal vein）是一条短而粗的静脉干，由**肠系膜上静脉**和**脾静脉**在胰头后方汇合而成，经胆总管和肝固有动脉后方入肝（图 8-32）。收集腹腔内不成对脏器（除肝外）的静脉血。

肝门静脉的主要属支有**肠系膜上静脉、脾静脉、肠系膜下静脉、胃左静脉、胃右静脉、胆囊静脉、附**

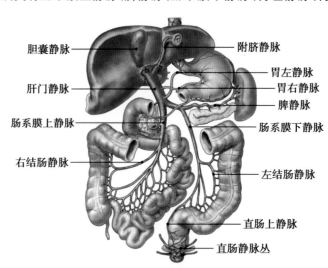

图 8-32 肝门静脉及其属支

脐静脉(图8-32)。

肝门静脉的属支与上、下腔静脉系之间具有丰富的吻合,最具临床意义的有**食管静脉丛**、**直肠静脉丛**和**脐周经脉网**(图8-33)。

正常情况下,上述吻合处血流少,吻合支细小。当肝门静脉血流受阻时(如肝硬化等疾病),血液可以此吻合建立三条侧支循环(图8-33),部分肝门静脉血可分别经上、下腔静脉回流入心。此时,可引起上述吻合处的静脉曲张,甚至破裂,出现呕血、便血。也可因其他属支瘀血而引起消化功能下降、脾大、腹水等。

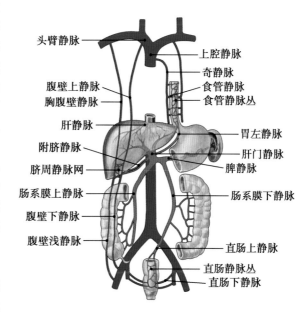

图8-33 肝门静脉系与上、下腔静脉系间吻合模式图

2)盆部的静脉:包括髂内静脉及其属支。**髂内静脉**在坐骨大孔的稍上方由盆部静脉合成,与**髂外静脉**在骶髂关节前方汇合成髂总静脉。髂内静脉的属支分为壁支和脏支,均收集同名动脉分布区的静脉血。

3)下肢的静脉:分浅静脉和深静脉。

深静脉包括**股静脉**、**腘静脉**、**胫前静脉**、**胫后静脉**等,均与同名动脉伴行,最后经股静脉上行达腹股沟韧带中点深面,移行为髂外静脉。

浅静脉主要有:①**大隐静脉**:起于足背静脉弓内侧缘,经内踝前方,沿小腿和大腿的内侧上行,在耻骨结节外下方约3~4cm处,注入股静脉(图8-34)。大隐静脉在内踝前上方位置表浅,临床上常在此处作大隐静脉穿刺或切开输液;②**小隐静脉**:起自足背静脉弓外侧缘,经外踝后方,沿小腿后面上行到腘窝,穿深筋膜注入腘静脉(图8-34)。

(3)心静脉系:见心的静脉。

微课:盆部及下肢静脉

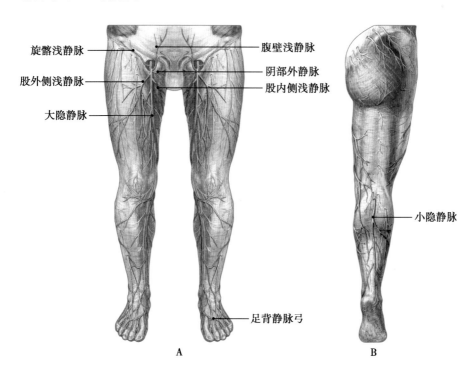

图8-34 大、小隐静脉及其属支
A.大隐静脉;B.小隐静脉

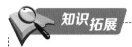

体位性低血压

体位性低血压是由于体位的改变,如从平卧位突然转为直立或长时间站立发生的低血压。体位性低血压分为突发性和继发性两种。突发性多因自主神经功能紊乱、小动脉调节功能失调所致。继发性多见于脊髓疾病、脊髓损伤、内分泌紊乱、慢性营养不良,或不当使用降压药之后等。临床表现为由卧位坐起或坐位起立时血压迅速下降并低于正常参考值,同时伴有站立不稳、视物模糊、头晕目眩、软弱无力、晕厥等,甚至导致脑梗死、心肌梗死等严重后果。对于康复病人来说,可因眩晕不适、抑郁或担心跌倒而被迫卧床不起,影响康复治疗。

（王立芹　陈尚）

第三节 淋巴系统

淋巴系统由淋巴管道、淋巴器官和淋巴组织组成(图8-35)。淋巴管道内流动着无色透明的液体,称为淋巴。血液经动脉运行到毛细血管动脉端时,含有某些成分的液体经毛细血管壁渗出,进入组织间隙,形成**组织液**。组织液与细胞进行物质交换后,大部分在毛细血管静脉端被重吸收,回流入小静脉;小部分则进入毛细淋巴管,形成**淋巴**。淋巴沿淋巴管道,经各级淋巴管向心回流,沿途经过若干淋巴结,最后在静脉角处汇入头臂静脉。

微课：淋巴的形成

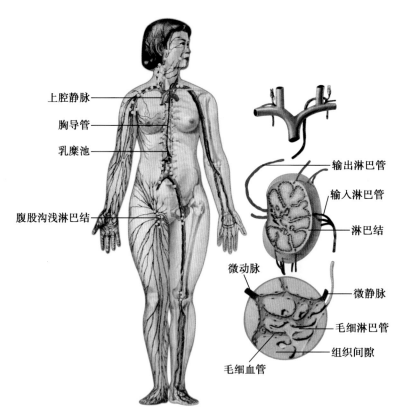

图8-35 全身浅、深淋巴管和淋巴结示意图

淋巴系统不仅能协助静脉进行体液回流,而且淋巴器官和淋巴组织还具有产生淋巴细胞、过滤淋巴液和参与免疫反应等功能,是人体重要的防御装置。

一、淋巴管道

淋巴管道包括毛细淋巴管、淋巴管、淋巴干和淋巴导管。

（一）毛细淋巴管

毛细淋巴管（lymphatic capillary）是淋巴管道的起始段。它以膨大的盲端起始于组织间,彼此吻合成网。毛细淋巴管分布甚广,除脑、脊髓、骨髓、软骨、牙釉质、上皮、角膜、晶状体、玻璃体、内耳等器官组织外,几乎遍布全身。毛细淋巴管管径粗细不一,一般比毛细血管略粗,管腔大而不规则。管壁薄,由单层内皮细胞构成,其通透性较毛细血管大,故一些大分子物质如蛋白质、细菌、病毒和肿瘤细胞等较易进入毛细淋巴管。

（二）淋巴管

淋巴管（lymphatic vessel）由毛细淋巴管汇合而成,其结构与静脉相似,但管径较细、管壁较薄、较静脉有更多的瓣膜,可防止淋巴逆流,故充盈的淋巴管外观呈串珠状或藕节状。淋巴管在向心行程中要经过一个或多个淋巴结,进入淋巴结时称输入淋巴管,出淋巴结时称输出淋巴管。淋巴管以深筋膜为界分浅、深两组。浅淋巴管行于皮下,多与浅静脉伴行;深淋巴管与深部的血管、神经束伴行。浅、深淋巴管之间借吻合支广泛交通。

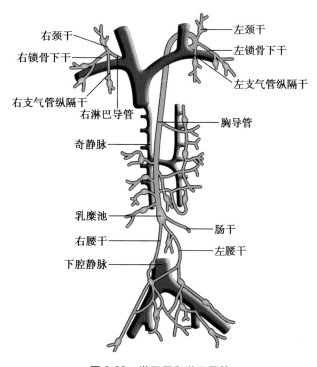

图 8-36　淋巴干和淋巴导管

（三）淋巴干

全身各部的浅、深淋巴管经过一系列淋巴结群后,汇合成较大的**淋巴干**（lymphatic trunk）,全身共有 9 条淋巴干（图 8-36）,每条淋巴干均收集一定范围内的淋巴。**左、右颈干**收集头颈部的淋巴。**左、右锁骨下干**收集上肢及部分胸、腹壁的淋巴。**左、右支气管纵隔干**收集胸腔脏器及部分胸、腹壁的淋巴。**左、右腰干**收集下肢、盆部、会阴、腹腔内成对脏器和部分腹壁的淋巴。**肠干**收集腹腔内不成对脏器的淋巴。

（四）淋巴导管

全身 9 条淋巴干最后分别汇合成 2 条**淋巴导管**（lymphatic duct）,即胸导管和右淋巴导管（图 8-36）。

1. **胸导管**（thoracic duct）　是全身最大的淋巴导管,长约 30~40cm。通常起自第 1 腰椎体前方的**乳糜池**（cisterna chyli）。乳糜池呈囊状膨大,由左、右腰干和肠干汇合而成。胸导管上行经膈的主动脉裂孔入胸腔,在食管后方沿脊柱右前方上行,至第 5 胸椎附近转向左侧继续上行,出胸廓上口至颈根部,注入左静脉角。注入静脉之前还收纳左颈干、左锁骨下干和左支气管纵隔干。胸导管收集两下肢、盆部、腹部、左半头颈部、左上肢以及左半胸壁、左肺、左半心的淋巴,即人体 3/4 的淋巴回流。

2. **右淋巴导管**（right lymphatic duct）　位于右颈根部,为一短干,长约 1~1.5cm,由右颈干、右锁骨下干和右支气管纵隔干汇合而成,注入右静脉角。右淋巴导管主要收集右半头颈部、右上肢及右半胸壁、右肺、右半心的淋巴,约全身 1/4 的淋巴回流。

二、淋巴组织

淋巴组织是含有大量淋巴细胞、浆细胞和巨噬细胞的网状结缔组织,主要分布于消化管和呼吸道的黏膜内,构成抵御有害因子侵入机体的屏障。

微课：淋巴管道

165

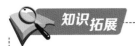

丝　虫　病

丝虫病是指丝虫寄生在淋巴组织、皮下组织或浆膜腔所致的寄生虫病,由吸血昆虫传播。早期主要表现为淋巴管炎和淋巴结炎。马来丝虫主要寄生在四肢皮肤的浅表微细淋巴管,以下肢多见,局部皮肤出现丹毒样皮炎;班氏丝虫多寄生于深部淋巴管,可引起精索炎、附睾炎或睾丸炎。晚期可引起淋巴管阻塞,表现为淋巴水肿和象皮肿、睾丸鞘膜积液、乳糜尿等。

三、淋巴器官

淋巴器官分为中枢淋巴器官和周围淋巴器官。中枢淋巴器官包括胸腺和骨髓;周围淋巴器官包括淋巴结、脾和扁桃体等。

（一）淋巴结

1. 淋巴结的形态　淋巴结(lymph nodes)是淋巴管向心行程中的必经器官,一般为大小不等的圆形或椭圆形小体,直径2~20mm,质软,灰红色。一侧隆凸,有数条输入淋巴管进入,另一侧凹陷为淋巴结门,有1~2条输出淋巴管、血管和神经出入(图8-37)。淋巴在向心回流行程中,要数次经过淋巴结,所以某一淋巴结的输出淋巴管又成为下一淋巴结的输入淋巴管,输出淋巴管越来越少,最后汇合成淋巴干。

2. 淋巴结的组织结构　表面为薄层结缔组织形成的被膜,被膜伸入实质形成小梁,并互相连接成网,构成淋巴结实质的支架。淋巴结的实质主要由淋巴组织和淋巴窦构成,分为周围的皮质和中央的髓质两部分(图8-38)。

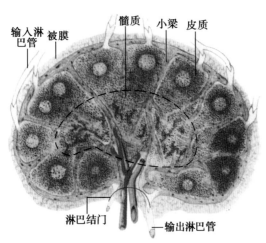

图 8-37　淋巴结模式图

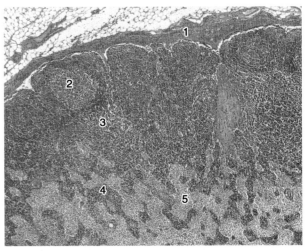

图 8-38　淋巴结光镜像
1. 被膜;2. 淋巴小结;3. 副皮质区;4. 髓区;5. 髓窦

（1）皮质:主要由淋巴小结、副皮质区和皮质淋巴窦构成。

1）淋巴小结:位于皮质浅层,呈球形或椭圆形,主要由 B 淋巴细胞构成。淋巴小结的中央染色较浅,常见细胞分裂,称**生发中心**,此处的淋巴细胞受到抗原刺激后,可分裂、分化,产生新的淋巴细胞。

2）副皮质区:又称胸腺依赖区,是位于皮质深部的弥散淋巴组织,主要由 T 细胞构成。副皮质区可见毛细血管后微静脉,它是血液内淋巴细胞进入淋巴组织的重要通道。

3）皮质淋巴窦:又称**皮窦**,有被膜下窦和**小梁周窦**,两者互相连续,并与髓窦相通,是淋巴结内淋巴流经的通路。窦壁由扁平的内皮细胞围成,窦内有许多巨噬细胞和网状细胞,有利于清除细菌、异物及处理抗原物质。

（2）髓质:由髓索和髓质淋巴窦构成。

1）髓索:呈条索状,彼此相连成网,主要含有 B 细胞、浆细胞、巨噬细胞和网状细胞等。

2）**髓质淋巴窦**：又称**髓窦**，位于髓索之间，结构与皮质淋巴窦相似并与其相通，但窦腔宽大，巨噬细胞较多，有较强的滤过作用。

3. 淋巴结的功能

（1）滤过淋巴：当淋巴流经淋巴结时，淋巴窦内的巨噬细胞可将淋巴液中的抗原物质吞噬清除，对机体有重要的防御和保护作用。

（2）参与免疫应答：在抗原刺激下，淋巴结产生的效应 T 细胞和浆细胞，分别参与细胞免疫应答和体液免疫应答。

4. 全身主要的淋巴结群　淋巴结常聚集成群，亦有浅、深之分，位于身体屈侧或安全、隐蔽处且活动度较大的部位，多沿血管周围分布。人体某器官或某部位的淋巴常回流至某个特定部位的淋巴结，该淋巴结则被称为该器官或该部位的**局部淋巴结**（regional lymph nodes）。当局部发生病变时，细菌、病毒、寄生虫或癌细胞可沿淋巴管侵入相应的局部淋巴结，引起淋巴结肿大，可阻截和清除异物，对机体起重要的保护作用。因此，淋巴结是人体免疫的第二道防线。故了解局部淋巴结的位置、收纳范围及流注方向，对诊断和治疗某些疾病有重要意义。

（1）头颈部的淋巴结：在头、颈部交界处呈环状排列，输出淋巴管均注入沿颈外静脉和颈内静脉排列的颈外侧浅淋巴结和颈外侧深淋巴结，最后由颈外侧深淋巴结的输出淋巴管形成颈干（图 8-39）。

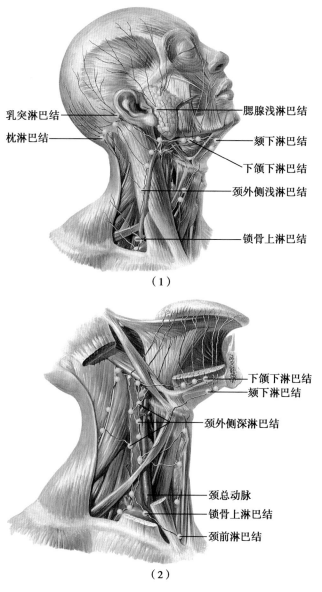

（1）

（2）

图 8-39　头颈部的淋巴管和淋巴结

1）头部的淋巴结：由后向前依次有**枕淋巴结、乳突淋巴结、腮腺淋巴结、下颌下淋巴结、颏下淋巴结**等，收纳头面部浅层的淋巴，其输出管直接或间接注入颈外侧深淋巴结。**下颌下淋巴结**位于下颌下腺附近，收纳面部和口腔的淋巴，故面部和口腔有炎症或肿瘤时，常引起该淋巴结肿大。

2）**颈部淋巴结**：主要有颈外侧浅淋巴结和颈外侧深淋巴结。

颈外侧浅淋巴结沿颈外静脉排列，收纳颈部浅层、耳后部、枕部的淋巴，其输出管注入颈外侧深淋巴结。

颈外侧深淋巴结起自颅底，下至颈根部，沿颈内静脉排列，收纳头颈部、胸壁上部及乳房上部等处的淋巴，其输出淋巴管汇合成颈干，在汇入部位常缺少瓣膜。颈外侧深淋巴结中较重要的有：**咽后淋巴结**，鼻咽癌时常转移至此群；**锁骨上淋巴结**，位于锁骨下动脉和臂丛附近，在肺癌、食管癌和胃癌后期，癌细胞可沿胸导管经左颈干逆流转移至左锁骨上淋巴结，引起该淋巴结肿大。

（2）**上肢的淋巴结**：上肢的浅淋巴管较多，伴浅静脉行于皮下，深淋巴管与深血管伴行，两者都直接或间接注入腋淋巴结。**腋淋巴结**位于腋窝内，沿血管排列，按位置分为5群：**外侧淋巴结、胸肌淋巴结、肩胛下淋巴结、中央淋巴结和尖淋巴结**，主要收纳上肢、乳房、胸前外侧壁和脐以上腹壁浅层的淋巴，其输出淋巴管汇入锁骨下干（图8-40）。

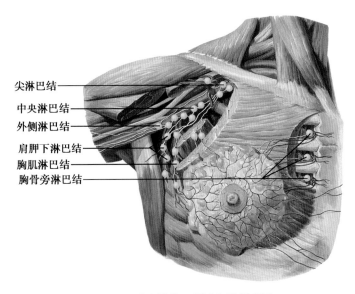

图 8-40　乳房的淋巴引流和腋淋巴结

（3）**胸部的淋巴结**：分为胸腔脏器的淋巴结和胸壁的淋巴结，主要收纳胸腔脏器、乳房内侧和脐以上胸腹壁深层的淋巴，其输出淋巴管汇入支气管纵隔干或直接汇入胸导管。

1）**胸壁的淋巴结**：主要有沿胸廓内血管排列的**胸骨旁淋巴结**、沿肋间血管排列的**肋间淋巴结**和位于膈上面的**膈上淋巴结**等（图8-41）。

2）**胸腔脏器的淋巴结**：主要有纵隔前、后淋巴结，气管、支气管和肺的淋巴结（图8-42）。其中气管、支气管和肺的淋巴结，按淋巴引流可分4群：**肺淋巴结、支气管肺淋巴结（肺门淋巴结）、气管支气管淋巴结**和**气管旁淋巴结**，输出淋巴管分别汇合成左、右支气管纵隔干，然后分别注入胸导管和右淋巴导管。肺结核和肺癌的癌细胞常转移到肺门淋巴结。

（4）**下肢的淋巴结**：主要分布在腘窝和

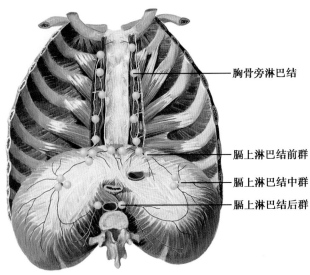

图 8-41　胸骨旁淋巴结和膈上淋巴结

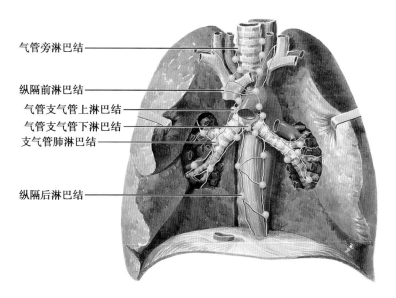

图 8-42 胸腔器官的淋巴结

腹股沟区,收纳下肢的淋巴管,最后直接或间接注入腹股沟深淋巴结。

1)**腘淋巴结**:位于腘窝内,收纳足外侧缘、小腿后外侧部的浅淋巴和足、小腿的深淋巴,其输出淋巴管注入腹股沟深淋巴结。

2)**腹股沟淋巴结**:位于腹股沟韧带下方、大腿根部的前面,以阔筋膜为界分为浅、深两群。浅群位于腹股沟皮下,沿腹股沟韧带下方和大隐静脉末端排列,收纳腹前壁下部、臀部、会阴、外生殖器和下肢的大部分浅淋巴,其输出管注入腹股沟深淋巴结或直接注入髂外淋巴结;深群位于大腿阔筋膜的深面,沿股血管根部周围排列,收纳腹股沟浅淋巴结输出的淋巴及下肢的深淋巴,其输出管注入髂外淋巴结。

(5)**盆部的淋巴结**:沿髂血管排列,主要有**髂外淋巴结**、**髂内淋巴结**和**髂总淋巴结**。它们分别收纳同名血管分布区的淋巴,最后经髂总淋巴结的输出管注入腰淋巴结(图 8-43)。

(6)**腹部的淋巴结**:位于腹后壁和腹腔脏器周围。腹后壁和腹腔成对器官

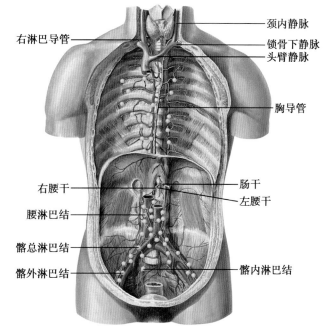

图 8-43 胸导管及腹、盆部淋巴结

的淋巴汇入腰淋巴结;腹腔不成对器官的淋巴分别汇入腹腔淋巴结、肠系膜上淋巴结、肠系膜下淋巴结(图 8-43)。

1)**腰淋巴结**:位于腹后壁,沿腹主动脉和下腔静脉排列,引流腹后壁和腹腔成对器官的淋巴,并收纳髂总淋巴结的输出淋巴管,其输出淋巴管汇合成左、右腰干,注入乳糜池。

2)**腹腔淋巴结、肠系膜上淋巴结**和**肠系膜下淋巴结**:分别位于同名动脉根部周围,收纳同名动脉分布区域的淋巴,输出淋巴管共同汇合成肠干,注入乳糜池。

(二)脾

脾(spleen)是人体最大的淋巴器官。

1. 脾的位置 位于左季肋区,第 9~11 肋的深面,其长轴与第 10 肋一致。正常情况下,脾在肋弓

下缘不能触及(图8-44)。

2. 脾的形态 脾略呈扁椭圆形,暗红色,质软较脆,故左季肋区受暴力打击时易导致脾破裂。脾分为内、外侧两面,上、下两缘。内侧面凹陷为脏面,与胃底、左肾、左肾上腺和胰尾等相邻,脏面近中央处有**脾门**,是脾的血管、神经等出入处。外侧面光滑隆凸,贴于膈下为膈面。脾的下缘较钝,上缘锐利,前部有2~3个**脾切迹**,脾大时,脾切迹是临床上触诊脾的标志。

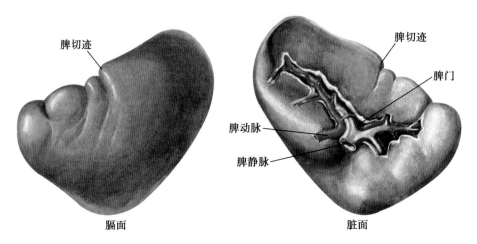

图 8-44 脾的形态

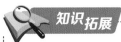

脾 破 裂

脾破裂分外伤性破裂和自发性破裂。外伤性破裂多由外界暴力作用引起,自发性破裂是病理性肿大的脾脏因剧烈咳嗽、打喷嚏或突然体位改变等原因引起。临床表现以内出血及血液对腹膜引起的刺激为主,病情与出血量和出血速度密切相关,出血量大而速度快时很快就出现低血容量性休克。脾破裂的处理原则以手术为主,可根据损伤的具体情况选用脾修补术、部分脾切除术、全脾切除术。

3. 脾的组织结构 表面是一层结缔组织被膜,被膜深入实质形成许多小梁,构成脾的支架。实质主要由白髓、红髓和边缘区构成(图8-45)。

(1)**白髓**:散在于红髓内,包括动脉周围淋巴鞘和淋巴小结两部分。**动脉周围淋巴鞘**主要由T淋巴细胞围绕中央动脉而成,是脾的胸腺依赖区。**淋巴小结**又称**脾小体**,位于动脉周围淋巴鞘的一侧。

(2)**红髓**:由脾索与脾窦构成。**脾索**呈索状,互相连接成网,脾索内有许多B淋巴细胞、网状细胞、巨噬细胞及红细胞等;**脾窦**位于脾索之间,是外形不规则的腔隙,附近有较多的巨噬细胞。

(3)**边缘区**:位于白髓与红髓交界处。该区T细胞和B细胞均有,但以B细胞为主。

4. 脾的功能

(1)**滤血**:血液流经脾时,脾内的巨噬细胞可吞噬和清除血液中的病菌等异物以及衰老的红细胞和血小板。当脾功能亢进时,可引起红细胞和血小板减少,导致脾性贫血。

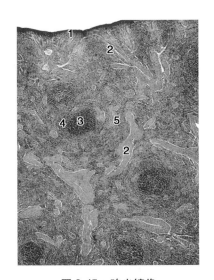

图 8-45 脾光镜像
1. 被膜;2. 小梁;3. 白髓;4. 边缘区;5. 红髓

(2)**造血**:胚胎时期,脾能产生各种血细胞。出生后,脾产生淋巴细胞。当严重贫血或某些病理状态下,能重新产生多种血细胞。

（3）**储血**:约储血 40ml,尤以血细胞为主,机体需要时可释放入血循环。

（4）**免疫**:脾内大量的淋巴细胞和巨噬细胞都参与机体的免疫应答。

本章小结

　　脉管系统包括心血管系统和淋巴系统,心血管系统由心、动脉、静脉和连于动、静脉之间的毛细血管组成,淋巴系统由淋巴管道、淋巴器官和淋巴组织组成。学习脉管系统时,不仅要认真学习理论,还要加强实践。要经常深入实验室、标本陈列室、展馆,在标本、模型和挂图上观察心脏的位置、外形,动脉的分支和分布,静脉的属支和回流,胸导管和淋巴导管的注入部位及收纳范围,脾的位置、形态;要能准确定位全身能够触摸到的动脉、压迫止血的部位及四肢重要的浅静脉。

（侯小丽）

思考题

1. 试述体循环和肺循环的途径及其功能。

2. 试述心的位置、形态、营养心的动脉名称及其分布。

3. 体循环动脉的主干是什么? 可以分哪几个部分?

4. 请试述下肢深静脉血栓脱落导致肺栓塞的途径。

5. 试述胸导管的起始、注入部位和收集范围。

6. 胃癌患者的癌细胞经何途径到达左锁骨上淋巴结?

扫一扫,测一测

思路解析

第九章　内分泌系统

学习目标

1. 掌握：内分泌系统的组成和功能；垂体的位置、形态、分部和功能。
2. 熟悉：甲状腺的位置、形态、微细结构和功能；甲状旁腺的位置、形态、微细结构和功能；肾上腺的位置、形态、微细结构和功能。
3. 了解：下丘脑与垂体的关系；松果体的位置形态。

案例导学

患者，男，20岁。出生时一切正常，幼年生长慢，成年时发现身高明显低于正常同龄人。体格检查躯干、四肢和头部比例对称，无第二性征。智力与同龄者相近。X线摄片显示骨龄幼稚，骨骺不融合。临床诊断为垂体性侏儒症。

问题与思考：

1. 垂体位于何处？试述其分部和功能。
2. 本病例最可能的病因是什么？

第一节　概　　述

内分泌系统（endocrine system）由内分泌腺和分布于其他器官内的内分泌细胞组成（图9-1）。内分泌腺包括甲状腺、甲状旁腺、肾上腺、垂体、松果体等。内分泌腺的结构特点是腺细胞排列成团状、索状或围成滤泡状，无导管，有丰富的毛细血管和毛细淋巴管。内分泌细胞的分泌物称**激素**。大多数激素通过血液循环作用于特定的器官或细胞，少数激素可直接作用于邻近细胞。

微课：内分泌概述

笔记

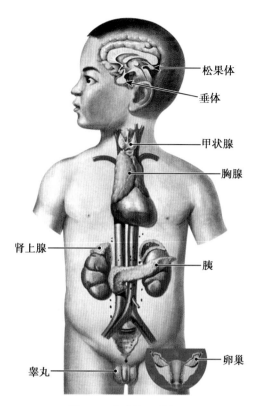

图 9-1 内分泌系统概况

松果体
垂体
甲状腺
胸腺
肾上腺
胰
睾丸
卵巢

第二节 甲 状 腺

一、甲状腺的形态和位置

甲状腺(thyroid gland)略呈"H"形,由左、右两个侧叶和连接两叶的甲状腺峡组成。侧叶呈锥体形,贴附喉下部和气管上部的两侧,上端达甲状软骨中部,下端至第6气管软骨环。甲状腺峡多位于第2~4气管软骨环前方。有时自峡部向上伸出一个锥状叶,长短不一,长者可达舌骨水平(图 9-2)。

甲状腺富含血管,呈棕红色,质柔软,其大小依年龄、性别和功能状态而略有不同。成人甲状腺平

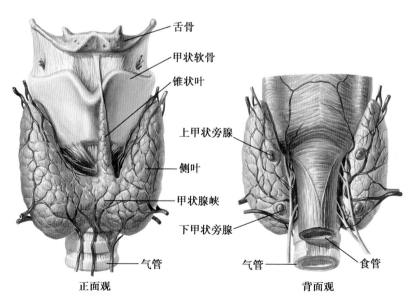

舌骨
甲状软骨
锥状叶
侧叶
甲状腺峡
气管

上甲状旁腺
下甲状旁腺
气管
食管

正面观 背面观

图 9-2 甲状腺及甲状旁腺的形态和位置

微课：甲状腺

均重约20~40g。甲状腺表面有两层被膜，内层为纤维囊，又称真被膜，包绕甲状腺表面，并随血管、神经伸入腺实质，将腺组织分隔成许多大小不等的小叶。外层为甲状腺鞘，又称假被膜，由气管前筋膜形成。两者之间形成的间隙为囊鞘间隙，内含静脉丛、神经、甲状旁腺。甲状腺肿大时，可压迫喉、气管和食管而引起呼吸和吞咽困难，在X线片上可见到气管受压或移位。

二、甲状腺的组织结构

甲状腺的实质由甲状腺滤泡和滤泡旁细胞组成（图9-3）。

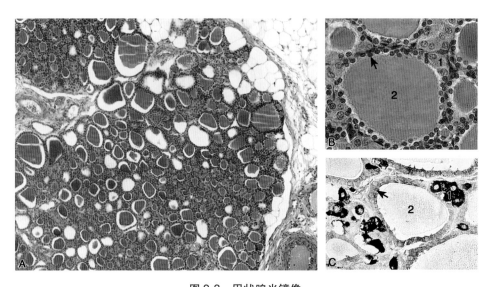

图9-3　甲状腺光镜像
A、B.HE染色　C.镀银染色　↑滤泡上皮细胞　1.滤泡旁细胞　2.胶质

（一）甲状腺滤泡

甲状腺滤泡由单层立方的滤泡上皮细胞围成，大小不等，呈圆形、椭圆形或不规则形。滤泡腔内充满由滤泡上皮细胞分泌的均质状嗜酸性的胶质。滤泡上皮细胞的形态和滤泡腔内胶质的量可因腺体的功能状态而发生变化。功能活跃时，滤泡上皮细胞增高呈低柱状，腔内胶质减少；反之，细胞变低呈扁平状，腔内胶质增多。

滤泡上皮细胞能合成和分泌甲状腺激素，促进机体的新陈代谢，提高神经兴奋性，促进生长发育。

（二）滤泡旁细胞

滤泡旁细胞位于滤泡之间和滤泡上皮细胞之间。细胞体积较大，在HE染色标本上胞质着色略浅。银染可见胞质内有嗜银颗粒（图9-3C）。滤泡旁细胞分泌降钙素，使血钙浓度降低。

知识拓展

甲状腺功能亢进症

甲状腺功能亢进症简称"甲亢"，系指由多种病因导致甲状腺功能增强，分泌甲状腺激素过多所致的临床综合征。甲状腺激素促进机体新陈代谢和氧化还原反应。代谢亢进需要机体增加进食，同时氧化反应增强，机体能量消耗增多，加之胃肠活动增强，大便次数增多，患者表现体重锐减；产热增多表现怕热出汗，个别患者出现低热；甲状腺激素增多，刺激交感神经兴奋，临床表现心悸、心动过速、失眠、情绪易激动甚至焦虑等。多数患者还伴有甲状腺肿大、突眼、眼睑水肿、视力减退等症状。

第三节 甲 状 旁 腺

一、甲状旁腺的形态和位置

甲状旁腺（parathyroid gland）位于甲状腺背面的囊鞘间隙中,呈黄豆大小的扁椭圆形,棕黄色,上、下各一对(图9-2)。上甲状旁腺位置较恒定,下甲状旁腺位置变异较大。甲状旁腺也可位于鞘外或埋入腺实质中。

二、甲状旁腺的组织结构

甲状旁腺表面有薄层结缔组织被膜,腺细胞排列呈索团状,其间有少量结缔组织及丰富的有孔毛细血管。腺细胞可分为主细胞和嗜酸性细胞两种(图9-4)。

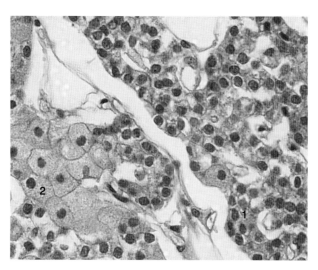

图9-4 甲状旁腺光镜像
1. 主细胞;2. 嗜酸性细胞

（一）主细胞

主细胞是腺实质的主要细胞,呈圆形或多边形,核圆,位于细胞中央。电镜下,胞质内粗面内质网较多,高尔基复合体发达,有膜被颗粒等。主细胞分泌甲状旁腺素,使血钙升高。在甲状旁腺素和降钙素的共同调节下,维持机体血钙的相对稳定。

（二）嗜酸性细胞

嗜酸性细胞单个或成群分布于主细胞之间,体积较大,核小、染色深,胞质嗜酸性。电镜下,嗜酸性颗粒是密集的线粒体,其他细胞器不发达。嗜酸性细胞功能不明。

第四节 肾 上 腺

一、肾上腺的形态和位置

肾上腺（suprarenal gland）左、右各一。左肾上腺呈半月形,右肾上腺为三角形,它们分别位于左、右肾的内上端。肾上腺的前面有不太明显的肾上腺门,是血管、神经和淋巴管进出的部位(图9-5)。肾上腺和肾一起被包裹在肾前、后筋膜围成的肾旁间隙内。

二、肾上腺的组织结构

肾上腺表面包有结缔组织被膜,少量结缔组织伴随血管和神经伸入实质内。肾上腺实质由周围

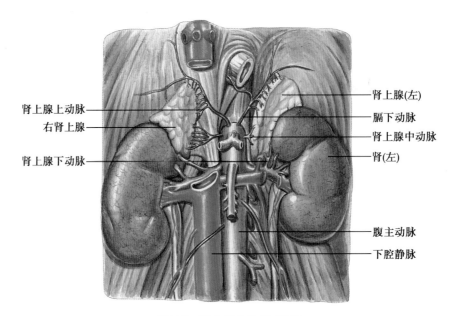

图 9-5　肾上腺的位置、形态

的皮质和中央的髓质两部分构成。

（一）皮质

皮质约占肾上腺体积的 80%~90%。肾上腺皮质由外向内分为三个带：球状带、束状带和网状带（图 9-6）。

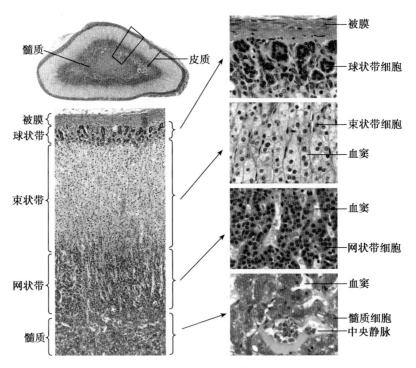

图 9-6　肾上腺光镜像

1. **球状带**　位于被膜下方，较薄。细胞较小，排列成球团状。细胞团之间有窦状毛细血管和少量结缔组织。球状带细胞分泌盐皮质激素，如醛固酮，能促进肾远曲小管和集合管重吸收 Na^+ 及排出 K^+，维持血容量。

2. **束状带**　位于皮质中层，是皮质中最厚的部分。腺细胞较大，呈多边形，排列成单行或双行细胞索，其间有丰富的窦状毛细血管和少量结缔组织。细胞核较大，染色浅；胞质内含大量的脂滴，在

HE染色标本中,脂滴被溶解,故胞质染色浅而呈空泡状。束状带细胞分泌糖皮质激素,主要为皮质醇和皮质酮,可促使蛋白质和脂肪分解并转变为糖,还有抑制免疫反应、减轻炎症反应等作用。

3. **网状带**　位于皮质最内层。腺细胞较小,排列成索,并互相连接成网,其间有窦状毛细血管和少量结缔组织。网状带细胞主要分泌雄激素、少量雌激素和糖皮质激素。

（二）髓质

髓质位于肾上腺的中央,主要由排列成索状或团状的髓质细胞组成,其间有窦状毛细血管和少量结缔组织。髓质细胞较大,呈多边形。用含铬盐的固定液固定的标本中,胞质内有呈黄褐色的嗜铬颗粒,故髓质细胞又称**嗜铬细胞**。另外,髓质内还有少量交感神经节细胞,胞体较大,散在分布。髓质中央有中央静脉(图9-6)。

电镜下,髓质细胞可分为肾上腺素细胞和去甲肾上腺素细胞。前者数量多,分泌肾上腺素,可使心肌收缩力增强,心率加快,使心脏、肝脏和骨骼肌的血管扩张;后者数量较少,分泌去甲肾上腺素,通过促使除心脏冠状动脉以外的小动脉强烈收缩而使血压升高。

第五节　垂　体

一、垂体的位置和形态

垂体(hypophysis,pituitary gland)位于颅骨蝶鞍垂体窝内,借垂体柄与脑相连。垂体为淡红色卵圆形小体,表面包被结缔组织被膜。分为腺垂体和神经垂体。**腺垂体**(adenohypophysis)包括远侧部、中间部和结节部;**神经垂体**(neurohypophysis)包括神经部和漏斗两部分,漏斗又由漏斗柄和正中隆起组成(图9-7)。垂体是机体内最重要的内分泌腺,能分泌多种激素,调控多种其他内分泌腺,其自身还受下丘脑的调控。

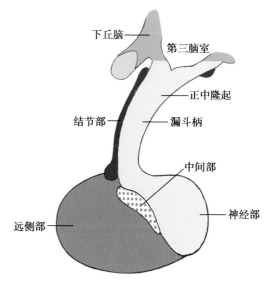

图9-7　垂体结构模式图

微课:垂体

二、垂体的组织结构

（一）腺垂体

1. **远侧部**　又称**垂体前叶**,是腺垂体的主要组成部分。腺细胞排列成团索状,少数围成滤泡,其间有丰富的窦状毛细血管和少量结缔组织。在HE染色标本上,根据细胞对染料的亲和力不同,分为嗜色细胞和嫌色细胞两类。嗜色细胞又分为嗜酸性细胞和嗜碱性细胞(图9-8)。

（1）**嗜酸性细胞**:数量较多,胞体呈圆形或卵圆形,胞质内含粗大的嗜酸性颗粒。嗜酸性细胞分为2种:

1）**生长激素细胞**:数量较多,分泌生长激素(GH),促进机体代谢和生长,特别是刺激骺软骨生长,促进骨增长。生长激素如分泌过多,在幼年引起巨人症,在成人发生肢端肥大症;如儿童时期分泌不足,可引起垂体性侏儒症。

2）**催乳激素细胞**:男女两性均有此种细胞,女性较多。分泌催乳激素,能促进乳腺发育和乳汁分泌。

（2）**嗜碱性细胞**:数量较少,细胞呈卵圆形或多边形,胞质内含嗜碱性颗粒。可分为3种细胞。

1）**促甲状腺激素细胞**:分泌促甲状腺激素,促进甲状腺的发育,并作用于甲状腺滤泡上皮,促进甲状腺素的合成和释放。

2）**促肾上腺皮质激素细胞**:分泌促肾上腺皮质激素和促脂素,前者促进肾上腺皮质束状带分泌糖皮质激素,后者作用于脂肪细胞,产生脂肪酸。

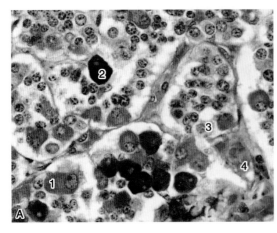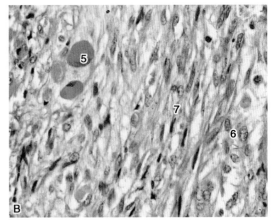

图 9-8 垂体远侧部(A)及神经部(B)光镜像
1. 嗜酸性细胞;2. 嗜碱性细胞;3. 嫌色细胞;4. 血窦;5. 赫令体;6. 垂体细胞;7. 神经纤维

3) **促性腺激素细胞**:分泌卵泡刺激素和黄体生成素。卵泡刺激素在女性促进卵泡发育,在男性促进精子的发生。黄体生成素在女性促进排卵和黄体形成,在男性则促进睾丸间质细胞分泌雄激素,故又称间质细胞刺激素。

(3) **嫌色细胞**:数量最多。胞体较小,圆形或多边形,胞质少,着色浅,细胞轮廓不清。电镜下,部分嫌色细胞胞质内有少量分泌颗粒,所以认为这些细胞可能是脱颗粒的嗜色细胞或处于嗜色细胞形成的初级阶段。

2. **中间部** 位于远侧部与神经部之间的狭窄区域。人垂体中间部不发达,有嫌色细胞、嗜碱性细胞和少量大小不等的滤泡。滤泡腔内含胶质,其功能不明。中间部的嗜碱性细胞分泌黑素细胞刺激素,作用于皮肤黑素细胞,促进黑色素的生成和扩散,使皮肤颜色变深。

3. **结节部** 包围在神经垂体的漏斗柄周围,在漏斗柄的前方较厚,后方较薄或缺如(图9-7)。结节部有丰富的纵行毛细血管。腺细胞主要为嫌色细胞,还有少量的嗜酸性和嗜碱性细胞。

4. **腺垂体的血管分布** 垂体的血液供给主要来自垂体上动脉和垂体下动脉。垂体上动脉从结节部上端进入神经垂体的漏斗部,在该处分支并吻合形成有孔毛细血管网,称为第一级毛细血管网。这些毛细血管继续下行到结节部下端汇集形成多条垂体门微静脉,后者继续下行到达远侧部,再次分支形成第二级毛细血管网。垂体门微静脉及两端的毛细血管网共同构成**垂体门脉系统**(hypophyseal portal system)。远侧部的毛细血管网最后汇集成小静脉,注入垂体周围的静脉窦。

(二)神经垂体

神经垂体与下丘脑直接相连,主要由无髓神经纤维和神经胶质细胞构成,并含有丰富的有孔毛细血管(图9-8B)。

下丘脑视上核和室旁核的神经内分泌细胞的轴突经漏斗下行进入神经垂体神经部,胞体内的分泌颗粒沿轴突运输至神经部,途中分泌颗粒局部聚集,使轴突呈串珠状膨大,在HE染色标本中呈现大小不等的嗜酸性团块,称为**赫令体**。垂体细胞分布于神经纤维之间,具有支持、营养、吞噬、保护作用,还参与神经纤维活动和激素释放的调节。

三、下丘脑与垂体的关系

(一)下丘脑与神经垂体的关系

下丘脑视上核和室旁核的神经内分泌细胞能合成和分泌抗利尿激素和催产素。抗利尿激素的主要作用是促进肾远曲小管和集合管重吸收水,使尿量减少;当其分泌超过生理剂量时,可导致小动脉平滑肌收缩,血压升高,故又称血管升压素。催产素可引起子宫平滑肌收缩,并促进乳腺分泌。这两种激素以分泌颗粒的形式经下丘脑神经垂体束运输,到达神经部后贮存,需要时释放入毛细血管内,再随血液循环到达靶器官和靶细胞发挥作用(图9-9)。因此,神经垂体是下丘脑激素的贮存和释放部位,与下丘脑在结构和功能上是一个整体。

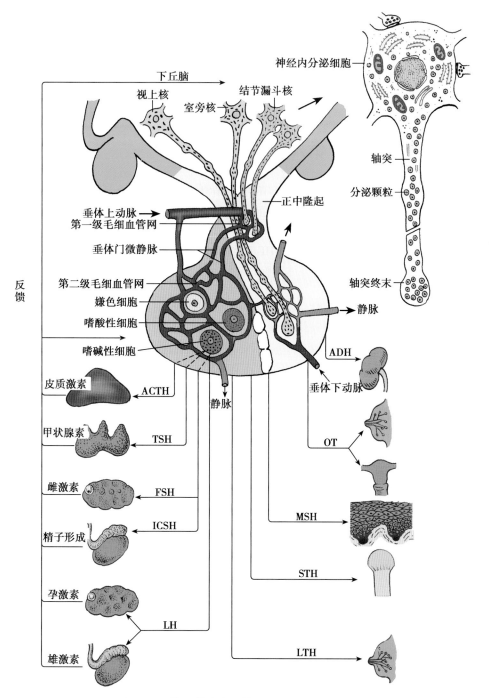

图 9-9 垂体血管分布及其与下丘脑的关系模式图

（二）下丘脑与腺垂体的关系

下丘脑结节区（如弓状核等）的一些神经元具有内分泌功能，称为神经内分泌细胞。这些细胞合成的多种激素经轴突释放入漏斗处的第一级毛细血管网内，再经垂体门微静脉运送至远侧部的第二级毛细血管网，继而分别调节远侧部各种腺细胞的分泌活动。对腺细胞分泌起促进作用的激素，称为释放激素；对腺细胞起抑制作用的激素，则称为释放抑制激素。下丘脑通过所产生的释放激素和释放抑制激素，经垂体门脉系统调节腺垂体内各种细胞的分泌活动，它们形成一个功能整体，称为下丘脑-腺垂体系统。

（三）下丘脑和腺垂体与其他内分泌腺的相互关系

下丘脑和腺垂体与其他几种内分泌腺之间的相互调节尤为重要。下丘脑的神经内分泌细胞分泌的释放激素和释放抑制激素直接调节腺垂体的分泌，腺垂体分泌的各种激素又调节相应靶细胞的分泌和其他功能活动;另一方面,靶细胞的分泌物或某种物质(如血糖、血钙等)的浓度变化,反过来又可影响腺垂体和下丘脑的分泌活动。这种反馈性调节机制使机体内环境相对稳定,正常生理活动得以维持。例如,下丘脑的神经内分泌细胞分泌促甲状腺激素释放激素,促进腺垂体远侧部的促甲状腺激素细胞分泌促甲状腺激素,后者促进甲状腺滤泡上皮细胞合成和分泌甲状腺激素。当血液中的甲状腺激素达到一定水平时,则反馈性抑制下丘脑或腺垂体相应激素的分泌,这样又使甲状腺的分泌功能和血液中的甲状腺激素水平下降。当激素下降到一定水平时,再通过反馈性调节使激素分泌增多。

第六节　松　果　体

松果体(pineal body)位于胼胝体压部和上丘之间,在上丘脑的缰连合后上方,以柄附于第三脑室顶的后部(图9-1)。松果体为一椭圆形小体,表面包以软脑膜,腺实质主要由松果体细胞、神经胶质细胞和无髓神经纤维等组成。

松果体细胞约占腺实质细胞的90%。在HE染色标本上,细胞呈圆形或不规则形,核大,染色浅,有一个或数个核仁,胞质弱嗜碱性。松果体细胞分泌褪黑激素,参与调节机体的昼夜生物节律、睡眠、情绪、性成熟等生理活动。

本章小结

内分泌系统由内分泌腺和散在于其他组织器官中的内分泌细胞组成。内分泌腺有垂体、甲状腺、甲状旁腺、肾上腺和松果体等,要记住内分泌腺的位置、形态、组织结构,尤其要记住其功能。甲状腺滤泡上皮细胞合成和分泌甲状腺激素,滤泡旁细胞分泌降钙素。甲状旁腺的主细胞合成和分泌甲状旁腺激素。肾上腺皮质分泌盐皮质激素、糖皮质激素、雄激素及少量雌激素;髓质主要分泌肾上腺素和去甲肾上腺素。垂体嗜酸性细胞分泌生长激素和催乳激素,嗜碱性细胞分泌促甲状腺激素、促性腺激素、促肾上腺皮质激素。神经垂体贮存和释放下丘脑视上核和室旁核的神经内分泌细胞合成和分泌的抗利尿激素和催产素。

(郭晓霞)

思考题

1. 试述甲状腺的位置及组织结构。
2. 简述肾上腺的位置及组织结构。
3. 简述腺垂体远侧部的组织结构,有何功能?

扫一扫,测一测

思路解析

第十章	神经系统

学习目标

1. 掌握：神经系统的组成；脊髓的位置、外形、内部结构和功能；脑干的位置、外形和功能；小脑、间脑的位置、外形和功能；端脑的外形、内部结构、大脑皮质功能定位、基底核、内囊；脊神经丛的名称、主要分支、分布；脑神经的名称、分布；感觉传导通路的传导途径和功能；锥体系的概念、组成及其传导途径；脑的血管分支和分布。

2. 熟悉：脊髓的节段与椎骨的对应关系；脑干、小脑、间脑的内部结构；脊神经的组成、分支和纤维成分；脑神经的纤维成分、性质；内脏运动神经与躯体运动神经的区别；交感神经与副交感神经的结构；锥体外系的概念、组成和功能；脑和脊髓的被膜；脑脊液产生的部位、作用及其循环；脊髓的血管。

3. 了解：神经系统的常用术语；瞳孔对光反射及其临床意义。

案例导学

患者，女，49岁。患者10天前在工作中突然出现右上肢乏力伴麻木，后病情呈进行性加重。头颅 CT 示：左侧额叶、岛叶、部分颞叶和内囊区急性梗死。查体：言语不清，右侧鼻唇沟变浅，右侧口角下垂，发笑时口角偏向左侧，伸舌时舌尖偏向右侧。Brunnstrom 分级：右上肢Ⅱ级，右手Ⅰ级，右下肢Ⅲ级，坐位平衡2级、站位平衡0级；右 Babinski 征（+）。诊断为脑梗死，失语症。

问题与思考：

1. 本案例中患者失语症可能是损伤到大脑皮质的哪些功能区？
2. 本案例中内囊损伤为什么会出现上述症状和体征？

第一节 概 述

一、神经系统的基本组成

神经系统（nervous system）是人体调节系统，人体各器官系统在神经系统的调节下成为与内外环境协调统一的整体。通常分为周围神经系统和中枢神经系统两部分。**中枢神经系统**（central nervous system）包括脑和脊髓；**周围神经系统**（peripheral nervous system）根据连接部位不同分为脑神经和脊神经（图 10-1），根据在各器官、系统中所分布的对象不同分为**躯体神经**（somatic nerves）和**内脏神经**（visceral nerves）。躯体神经分布于体表、骨、关节和骨骼肌，内脏神经则分布于内脏、心血管、平滑肌和

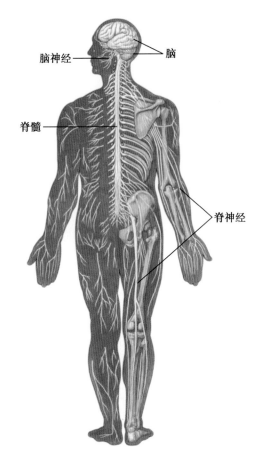

脑神经————————脑

脊髓

脊神经

图 10-1 神经系统的构成

腺体。

在周围神经中,**感觉神经**的冲动是通过感受器传向中枢,故又称**传入神经**;**运动神经**的冲动是自中枢传向周围,故又称**传出神经**;**内脏运动神经**又称**自主神经**或**植物性神经**,分为交感神经和副交感神经。

二、神经系统活动的基本方式

神经系统的基本活动方式是**反射**。反射是指神经系统对内、外环境变化而作出的应答性活动。反射的形态学基础是**反射弧**,包括感受器、传入(感觉)神经、中枢、传出(运动)神经和效应器 5 个部分(图 10-2)。如膝跳反射,感受器位于髌韧带内,传入神经和传出神经是股神经,中枢是在脊髓腰段,效应器是股四头肌。

三、神经系统的常用术语

在中枢和周围神经系统中,神经元胞体和突起在不同部位有不同的组合编排方式,故用不同的术语表示。

灰质(gray matter):在中枢神经系统内,神经元胞体及其树突集聚的部位,在新鲜标本中色泽灰暗。其中位于大、小脑表面的灰质称为**皮质**。

白质(white matter):在中枢神经系统内,神经纤维集聚的部位,因髓鞘含类脂质、色泽白亮而得名,如脊髓白质。其中位于大脑和小脑的白质因被皮质包绕而位于深部,称为**髓质**。

纤维束(fasciculus):在中枢神经系统内,起止、行程和功能基本相同的神经纤维集合成束。

神经(nerve):在周围神经系统内,神经纤维集聚在一起构成。包绕在每条神经外面的结缔组织称**神经外膜**,结缔组织伸入束内,将神经分为若干小束,并包围之,称**神经束膜**,包在每根神经纤维外面

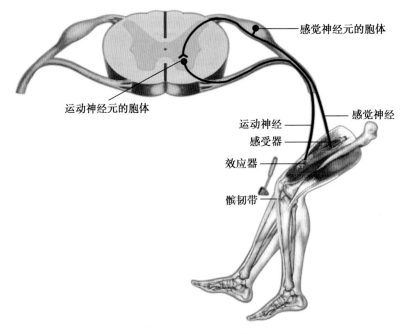

感觉神经元的胞体

运动神经元的胞体

感觉神经

运动神经

感受器

效应器

髌韧带

图 10-2 反射弧示意图

的结缔组织称**神经内膜**。

神经核(nucleus):在中枢神经系统内,形态和功能相似的神经元胞体聚集成团块状的结构。

神经节(ganglion):在周围神经系统内,由神经元胞体聚集构成。其中由假单极神经元或双极神经元胞体集聚而成的为**感觉神经节**,由传出神经元胞体集聚而成的、与支配内脏活动有关的称**内脏运动神经节**。

网状结构(reticular formation):在中枢神经系统内,神经纤维纵横交织呈网状,其间有分散或成群的神经元胞体。

第二节　中枢神经系统

一、脊髓及其损伤的康复应用解剖

(一)脊髓的位置与外形

脊髓(spinal cord)位于椎管内,上端在枕骨大孔处与延髓相续,下端成人平第1腰椎体下缘,新生儿则可达到第3腰椎体下缘。因此,腰椎穿刺应在第3~4腰椎或第4~5腰椎之间进行,以免损伤脊髓。

成人脊髓全长约45cm,呈前后略扁的圆柱形。有2个膨大,上端的膨大称**颈膨大**,连有分布于上肢的神经;近下端的膨大称**腰骶膨大**,连有分布于下肢的神经。腰骶膨大向下逐渐变细,称**脊髓圆锥**,末端延续为无神经组织的终丝,附于尾骨(图10-3)。

脊髓表面有纵贯全长的6条沟、裂。位于前面正中的称**前正中裂**,较深;位于后面正中的称**后正中沟**,较浅。前正中裂的两侧各有一条**前外侧沟**;后正中沟的两侧各有一条**后外侧沟**,前、后沟内分别连有脊神经的前根和后根。前、后根在出椎间孔前汇合成脊神经,每条脊神经后根上有一个膨大的**脊神经节**(图10-4)。脊神经共有31对,每对脊神经所连的一段脊髓,称为一个**脊髓节段**。因此,脊髓有31个节段,即8个颈节(C)、12个胸节(T)、5个腰节(L)、5个骶节(S)和1个尾节(Co)。

(二)脊髓节段与椎骨的对应关系

因在胚胎期脊髓增长速度比脊柱缓慢,出生后,早被椎间孔固定了的脊神经根,也从水平位变成不同程度的倾斜。其中,腰、骶、尾部的脊神经根在出相应椎间孔之前,在椎管内垂直下行一段较长的距离,并围绕终丝聚集成束,形成**马尾**。

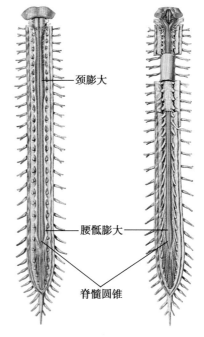

图 10-3　脊髓的外形

由于脊髓的长度比椎管短,所以脊髓节段的序数与椎骨的序数不完全对应(图10-5)。熟悉它们的对应关系,对康复治疗过程中诊断定位具有实用意义(表10-1)。

表 10-1　脊髓节段与椎骨序数的对应关系以及脊髓定位诊断的康复应用要点

椎骨序数	$C_1 \sim C_4$	$C_4 \sim C_7 + T_1 \sim T_3$	$T_3 \sim T_6$	$T_6 \sim T_9$	$T_{10} \sim T_{11}$	$T_{12} + L_1$
脊髓节段	$C_1 \sim C_4$	$C_5 \sim C_8 + T_1 \sim T_4$	$T_5 \sim T_8$	$T_9 \sim T_{12}$	$L_1 \sim L_5$	$S_1 \sim S_5 + Co_1$
对应关系	与同序数椎骨一致	比同序数椎骨高1个椎体	比同序数椎骨高2个椎体	比同序数椎骨高3个椎体	在第10、11胸椎高度	平第12胸椎与第1腰椎
康复应用要点	以椎骨损伤推测病人脊髓病变节段,用加法。如第9胸椎损伤,9+3=12,第12胸髓可能损伤 以脊髓节段推测病人椎骨损伤部位,用减法。如第6胸髓损伤,6-2=4,第4胸椎可能损伤					

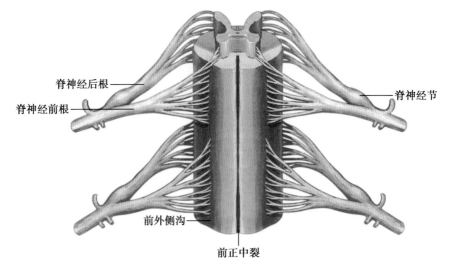

图 10-4 脊髓结构示意图

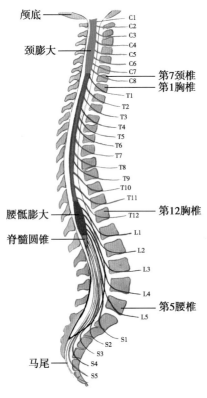

图 10-5 脊髓节段与椎骨序数的关系

（三）脊髓的内部结构

脊髓由灰质和白质两大部分构成。在脊髓的横切面（图 10-6）上，可见正中央有中央管，管腔窄小不通畅，围绕中央管可见 H 形或蝶形的灰质。每一侧灰质可见分别向前后方向伸出的**前角**（anterior horn）和**后角**（posterior horn），在胸髓和上部腰髓（$L_1 \sim L_3$）还可见向外伸出细小的**侧角**（lateral horn）。前、后角之间的宽阔区域为中间带。位于中央管周围、连接双侧的灰质称灰质连合。白质借脊髓的纵沟分为 3 个索，前正中裂与前外侧沟之间为前索，前、后外侧沟之间为外侧索，后外侧沟与后正中沟之间为后索。在中央管前方，左右前索间有纤维横越，称**白质前连合**（anterior white commissure）。在灰质后角基部外侧与外侧索白质之间，灰、白质混合交织，此处称为**网状结构**。

1. 灰质　脊髓灰质是各种不同大小、形态和功能的神经元的胞体和突起、神经胶质和血管等的复合体。神经元胞体往往集聚成群或成层，称为**神经核或板层**，在纵切面上灰质纵贯成柱。

（1）前角：也称**前柱**，主要为躯体运动神经元，分为较大的 α 运动神经元和小型的 γ 运动神经元，α 神经纤维支配骨骼肌纤维，引起骨骼肌收缩，γ 神经纤维支配梭内肌纤维，调节骨骼肌纤维的张力。

前角运动神经元可分为内侧、外侧群。内侧群几乎位于脊髓全长，支配躯干肌；外侧群主要见于颈膨大和腰骶膨大，分别支配上、下肢肌。

（2）侧角：也称**侧柱**，见于胸 1 到腰 3 节段，是交感神经的低级中枢，由交感神经节前神经元胞体聚集而成，其轴突与前角运动神经元的轴突共同构成前根。在骶髓的第 2~4 脊髓节内，虽无侧角，但在前角基部的外侧分有**骶副交感核**，由副交感神经节前神经元胞体集聚而成，其轴突加入前根，并参与盆内脏神经的构成。

（3）后角：又称**后柱**，主要含联络神经元的胞体，它们接受脊神经后根传入的感觉冲动，发出的纤维或与前角运动神经元联系或沿同侧/对侧上行至脑。

2. 白质　脊髓白质主要由许多纤维束组成，纤维束一般按其起止命名。纤维束可分为 3 类：长上行纤维，它们分别投射到丘脑、小脑和脑干的许多核团；长下行纤维，从大脑皮质或脑干内的有关核团

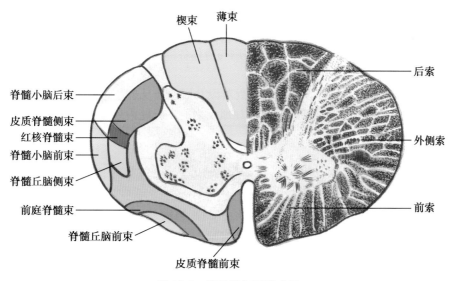

图 10-6　脊髓横切面模式图

微课:脊髓
的内部结构

投射到脊髓;短的脊髓固有纤维,这些纤维把脊髓内部各节段联系起来。

（1）上行纤维（传导）束:又称感觉传导束。

1）**薄束**（fasciculus gracilis）和**楔束**（fasciculus cuneatus）:起于脊神经后根,行于同侧后索内,薄束在内侧,传导第 5 胸髓节段（T_5）及其以下躯干和下肢的本体感觉及精细触觉的冲动至延髓背下部薄束核;楔束在外侧,传导第 4 胸髓节段（T_4）及其以上躯干和上肢本体感觉及精细触觉的冲动至延髓背下部楔束核。

2）**脊髓小脑束**:包括**脊髓小脑后束**（posterior spinocerebellar tract）和**脊髓小脑前束**（anterior spinocerebellar tract）,位于外侧索周边的前部和后部,分别经小脑上脚、下脚入小脑,传导来自躯干下部和下肢的非意识性本体感觉冲动。

3）**脊髓丘脑束**（spinothalamic tract）:位于外侧索的前半和前索中。此束纤维主要起自后角固有核,纤维大部斜经白质前连合交叉到对侧上一节段,在外侧索和前索内上行,行经脑干,终止于背侧丘脑。交叉至对侧外侧索上行的纤维束,称**脊髓丘脑侧束**,其功能是传导痛觉和温度觉冲动;交叉到对侧前索内上行的纤维束,称**脊髓丘脑前束**,其功能是传导粗触觉冲动。

（2）下行纤维（传导）束:又称运动传导束,起自脑的不同部位,直接或间接止于脊髓前角或侧角。管理骨骼肌运动的传导束为锥体系（皮质脊髓束）和锥体外系（红核脊髓束与前庭脊髓束等）。

1）**皮质脊髓束**（corticospinal trac）:是从大脑皮质至脊髓前角运动神经元的运动纤维束。它起自大脑皮质中央前回和其他一些皮质区域,此束纤维在到达延髓下份时,大部分交叉到对侧,下行于脊髓小脑后束的深面,称为**皮质脊髓侧束**,贯穿脊髓全长,沿途分出纤维至同侧脊髓前角（主要是支配肢体远端小肌肉的运动神经元）。皮质脊髓束小部分未交叉的纤维称为**皮质脊髓前束**,在前索前正中裂两侧下降至胸髓上部,沿途发出纤维,经白质前连合至对侧灰质,但也有纤维至本侧灰质。

支配上、下肢的脊髓前角运动神经元只接受对侧半球的纤维,而支配躯干肌的脊髓前角运动神经元接受双侧皮质脊髓束的支配。当一侧的皮质脊髓侧束和皮质脊髓前束损伤后,出现同侧肢体的肌肉瘫痪,而躯干肌不瘫痪。

2）**红核脊髓束**（rubrospinal tract）:位于皮质脊髓侧束的腹侧,刺激一侧红核可兴奋对侧屈肌运动神经元,抑制对侧伸肌运动神经元。

3）**前庭脊髓束**（vestibulospinal tract）:起自脑干的前庭神经核后在同侧下行。刺激前庭神经核时,兴奋伸肌运动神经元,抑制屈肌运动神经元,故此束的功能与提高同侧伸肌的张力有关,在调节身体平衡中起重要作用。

4）**顶盖脊髓束**（tectospinal tract）:起自中脑上丘,纤维交叉后下行于前索中。此束传导的冲动可使头旋转和上肢的运动,以完成视和听的反射活动。

5）**网状脊髓束**（reticulospinal tract）:起自脑干的网状结构,下行于脊髓的侧索和前索,分别称为

网状脊髓前束和**网状脊髓侧束**,其功能与调节肌张力有关。

（四）脊髓的功能

1. 传导功能　脊髓内上、下行纤维束是联系脑与身体各部间传导通路的中继站,损伤后直接影响其功能。

2. 反射功能　脊髓各节段均能单独或与邻近节段共同构成反射中枢。脊髓反射功能,是对来自内、外刺激所产生的不随意性反应,如膝跳反射、屈肌反射等。脊髓内还有内脏反射的低级中枢,如排便、排尿和性反射中枢等。

（五）脊髓损伤的康复应用解剖

1. 脊髓前角受损　主要伤及前角运动神经元,表现为这些神经元所支配的骨骼肌呈弛缓性瘫痪(软瘫),肌张力低下,腱反射消失,肌萎缩,无病理反射,但感觉无异常。如脊髓灰质炎(小儿麻痹症)患者。

2. 颈脊髓血管损伤　脊髓中央先开始发生缺血受损,再向外周扩散,上肢障碍比下肢明显,病人可以步行,但上肢可能部分或完全麻痹。因为皮质脊髓侧束中支配上肢肌的下行纤维偏于脊髓中央,而支配下肢的下行纤维偏于脊髓外周。

3. 脊髓半横断　若脊髓因刀伤或枪伤导致脊髓半离断时,出现的症状称**布朗-色夸**（Brown-Sequard）**综合征**。病变平面以下出现同侧深感觉障碍、病变平面以下 1～2 个脊髓节段对侧浅感觉障碍,还导致同侧肢体运动障碍(痉挛性瘫痪,见运动传导通路)。因为深感觉在同侧脊髓后索上行;浅感觉进入脊髓上升 1～2 个脊髓节段后即交叉至对侧上行;在延髓交叉后的皮质脊髓侧束,进入外侧索后逐级控制同侧管理上肢肌和下肢肌随意运动的脊髓前角运动神经元。

4. 脊髓前部损伤　损伤平面以下运动和痛、温觉丧失,但本体觉存在。因为前部含运动神经元和传导痛、温觉的脊髓丘脑侧束;传导本体觉的薄束和楔束位于脊髓后部。

5. 脊髓后部损伤　损伤平面以下本体觉和精细触觉丧失,但运动和痛、温觉存在。因为后部含传导本体觉和精细触觉的薄束和楔束;运动神经元和传导痛、温觉的脊髓丘脑侧束位于脊髓前部。

6. 中央灰质周围病变　若病变侵犯了白质前连合,则阻断了脊髓丘脑束在此的交叉纤维,引起相应部位的对称性、分离性感觉障碍,即痛、温觉消失,而本体觉和精细触觉无障碍(因后索完好)。如脊髓空洞症或髓内肿瘤患者。

二、脑及其康复应用解剖

脑（brain）位于颅腔内,一般分为端脑、间脑、小脑和脑干 4 个部分(图 10-7、图 10-8)。脑干包括中脑、脑桥和延髓。延髓向下经枕骨大孔与脊髓相续。

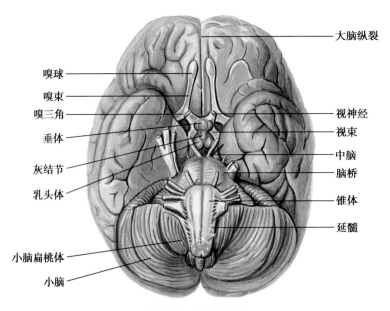

图 10-7　脑的底面

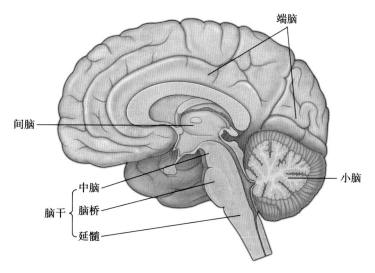

图 10-8　脑的正中矢状切面

（一）脑干

脑干（brain stem）是中枢神经系统中位于脊髓和间脑之间的一个较小部分,自下而上由**延髓**、**脑桥**和**中脑** 3 部分组成。

1. 脑干的外形

（1）脑干的腹侧面:①延髓腹侧面上部前正中裂的两侧各有一纵形隆起,称**锥体**,它由大脑皮质到脊髓的锥体束（又称皮质脊髓束）构成。在锥体的下端,皮质脊髓束的大部分纤维左、右交叉形成浅纹,称**锥体交叉**。锥体外侧有椭圆形的**橄榄**,内含橄榄核。脑桥与延髓之间以**脑桥延髓沟**为界。②脑桥腹侧面膨隆宽阔,称**基底部**,其正中线上有纵行浅沟,称**基底沟**。基底部的两侧逐渐缩窄,延为**小脑中脚**,连接小脑。③中脑腹侧面主要为一对柱状结构,称**大脑脚**,由锥体系的纤维构成,两者之间是**脚间窝**（图 10-9）。

（2）脑干的背侧面:①延髓背侧面下部后正中沟的两侧各有两个纵行隆起,内侧的称**薄束结节**,内有薄束核,接收薄束传来的感觉冲动;外侧的称**楔束结节**,内有楔束核,接收楔束传来的感觉冲动。②延髓背侧面上部和脑桥共同形成凹窝,呈菱形,称**菱形窝**,即第四脑室底部。③中脑背侧面有四个隆起,称**四叠体**,下方的一对隆起称**下丘**,是听觉反射中枢;上方的一对隆起称**上丘**,是视觉反射中枢（图 10-10）。

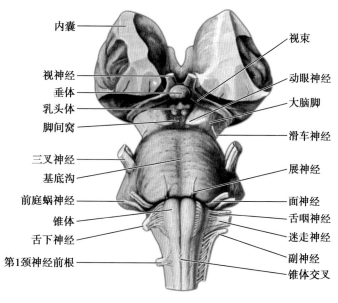

图 10-9　脑干（腹侧面）

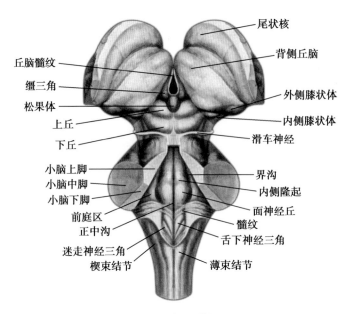

尾状核

背侧丘脑

丘脑髓纹

缰三角

外侧膝状体

松果体

内侧膝状体

上丘

滑车神经

下丘

小脑上脚

界沟

小脑中脚

内侧隆起

小脑下脚

面神经丘

前庭区

髓纹

正中沟

舌下神经三角

迷走神经三角

薄束结节

楔束结节

图 10-10　脑干(背侧面)

（3）第四脑室:位于小脑与脑干间,向上经中脑水管通第三脑室,向下经延髓中央管通脊髓中央管,并借正中孔和外侧孔与蛛网膜下隙相通(图 10-11)。

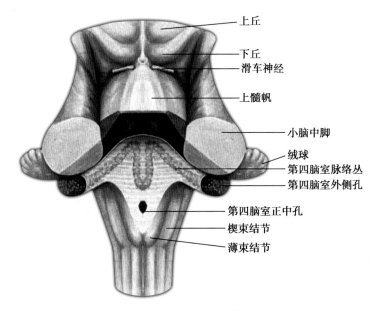

上丘

下丘

滑车神经

上髓帆

小脑中脚

绒球

第四脑室脉络丛

第四脑室外侧孔

第四脑室正中孔

楔束结节

薄束结节

图 10-11　第四脑室脉络组织

　　脑干上连有 10 对脑神经根(图 10-9、图 10-10)。①与中脑相连的有:连于脚间窝内的动眼神经根和连于下丘下方的滑车神经根;②与脑桥相连的有:连于基底部与小脑中脚移行处的三叉神经根以及由内向外连于脑桥延髓沟内的展神经根、面神经根和前庭蜗神经根;③与延髓相连的有:自上而下连于橄榄外侧的舌咽神经根、迷走神经根和副神经根以及连于橄榄内侧的舌下神经根。

　　2. 脑干的内部结构　脑干内部结构主要包括脑神经核、非脑神经核、纤维束和网状结构。

　　（1）脑神经核:脑神经核可分为 6 类(表 10-2,图 10-12)。

　　（2）非脑神经核:参与构成各神经传导通路或反射通路,主要有薄束核与楔束核、红核和黑质等(图 10-13、图 10-14)。

　　（3）纤维束:包括上行纤维束和下行纤维束。

　　上行的纤维束主要有:①内侧丘系:是薄束核与楔束核发出的纤维,经内侧丘系交叉至对侧折而

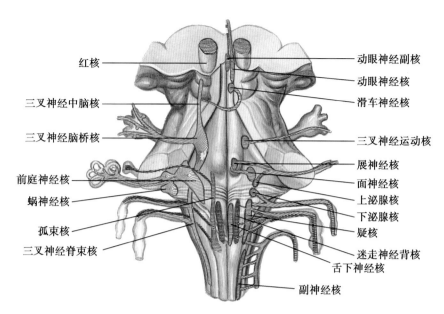

图 10-12 脑神经核在脑干背侧面的投射

表 10-2 脑干内脑神经核的排列及其功能

机能柱	核的位置	脑神经核名称	功能
一般躯体运动柱	上丘平面	动眼神经核（Ⅲ）	支配上、下、内直肌，下斜肌，上睑提肌
	下丘平面	滑车神经核（Ⅳ）	支配上斜肌
	脑桥中下部	展神经核（Ⅴ）	支配外直肌
	延髓上部	舌下神经核（Ⅻ）	支配舌肌
特殊内脏运动柱	脑桥中部	三叉运动神经核（Ⅴ）	支配咀嚼肌等
	脑桥中下部	面神经核（Ⅶ）	支配面肌等
	延髓上部	疑核（Ⅸ、Ⅹ、Ⅺ）	支配咽、喉肌等
	延髓下部、$C_1 \sim C_5$	副神经核（Ⅺ）	支配斜方肌、胸锁乳突肌
一般内脏运动柱	上丘平面	动眼神经副核（Ⅲ）	支配瞳孔括约肌、睫状肌
	脑桥下部	上泌涎核（Ⅶ）	支配泪腺、舌下腺和下颌下腺
	延髓上部	下泌涎核（Ⅸ）	支配腮腺
	延髓中下部	迷走神经背核（Ⅹ）	支配颈、胸、腹腔大部分脏器
内脏感觉柱	延髓中上部	孤束核（Ⅶ、Ⅸ、Ⅹ）	接收味觉及一般内脏感觉
一般躯体感觉柱	中央灰质外侧	三叉神经中脑核（Ⅴ）	接收面肌、咀嚼肌的本体觉
	脑桥中部	三叉神经脑桥核（Ⅴ）	接收头面部、口腔、鼻腔的触觉
	脑桥、延髓	三叉神经脊束核（Ⅴ）	接收头面部的痛温觉
特殊躯体感觉柱	延髓与脑桥交界处	前庭神经核（Ⅷ）	接收内耳的平衡觉
	延髓与脑桥交界处	蜗神经核（Ⅷ）	接收内耳的听觉

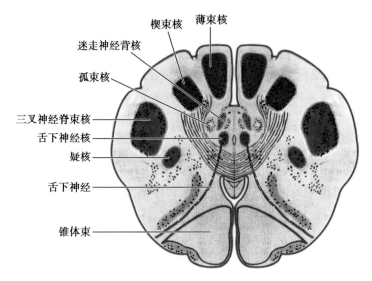

图 10-13　平延髓内侧丘系交叉横切面

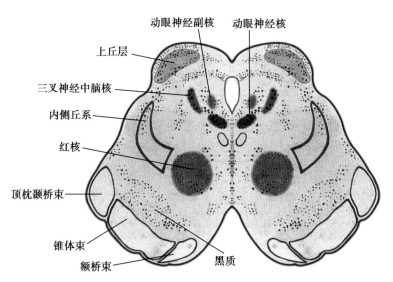

图 10-14　平中脑上丘横切面

向上形成的纤维束,将本体感觉和精细触觉的冲动继续传至背侧丘脑;②**脊髓丘系**:是脊髓丘脑侧束和脊髓丘脑前束进入脑干后汇合而成的纤维束;③**三叉丘系**:是头面部痛、温度、粗触觉的冲动经三叉神经传至三叉神经感觉核,换神经元后发出的纤维交叉至对侧形成的纤维束等。

下行的主要是**皮质脊髓束**,起于大脑皮质中央前回和中央旁小叶前部等,大部分纤维在锥体下方交叉至对侧,形成**皮质脊髓侧束**下行,不交叉的纤维形成**皮质脊髓前束**下行,还有**红核脊髓束**、**前庭脊髓束**、**顶盖脊髓束**、**网状脊髓束**等。

(4)脑干的网状结构:在脑干中,除了脑神经核、境界明确的一些非脑神经核团和长的上、下行纤维束以外,还能看到有分布相当宽广、胞体和纤维交错排列成"网状"的区域,称为**网状结构**。网状结构是中枢神经系统的整合中心,对于维持大脑皮质的清醒和警觉、调节躯体运动、内脏活动及参与睡眠发生和抑制等有着重要的作用。

3. 脑干的功能

(1)传导功能:联系大脑皮质、小脑和脊髓的上、下行纤维束都经过脑干。因此,脑干是大脑皮质联系脊髓和小脑的重要结构枢纽。

(2)反射功能:脑干内有多个反射活动的低级中枢,如延髓内有调节心血管活动和呼吸运动的**"生命中枢"**,如这些中枢受损,将危及生命;脑桥内有角膜反射;中脑内有瞳孔反射中枢。如用棉花丝轻触角膜,可引起眨眼的角膜反射。

（3）其他功能：脑干的网状结构有维持大脑皮质觉醒、引起睡眠、调节骨骼肌张力和内脏活动等功能。

4. 脑干损伤的康复应用解剖

（1）**延髓内侧综合征**：亦称舌下神经交叉性偏瘫。主要损害结构及所致的表现：锥体损伤，对侧上、下肢瘫痪；内侧丘系损伤，对侧上、下肢及躯干意识性本体觉和精细触觉障碍；相邻的舌下神经根损伤，同侧舌肌瘫痪。

（2）**延髓外侧综合征**：主要损害结构及所致的临床表现：三叉神经脊束损伤，同侧头面部痛、温觉障碍；脊髓丘脑束损伤，对侧上、下肢及躯干痛、温觉障碍；疑核损伤，同侧软腭及咽肌麻痹，吞咽困难，声音嘶哑；下丘脑致胸髓节段中间外侧核的交感下行通路损伤，同侧瞳孔缩小，上睑轻度下垂，面部皮肤潮红及汗腺分泌障碍；小脑下脚损伤，同侧上、下肢共济失调；前庭神经核损伤，眩晕，眼球震颤。

（3）**脑桥基底部综合征**：亦称展神经交叉性偏瘫，主要损害结构及所致的临床表现：锥体束损伤，对侧上、下肢瘫痪；展神经根损伤，同侧眼球外直肌麻痹。

（4）**脑桥背侧部综合征**：主要损害结构及所致的临床表现：展神经核损伤，同侧眼球外直肌麻痹，双眼患侧凝视麻痹；面神经核损伤，同侧面肌麻痹；前庭神经核损伤，眩晕，眼球震颤；三叉神经脊束损伤，同侧头面部痛、温觉障碍；脊髓丘脑束损伤，对侧上、下肢及躯干痛、温觉障碍；内侧丘系损伤，对侧上、下肢及躯干意识性本体觉和精细触觉障碍；下丘脑至胸髓节段中间外侧核的交感下行通路损伤，同侧 Horner 综合征；小脑下脚和脊髓小脑前束损伤，同侧上、下肢共济失调。

（5）**大脑脚底综合征**：亦称动眼神经交叉性偏瘫，主要损害结构及所致的临床表现：动眼神经根损伤，同侧除外直肌和上斜肌外的所有眼外肌麻痹，瞳孔散大；锥体束伤，对侧上、下肢瘫痪。

（6）**本尼迪克特综合征**：主要损害结构及所致的临床表现：内侧丘系损伤，对侧上、下肢躯干意识性本体觉和精细触觉障碍，动眼神经根损伤，同侧除外直肌和上斜肌外的所有眼肌麻痹，瞳孔散大；小脑丘脑纤维损伤，对侧上、下肢意向性震颤，共济失调

（二）小脑

小脑（cerebellum）位于颅后窝，在延髓和脑桥后方，借上、中、下 3 对小脑脚分别与中脑、脑桥和延髓相连（图 10-15、图 10-16）。

1. 小脑的外形 小脑中间窄细，称**小脑蚓**，两侧部膨隆，称**小脑半球**。小脑的上面平坦，被大脑半球所覆盖；下面凹凸不平，近枕骨大孔处有椭圆形隆起，称**小脑扁桃体**。当颅内压升高时，小脑扁桃体易受挤压而嵌入枕骨大孔，压迫延髓生命中枢，导致呼吸和循环障碍，危及生命，称**小脑扁桃体疝**（又称**枕骨大孔疝**）。

2. 小脑的分叶和功能 小脑的发展与动物生存和运动方式的演变密切相关，根据小脑纤维的联系和功能，分为：**绒球小结叶**，又称**古小脑**或**前庭小脑**，主要维持躯体的姿势和平衡；**前叶**，又称**旧小脑**或**脊髓小脑**，主要调节肌张力和协调肌群的活动；**后叶**，又称**新小脑**或**脑桥小脑/顶盖小脑**，主要与肌

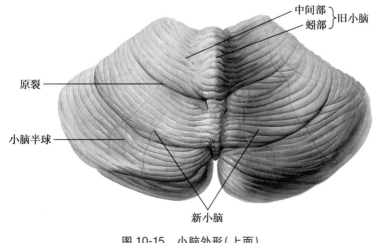

图 10-15 小脑外形（上面）

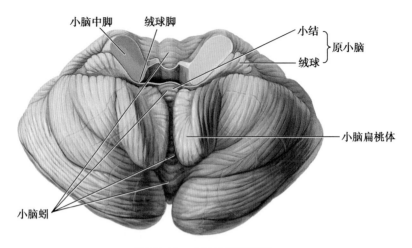

图 10-16 小脑外形(下面)

的精细灵巧运动调节有关,在保持肌的运动精确度上起重要作用,即参与对大脑皮质发动的达到某种目标的随意运动的调节(图 10-17)。

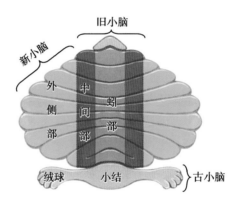

图 10-17 小脑分叶示意图

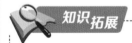

共 济 失 调

小脑功能损伤时,肌张力降低,不能维持身体的平衡,不能协调运动,站立不稳,走路时抬腿过高,迈步过大,取物时,过度伸开手指;令患者做指鼻试验,动作不准确,说话"爆发性语言",临床上称为"共济失调"。

3. 小脑内部结构 小脑表面是薄层灰质,称**小脑皮质**;皮质深面是白质,称小脑髓质;在髓质深部藏有数对神经核,称**小脑中央核**,最大的是**齿状核**(图 10-18)。

(三)间脑

间脑(diencephalon)位于中脑和大脑半球之间,两侧的大脑半球掩盖其背面及侧面(图 10-19)。间脑可区分为背侧丘脑(丘脑)、上丘脑、后丘脑、下丘脑和底丘脑。间脑内的腔为第三脑室,向下通于中脑水管,向上经室间孔通连到端脑内的侧脑室。

1. **背侧丘脑**(dorsal thalamus) 又称**丘脑**。

(1) 外形:背侧由两个卵圆形的灰质团块借丘脑间黏合(中间块)连接而成。其前端的突出部为**丘脑前结节**;后端膨大,称**丘脑枕**。

(2) 内部结构:丘脑被"Y"形纤维板即内髓板分为前核群、内侧核群和外侧核群 3 部分(图 10-20)。

1) 前核群:位于内髓板分叉部的前上方,是边缘系统的一个重要中继站,其功能与内脏活动和近期记忆有关。

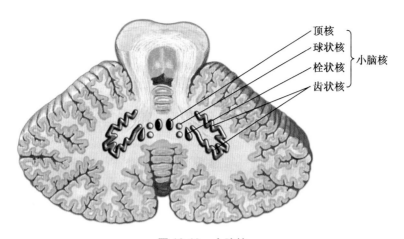

图 10-18 小脑核

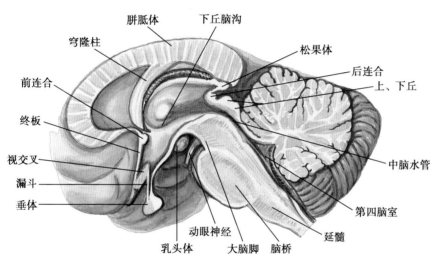

图 10-19 间脑（内侧面）

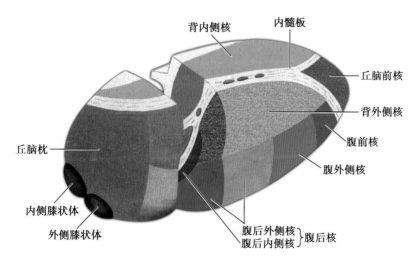

图 10-20 右侧背侧丘脑核团的立体示意图

2）内侧核群:位于内髓板内侧,以背内侧核最为主要。该核纤维联系广泛,涉及多种内脏活动和内分泌功能,可能是联络躯体和内脏感觉冲动的整合中枢。

3）外侧核群:位于内髓板外侧,分为背侧核、腹侧核。腹侧核群是丘脑的主要部分,由前向后可分为**腹前核、腹外侧核和腹后核**。腹前核、腹外侧核主要接受小脑齿状核、苍白球与黑质的传入纤维,发出纤维投射至躯体运动中枢,调节躯体运动。腹后核又分为**腹后内侧核**和**腹后外侧核**,前者接受三叉丘系及味觉的纤维,后者接受内侧丘系和脊髓丘系的纤维。

2. **后丘脑** 包括内侧、外侧膝状体。内侧膝状体接受下丘来的听觉纤维,外侧膝状体接受视束的传入纤维。

3. **上丘脑** 由丘脑髓纹、缰三角、缰连合、松果体构成。丘脑髓纹后端的膨大突起称为缰三角,两侧缰三角之间的连合称为缰连合,它的后方连于松果体。在缰连合的下方,中脑水管上口背侧壁内的横行纤维束为后连合。

丘脑髓纹起自下丘脑,传递嗅觉及内脏的冲动至缰三角内的缰核,自此核发出缰核脚间束至中脑,此即间脑至中脑的传出通道之一。

4. **下丘脑** 位于背侧丘脑的前下方,由前向后包括**视交叉、漏斗、垂体、灰结节和乳头体**(图10-21)。

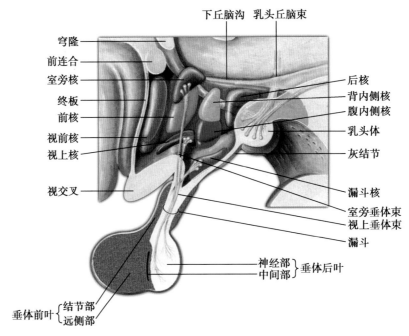

图 10-21 下丘脑的主要核团

下丘脑内含多个核团,重要的有**视上核**和**室旁核**(图10-21),两核均能分泌抗利尿素(又称血管加压素)和缩宫素(又称催产素),经下丘脑-神经垂体束输送至神经垂体贮存,需要时释放入血液。

下丘脑是调节内脏活动和内分泌活动的较高级中枢,对体温、摄食、水和电解质平衡、内分泌、情绪改变等起重要的调节作用。

5. **底丘脑** 位于间脑和中脑被盖的过渡地区,内含丘脑底核及部分黑质、红核,与纹状体有密切联系,属锥体外系的重要结构。

6. **第三脑室**(third ventricle) 位于两侧背侧丘脑和下丘脑间的狭窄矢状腔隙。前方借左、右室间孔与侧脑室相通,后方借中脑水管与第四脑室相通,顶部为第三脑室脉络组织,底部为乳头体、灰结节和视交叉。

(四)端脑

端脑(telencephalon)是脑的最发达的部分,被**大脑纵裂**分为左、右两个**大脑半球**,借**胼胝体**相连。大脑半球与小脑间为**大脑横裂**。大脑半球内的空腔,称**侧脑室**。大脑半球表面灰质为大脑皮质,深部白质称髓质,位于髓质内的灰质核团,称基底核。

1. 外形和分叶 半球表面有许多深浅不等的沟,沟与沟之间的隆起,称**脑回**,每侧大脑半球借3条重要的叶间沟,分为5叶。

(1)叶间沟:在大脑半球的背外侧面,由前下走向后上的沟,称**外侧沟**;由半球上缘中点行向前下的沟,称**中央沟**。在大脑半球的内侧面,由胼胝体末端稍后方斜向后上的沟,称**顶枕沟**。

(2)分叶:三条叶间沟将半球分成5叶,它们是中央沟之前的**额叶**;中央沟之后的**顶叶**;外侧沟下方的**颞叶**;顶枕沟之后的**枕叶**;外侧沟深面的为**岛叶**(图10-22~图10-24)。

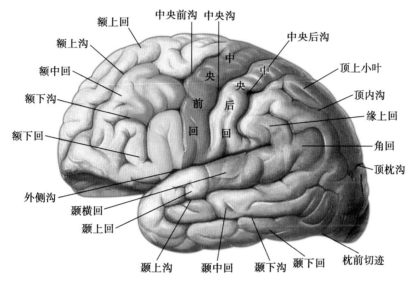

图 10-22 大脑半球(上外侧面)

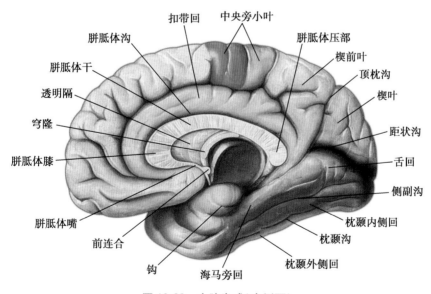

图 10-23 大脑半球(内侧面)

2. 大脑半球主要的沟和回

(1)背外侧面:在额叶,中央沟的前方且大致与中央沟平行的沟,称**中央前沟**,两沟之间的脑回,为**中央前回**。在中央前沟的前方有与其呈垂直走向的**额上沟**和**额下沟**,它们将中央前回以外的额叶分为**额上回**、**额中回**和**额下回**。

在顶叶,中央沟的后方且大致与中央沟平行的沟,称**中央后沟**,两沟之间的脑回,为**中央后回**。外侧沟末端有一环形脑回,称**缘上回**。缘上回的后下方,颞上沟末端为**角回**。

在颞叶,**颞上沟**、**颞下沟**将颞叶分为**颞上回**、**颞中回**和**颞下回**。在颞上回有伸入外侧沟深部的几

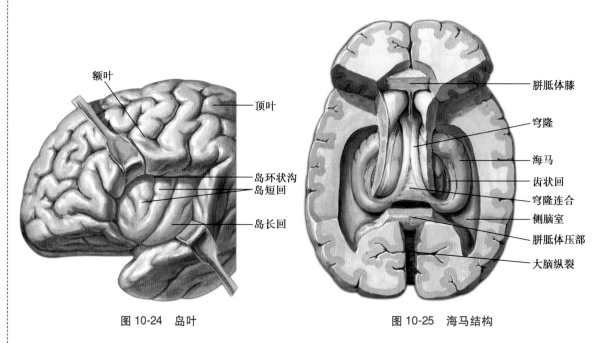

图 10-24 岛叶　　　　　　　　图 10-25 海马结构

个横回,称**颞横回**。

(2) 内侧面:胼胝体背面是**扣带回**。扣带回中部上方是**中央旁小叶**;扣带回后端向前下延伸为**海马旁回**;海马旁回的前端称**钩**。扣带回、海马旁回和钩等环绕大脑半球内侧缘和间脑,总称**边缘叶**。枕叶内侧面前后呈弓状的沟,称**距状沟**。

(3) 下面:前端有一椭圆形的结构,称**嗅球**,向后延伸成**嗅束**。它们与嗅觉传导有关。

3. 边缘系统　在大脑半球内侧面,隔区、扣带回、海马旁回、海马和齿状回等几乎围绕胼胝体一圈,共同组成**边缘叶**(limbic lobe)。边缘叶加上与它联系密切的皮质和皮质下结构如杏仁体、隔核、下丘脑、上丘脑、丘脑前核和中脑被盖的一些结构,共同组成**边缘系统**(limbic system)(图 10-25)。由于它与内脏联系密切,故又称**内脏脑**。边缘系统是脑的古老部分,管理内脏活动、情绪反应和性活动等。近年还发现边缘系统与记忆,特别是近期记忆有关。

4. 大脑皮质功能定位　随着大脑皮质的发育和分化,不同的皮质区具有不同的功能,这些具有一定功能的脑区称为**中枢**。

(1) **第Ⅰ躯体运动区**:位于中央前回和中央旁小叶前部(图 10-26)。该区对骨骼肌运动的管理有一定的局部定位关系,其特点为:①上下颠倒,但头部是正的。中央前回最上部和中央旁小叶前部与下肢运动有关,中部与躯干和上肢的运动有关,下部与面、舌、咽、喉的运动有关。②左右交叉,即一侧运动区支配对侧肢体的运动。但一些与联合运动有关的肌则受两侧运动区的支配,如面上部肌、眼球外肌、咽喉肌、咀嚼肌、呼吸肌和躯干、会阴肌。③身体各部在运动中枢的代表区的大小与各部形体大小无关,而取决于功能的重要性和复杂程度(图 10-27)。

(2) **第Ⅰ躯体感觉区**:位于中央后回和中央旁小叶后部(图 10-26)。接受背侧丘脑腹后核传来的对侧半身痛、温、触、压以及位置觉和运动觉。身体各部在此区的投射特点是:①上下颠倒,但头部也是正的。中央旁小叶的后部与小腿和会阴部的感觉有关,中央后回的最下方与咽、舌的感觉有关;②左右交叉,一侧躯体感觉区管理对侧半身的感觉;③身体各部在该区投射范围的大小也与形体的大小无关,而取决于该部感觉的敏感程度(图 10-27)。

(3) **视觉区**:位于枕叶内侧面距状沟两侧的皮质。一侧视区接受同侧视网膜颞侧半和对侧视网膜鼻侧半的纤维经外侧膝状体中继传来的视觉信息。损伤一侧视区,可引起双眼对侧视野同向偏盲。

(4) **听觉区**:位于大脑外侧沟下壁的颞横回上。每侧听区接受来自双内侧膝状体传来的听觉冲动(对侧为主)。因此,一侧听区受损,不致引起全聋。

(5) **语言中枢**:语言区域是人类大脑皮质所特有的。语言区域多在左侧半球,占97%。临床实践证明,右利者(惯用右手的人)语言区在左侧半球,大部分左利者,其语言中枢也在左侧,只少数位于右

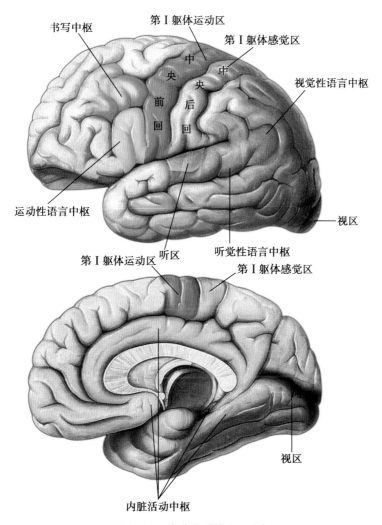

图 10-26 大脑皮质的主要中枢

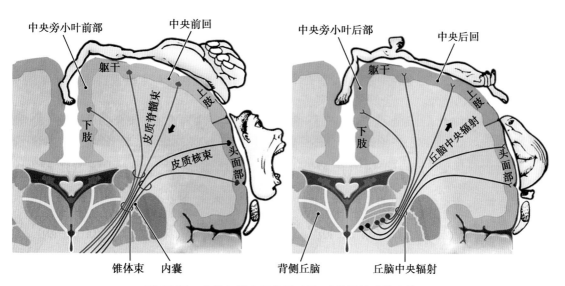

图 10-27 人体各部在躯体运动区、感觉区的功能定位

侧半球。语言区所在的半球称为优势半球。有关语言的中枢如下(图10-26):

1) **视觉性语言中枢**:又称**阅读中枢**,位于角回。若此中枢受损伤,病人视觉虽然完好,但不能阅读书报,临床上称为**失读症**。

2) **听觉性语言中枢**:又称**听话中枢**,位于颞上回后部。若此中枢受到损伤,病人能听到别人谈话,但不能理解谈话的意思,故称为**感觉性失语症**。

3) **运动性语言中枢**:又称**说话中枢**,位于额下回后部(又名 Broca 区)。若此中枢受到损伤,患者将失去说话能力,但与发音说话有关的肌及结构并不瘫痪和异常,临床上称此为**运动性失语症**。

4) **书写中枢**:位于额中回的后部。若此中枢受到损伤,患者其他的运动功能仍然存在,但写字绘画等精细运动发生障碍,称为**失写症**。

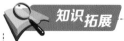**知识拓展**

左、右半球各有优势

在长期的进化和发展过程中,大脑皮质的结构和功能得到了高度的进化。由于人们常用右手劳动,使得语言中枢多位于左半球,故左半球被称为是语言区的"优势半球"。实际上,左右半球在发育上各有优势,左半球与语言、意识、数学分析等密切相关;右侧大脑半球则主要感知非语言信息、音乐、图像和时空概念。希望从幼儿时期就要注意右脑的利用和开发。

5. **基底核**(basal nuclei) 位于白质内,靠近脑底,包括尾状核、豆状核、屏状核和杏仁体(图10-28)。

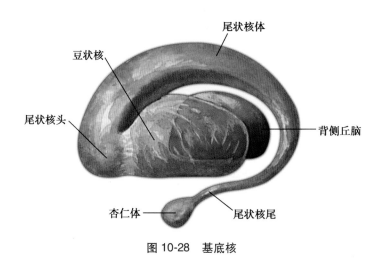

图 10-28 基底核

(1) **尾状核**:呈"C"形弯曲的蝌蚪状,分头、体、尾 3 部,围绕豆状核和背侧丘脑,伸延于侧脑室前角、中央部和下角的壁旁。

(2) **豆状核**:位于岛叶深部,在水平切面和额状切面上均呈尖向内侧的楔形,并被两个白质薄板分为 3 部:外侧部最大,称**壳**;内侧的 2 部合称**苍白球**。尾状核头部与豆状核之间借灰质条索相连,外观呈条纹状,故两者合称**纹状体**。苍白球在鱼类已有,出现较早,称**旧纹状体**。壳和尾状核称**新纹状体**。

(3) **屏状核**:为岛叶与豆状核之间的一薄层灰质,其功能不明。

(4) **杏仁体**:位于侧脑室下角前端的上方、海马旁回钩的深面,属于边缘系统的一部分。其功能与内脏及内分泌的调节、情绪活动和学习记忆有关。

6. **大脑的髓质** 大脑半球内部的神经纤维可分为 3 种:联络纤维、连合纤维和投射纤维(图10-29)。

(1) **连合纤维**:是连接左、右大脑半球皮质的纤维,包括**胼胝体**、**前连合**和**穹隆连合**。

(2) **联络纤维**:是联系同侧半球内各部分皮质之间的纤维,其中短纤维联系相邻脑回称**弓状纤**

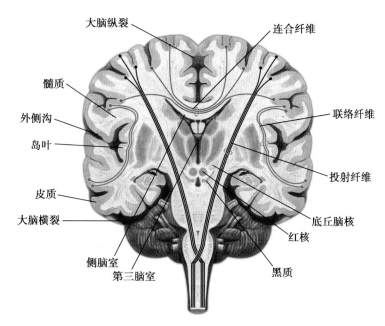

图 10-29 大脑半球的冠状切面(通过乳头体)

维。长纤维联系本侧半球各叶,其中主要的有:①钩束,连接额、颞两叶的前部;②上纵束,连接额、顶、枕、颞 4 个叶;③下纵束,连接枕叶和额叶;④扣带束,连接边缘叶的各部(图 10-30)。

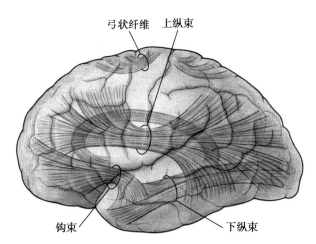

图 10-30 大脑半球的联络纤维

(3) 投射纤维:是联系大脑皮质与下位中枢的纤维,包括下行的运动纤维和上行的感觉纤维,这些纤维共同组成一个尖朝下的扇形纤维束板。通过基底核与背侧丘脑之间,构成内囊(图 10-31)。

内囊(internal capsule)是位于尾状核、背侧丘脑与豆状核之间的上下行纤维构成的白质板。在大脑半球水平切面上,内囊呈开口向外侧的"<"形,分为内囊前肢、内囊膝和内囊后肢 3 部分(图 10-31)。

内囊前肢:位于豆状核与尾状核之间,有下行的额桥束和上行的丘脑前辐射通过(图 10-32)。

内囊后肢:位于豆状核与背侧丘脑之间,主要有皮质脊髓束、丘脑中央辐射、视辐射、顶枕颞桥束、听辐射等通过(图 10-32)。

内囊膝:位于前后肢相交处,有皮质核束通过(图 10-32)。

虽然内囊范围狭小,但积聚了所有出入大脑半球的纤维,故内囊损伤后,即使病灶不大,也可造成严重的后果。如一侧营养内囊的小动脉破裂或栓塞致内囊损伤时,可出现"三偏"综合征,即对侧半身的深、浅感觉障碍、对侧肢体运动障碍、双眼对侧视野同向性偏盲。

7. 侧脑室 侧脑室位于半球内,左、右各一,形状不规则,可分为中央部、前角、后角和下角四部。

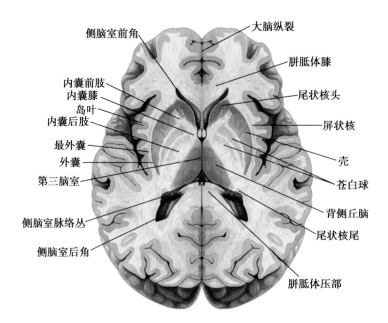

图 10-31　大脑半球水平切面(示内囊)

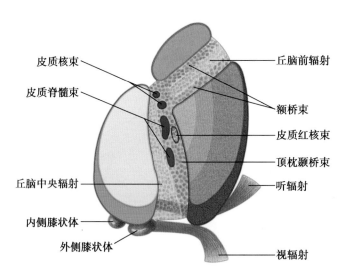

图 10-32　内囊模式图

中央部位于顶叶内,前角伸向额叶,后角伸入枕叶,下角伸至颞叶内(图 10-33)。侧脑室经左、右室间孔与第三脑室相通。

8. 大脑的康复应用解剖

(1) 大脑皮质损伤:若躯体运动区(上运动神经元胞体)受损,瘫痪肌肉的张力呈痉挛性增高,上肢屈肌和下肢伸肌张力增高较著;被动运动时,开始阻力大,一旦关节启动后,阻力就迅速下降,称折刀样肌张力增高,又称痉挛性瘫痪或硬瘫;肌萎缩不明显;皮肤浅反射减弱或消失,腱反射亢进;神经传导正常,肌电图正常,无失神经支配电位;有病理反射,为锥体束受损最可靠的表现。

一侧躯体运动区损毁,对侧单肢(上肢或下肢或面部的肌肉)瘫痪。临床疾病如脑肿瘤、脑外伤和脑血管病等刺激性病变时,对侧躯干相应部位出现局限性的阵发性抽搐,抽搐可按运动区皮质代表区的排列次序进行扩散,又称 Jackson 癫痫。Jackson 癫痫从口角或拇指抽搐开始,扩散至整个肢体和全身。

若一侧躯体感觉区受损,临床疾病如脑血管病、脑肿瘤和脑外伤等,因皮质感觉区范围广,病变只损害其中一部分,出现对侧的一个上肢或一个下肢分布的感觉减退或缺失,以肢体远端手或足障碍明显;复合感觉障碍,即触摸不能分辨物体的大小、形状、质地。

(2) 内囊损伤:若一侧内囊运动神经纤维(锥体束纤维在内囊部最为集中)受损,引起较为完全的

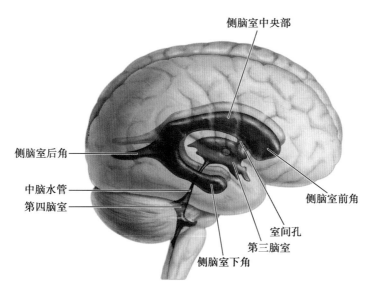

侧脑室中央部

侧脑室后角

中脑水管

第四脑室

侧脑室前角

室间孔

第三脑室

侧脑室下角

图 10-33　脑室投影图

瘫痪,对侧偏身性瘫痪(传导束型或中枢性)。包括对侧舌肌、睑裂以下面肌、上肢肌和下肢肌中枢性瘫痪,但躯干肌瘫痪不明显。若一侧内囊感觉神经纤维(丘脑中央辐射)受损,引起对侧半身深感觉和浅感觉障碍。若损伤传导两眼对侧视野的视辐射,可引起双眼对侧同向性偏盲。以上合称**三偏综合征**。临床代表疾病有脑血管病,如内囊部脑出血。

(3) 小儿脑性瘫痪:又称脑瘫,从小儿出生前至出生后 1 个月内因各种原因所致的一种非进行性的脑损伤综合征。脑瘫的主要表现有:中枢性运动障碍及姿势异常,同时经常伴有智力、语言、视觉和听觉等多种障碍,是严重影响儿童生长发育及功能的疾患。根据肢体障碍分为偏瘫、单肢瘫、双瘫、三肢瘫、四肢瘫、截瘫。根据神经发育理论,脑瘫是由于脑损伤造成脑的不正常发育,从而使运动发育落后或停滞,以及异常姿势反射活动释放所出现的异常的姿势运动模式。为此,康复治疗的应用要点是抑制异常反射活动、纠正异常姿势、促进正常运动功能的出现和发展、提高活动或移动能力。

第三节　脑和脊髓的被膜、血管及脑脊液循环

一、脑和脊髓的被膜及其康复应用解剖

脑和脊髓的表面包有 3 层被膜,由外向内依次为硬膜、蛛网膜和软膜,有支持、保护脑和脊髓的作用。

(一) 脊髓的被膜

1. **硬脊膜**(spinal dura mater)　由致密结缔组织构成,厚而坚韧,包裹着脊髓(图 10-34)。硬脊膜与椎管内面的骨膜之间的疏松间隙称**硬膜外隙**(epidural space),内含疏松结缔组织、脂肪、淋巴管和静脉丛,此间隙呈负压,有脊神经根通过。临床上进行硬膜外麻醉,就是将药物注入此隙,以阻滞脊神经根的神经传导。

2. **脊髓蛛网膜**(spinal arachnoid mater)　为半透明的薄膜,位于硬脊膜与软脊膜之间,与脑蛛网膜相延续。脊髓蛛网膜与软脊膜之间有较宽阔的间隙,称**蛛网膜下隙**,两层间有许多结缔组织小梁相连,隙内充满清亮的脑脊液。蛛网膜下隙的下部,自脊髓下端至第 2 骶椎水平扩大,称为**终池**,内有马尾。因此,临床上常在第 3、4 或第 4、5 腰椎间进行腰椎穿刺,以抽取脑脊液或注入药物而不伤及脊髓。脊髓蛛网膜下隙向上与脑蛛网膜下隙相通。

3. **软脊膜**(spinal pia mater)　薄而富有血管,紧贴脊髓表面并延伸至脊髓的沟裂中,在脊髓下端移行为终丝。

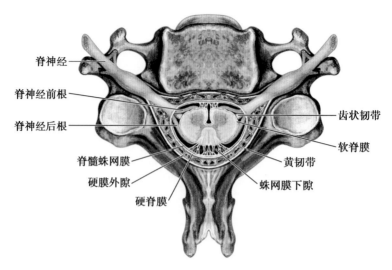

图 10-34 脊髓的被膜

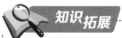

腰椎穿刺术

  从终池采集脑脊液是诊断神经系统疾病的重要辅助手段。腰椎穿刺时,通常取弯腰侧卧位,使脊柱屈曲拉伸黄韧带,易于穿刺针进入。穿刺针自第3、4腰椎或第4、5腰椎间隙穿刺。在成人进针4~6cm(小儿为3~4cm),即可穿破硬脊膜而达终池,抽出针芯流出的脑脊液送检。术后去枕平卧4~6小时。腰椎穿刺要严格掌握适应证和禁忌证。当颅内压增高时,禁忌腰穿放液,否则压力在腰部释放,会导致脑干和小脑从枕骨大孔疝出,危及生命。

（二）脑的被膜

  1. 硬脑膜（cerebral dura mater） 硬脑膜坚韧而有光泽,由两层合成,外层兼具颅骨内骨膜的作用,内层较外层厚而坚韧,两层之间有丰富的血管和神经(图 10-35)。硬脑膜与颅盖骨连接疏松,易于分离,当硬脑膜血管损伤时,可在硬脑膜与颅骨之间形成硬膜外血肿。硬脑膜在颅底处则与颅骨结合紧密,故颅底骨折时,易将硬脑膜与脑蛛网膜同时撕裂,使脑脊液外漏。如颅前窝骨折时,脑脊液可流入鼻腔,形成鼻漏。硬脑膜在脑神经出颅处移行为神经外膜,在枕骨大孔的周围与硬脊膜相延续。

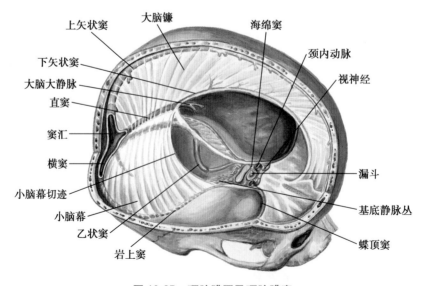

图 10-35 硬脑膜隔及硬脑膜窦

硬脑膜不仅包被在脑的表面,而且其内层褶叠,形成若干板状突起,深入脑各部之间,以更好地保护脑。这些由硬脑膜形成的特殊结构有大脑镰、小脑幕、小脑镰和硬脑膜窦。

大脑镰:呈镰刀形,伸入两侧大脑半球之间,后端连于小脑幕的上面,下缘游离于胼胝体上方。

小脑幕:形似幕帐,伸入大脑和小脑之间,后外侧缘附于枕骨横沟和颞骨岩部上缘,前内缘游离形成**幕切迹**。切迹与鞍背形成环形孔,内有中脑通过。小脑幕将颅腔不完全地分隔成上下两部。当上部颅脑病变引起颅内压增高时,位于小脑幕切迹上方的海马旁回和钩可能被挤入小脑幕切迹,形成**小脑幕切迹疝**而压迫大脑脚和动眼神经。

小脑镰:自小脑幕下面正中伸入两小脑半球之间。

硬脑膜窦:硬脑膜的某些部位,内、外两层分开,内衬内皮细胞,形成特殊的颅内静脉管道,称硬脑膜窦。较大的硬脑膜窦有**上矢状窦、下矢状窦、横窦、乙状窦**和**海绵窦**等。硬脑膜窦收集脑的静脉血,经乙状窦入颈内静脉。

海绵窦(cavernous sinus)位于蝶鞍两侧,为硬脑膜两层间的不规则腔隙,形似海绵,故得名,两侧海绵窦借横支相连。窦内有颈内动脉和展神经通过,在窦的外侧壁内,自上而下有动眼神经、滑车神经、眼神经和上颌神经通过(图10-36)。

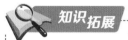

知识拓展

海绵窦及其交通

海绵窦与颅外静脉有广泛的交通和联系:①海绵窦→眼上静脉→内眦静脉→面静脉;②海绵窦→眼下静脉→翼静脉丛;③海绵窦→基底静脉丛→椎内静脉丛;④海绵窦→卵圆孔、破裂孔和颈动脉管的导血管→翼静脉丛。由于面静脉没有静脉瓣,故面部感染可通过上述交通逆流波及海绵窦,造成海绵窦炎和血栓形成,继而累及窦内神经,出现相应的症状和体征。

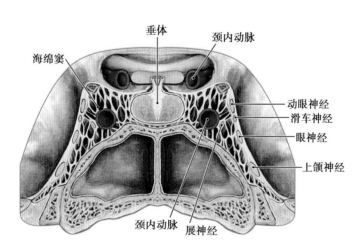

图10-36 海绵窦

2. **脑蛛网膜**(cerebral arachnoid mater) 薄而透明,缺乏血管和神经,与硬脑膜之间有**硬膜下隙**,与软脑膜之间有**蛛网膜下隙**,内充满脑脊液,此隙向下与脊髓蛛网膜下隙相通。脑蛛网膜除在大脑纵裂和大脑横裂处以外,均跨越脑的沟裂而不伸入沟内,故蛛网膜下隙的大小不一,此隙在某些部位扩大称**蛛网膜下池**,如小脑延髓池、**交叉池**、脚间池和桥池等。蛛网膜靠近硬脑膜,特别是在上矢状窦处形成许多绒毛状突起,突入上矢状窦内,称**蛛网膜粒**。脑脊液经这些蛛网膜粒渗入硬脑膜窦内,回流入静脉。

3. **软脑膜**(cerebral pia mater) 薄而富有血管,覆盖于脑的表面并深入沟裂内。在脑室的一定部位,软脑膜及其血管与该部位的室管膜上皮共同构成脉络组织,某些部位脉络组织的血管反复分支成丛,连同其表面的软脑膜和室管膜上皮一起突入脑室,形成**脉络丛**,是产生脑脊液的主要结构。

二、脑和脊髓的血管及其康复应用解剖

（一）脑的血管

1. 脑的动脉　来源于颈内动脉和椎动脉（图 10-37）。以顶枕沟为界，大脑半球的前 2/3 和部分间脑由颈内动脉分支供应，大脑半球后 1/3 及部分间脑、脑干和小脑由椎动脉供应。故可将脑的动脉归纳为**颈内动脉系**和**椎-基底动脉系**。此两系动脉在大脑的分支可分为皮质支和中央支，前者营养大脑皮质及其深面的髓质，后者供应基底核、内囊及间脑等。

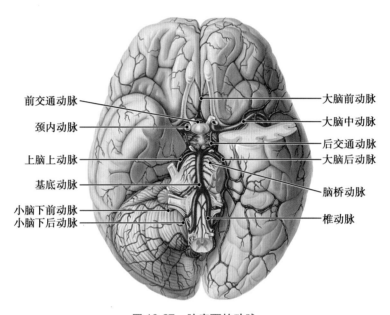

图 10-37　脑底面的动脉

（1）**颈内动脉**：起自颈总动脉，自颈部向上至颅底，经颞骨岩部的颈动脉管进入颅内，紧贴海绵窦的内侧壁向前上，至前床突的内侧又向上弯转并穿出海绵窦而分支。颈内动脉供应脑部的主要分支有：

1）**大脑前动脉**：皮质支分布于顶枕沟以前的半球内侧面、额叶底面的一部分和额、顶两叶上外侧面的上部；中央支自大脑前动脉的近侧段发出，经前穿质入脑实质，供应尾状核、豆状核前部和内囊前肢（图 10-38）。

2）**大脑中动脉**：可视为颈内动脉的直接延续，向外行进入外侧沟内，分为数支皮质支，营养大脑

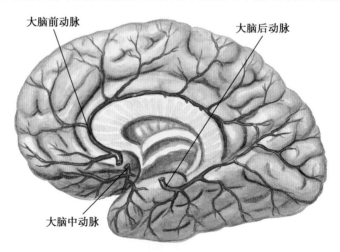

图 10-38　大脑半球内侧面的动脉

半球上外侧面的大部分和岛叶(图 10-39、图 10-40),其中包括第 I 躯体运动区、第 I 躯体感觉区和语言中枢。若该动脉发生阻塞,将出现严重的功能障碍。大脑中动脉起始处发出一些细小的中央支,又称**豆纹动脉**,垂直向上进入脑实质,营养尾状核、豆状核、内囊膝和后肢的前部(图 10-40)。豆纹动脉行程呈"S"形弯曲,因血流动力学关系,在高血压动脉硬化时容易破裂(故又名出血动脉)而导致脑出血,出现严重的功能障碍。

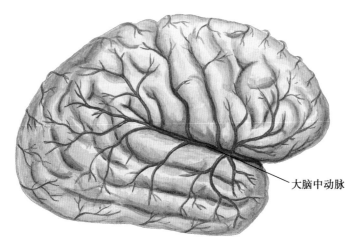

图 10-39 大脑半球上外侧面的动脉

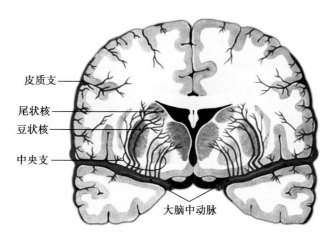

图 10-40 大脑半球中部、纹状体和内囊的动脉分布

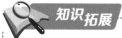

大脑中动脉受累的病损表现

主干:①三偏症状:病灶对侧中枢性面舌瘫及偏瘫、偏身感觉障碍、偏盲或象限盲;②优势半球受累可出现失语症,非优势半球受累可出现体象障碍;③可有不同程度的意识障碍。

皮质支:①上分支分布于眶额部、额部、中央前回及顶叶前部,病损时出现对侧偏瘫和感觉缺失,面部及上肢重于下肢,Broca 失语(优势半球)和体象障碍(非优势半球);②下分支分布于颞极、颞叶前中后部及颞枕部,病损时出现 Wernick 失语、命名性失语和行为异常等,常无偏瘫。

深穿支:①对侧中枢性偏瘫,上下肢均等,可有面舌瘫;②对侧偏身感觉障碍;③可有对侧同向性偏盲;④优势半球可出现对侧皮质下失语。

3)**脉络丛前动脉**:沿视束下面向后外行,经大脑脚与海马回钩之间进入侧脑室下角,终止于脉络丛。沿途发出分支供应外侧膝状体、内囊后肢的后下部、大脑脚底的中 1/3 及苍白球等结构。此动脉细小且行程又长,易被血栓阻塞。

4）**后交通动脉**：在视束下面行向后，与大脑后动脉吻合，是颈内动脉系与椎-基底动脉系的吻合支。

（2）**椎动脉**：起自锁骨下动脉第 1 段，穿第 6 至第 1 颈椎横突孔，经枕骨大孔进入颅腔，入颅后，左、右椎动脉逐渐靠拢，在脑桥与延髓交界处合成 1 条基底动脉，后者沿脑桥腹侧的基底沟上行，至脑桥上缘分为左、右大脑后动脉两大终支。

1）**小脑下后动脉**：供应小脑下面后部和延髓后外侧部。该动脉行程弯曲，易发生栓塞而出现同侧面部浅感觉障碍，对侧躯体浅感觉障碍（交叉性麻痹）和小脑共济失调等。该动脉还发出脉络膜支，组成第四脑室脉络丛。

2）**大脑后动脉**：皮质支分布于颞叶的内侧面和底面及枕叶，中央支由起始部发出，经脚间窝入脑实质，供应背侧丘脑、内外侧膝状体、下丘脑和底丘脑等。大脑后动脉起始部与小脑上动脉根部之间夹有动眼神经，当颅内高压时，海马旁回钩移至小脑幕切迹下方，使大脑后动脉向下移位，压迫并牵拉动眼神经，可导致动眼神经麻痹。

（3）**大脑动脉环**（cerebral arterial circle）：又称 Willis 环，由两侧大脑前动脉起始段、两侧颈内动脉末端、两侧大脑后动脉借前、后交通动脉连通而共同组成。位于脑底下方，蝶鞍上方，环绕视交叉、灰结节及乳头体周围。动脉环将两侧颈内动脉和椎动脉相互沟通。当构成此环的某一动脉血流减少或阻断时，可通过大脑动脉环在一定程度上使血流重新分布和代偿，以维持脑的营养供应和功能活动。

2. 脑的静脉　主要收集脑和眼的静脉血，最后汇入颈内静脉。

（二）脊髓的血管

1. 脊髓的动脉　包括从椎动脉发出的一条脊髓前动脉、两条脊髓后动脉以及从降主动脉发出的节段性动脉等（图 10-41）。

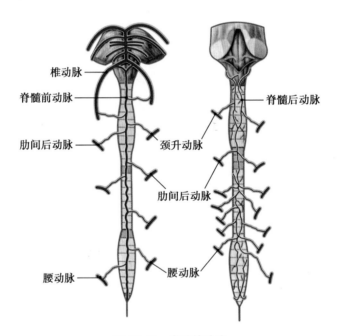

图 10-41　脊髓的动脉

2. 脊髓的静脉　脊髓的静脉血集中于脊髓前、后静脉，再注入硬膜外隙内的静脉丛。

三、脑脊液及其循环

脑脊液（cerebral spinal fluid）是充满脑室系统、蛛网膜下隙和脊髓中央管内的无色透明液体，功能上相当于外周组织中的淋巴，对中枢神经系统起缓冲、保护、运输代谢产物和调节颅内压等作用。脑脊液总量在成人平均约 150ml，它处于不断产生、循环和回流的平衡状态，其循环途径（图 10-42）简述如下：

室间孔　　　　中脑水管　　　　正中孔
侧脑室 ⟶ 第三脑室 ⟶ 第四脑室 ⟶ 蛛网膜下隙 ⟶ 蛛网膜粒 ⟶ 硬脑膜窦 ⟶ 颈内静脉
　　　　　　　　　　　　　　外侧孔

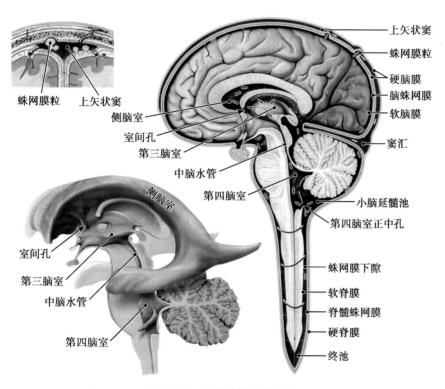

图 10-42　脑脊液循环模式图

四、脑屏障

中枢神经系统内神经元的正常活动需要保持稳定的微环境。当物质在毛细血管或脑脊液与脑组织之间转运时,有相应的结构对其进行限制和选择,该结构即**脑屏障**(brain barrier)(图 10-43)。脑屏障包括血-脑屏障、血-脑脊液屏障、脑脊液-脑屏障 3 种。

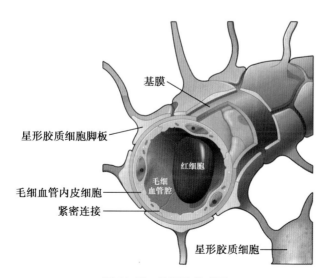

图 10-43　脑屏障模式图

血-脑屏障(blood-brain barrier)是脑屏障的主要形式,位于血液与脑、脊髓神经细胞之间。其结构基础是:①脑和脊髓的无窗孔毛细血管内皮细胞及其间的紧密连接;②完整而连续的毛细血管基膜;

③毛细血管基膜外由星形胶质细胞突起形成的胶质膜。

在中枢神经系统的某些部位缺乏血-脑屏障,如松果体、神经垂体、正中隆起等。这些部位毛细血管内皮细胞有窗孔,内皮细胞之间为缝隙连接,因而有一定的通透性。

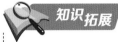

脑屏障的发现

19世纪末20世纪初有人将活体染料台盼蓝注入动物的静脉中,发现除脑和脊髓外,全身其他组织都被染成蓝色。说明血液和脑与脊髓之间有一种屏障,这种屏障阻止了染料进入脑、脊髓组织,从而提出了脑屏障的概念。后来研究表明,脑屏障只能阻止染料、蛋白质、某些药物等大分子物质进入脑组织,而水、无机离子、葡萄糖、氨基酸等可自由通过。但是脑屏障不是单纯的机械阻挡,对物质的通过有选择性,其功能在于确保中枢神经系统内环境的相对稳定和平衡。

第四节　周围神经系统

一、脊神经及其康复应用解剖

(一)概述

1. 脊神经构成、分部和纤维成分　脊神经(spinal nerves)共31对。每对脊神经都由前根和后根组成,前根和后根与脊髓相连。前根属于运动性,后根属于感觉性,两者在椎间孔处合成一条脊神经干。后根在椎间孔附近有椭圆形膨大,称脊神经节。31对脊神经中包括8对颈神经,12对胸神经,5对腰神经,5对骶神经,1对尾神经。

根据脊神经的分布和功能,可将其组成的纤维成分分为4类(图10-44):①躯体感觉纤维,分布于皮肤、骨骼肌、肌腱和关节;②内脏感觉纤维,分布于内脏、心血管和腺体;③躯体运动纤维,分布于骨骼肌;④内脏运动纤维,分布于内脏、心血管和腺体。

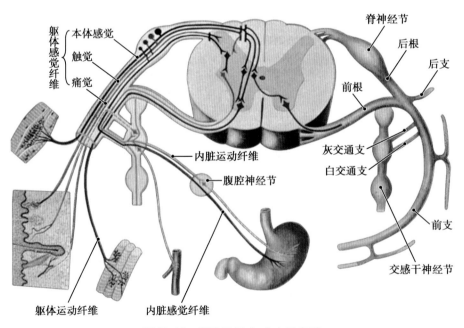

图10-44　脊神经组成、分布示意图

2. 脊神经的典型分支　脊神经干很短,出椎间孔后立即分为4支:①脊膜支,细小,经椎间孔返回椎管,分布于脊髓被膜和脊柱的韧带。②交通支,为连于脊神经与交感神经节之间的细支。③后支,为混合性,较细,经相邻椎骨横突之间或骶后孔向后走行,分布于项、背、腰骶部的皮肤和肌,呈明显节段性分布;④前支,混合性,粗大,分布于躯干前外侧及四肢的皮肤和骨骼肌。除胸神经前支保持明显的节段性分布外,其余脊神经前支形成神经丛,由神经丛再分支分布于相应区域(图10-45)。

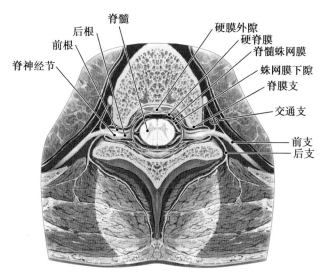

图10-45 脊神经分支示意图

3. 脊神经的康复应用解剖

(1)脊神经根压迫损伤:在椎间孔处,脊神经前方为椎体和椎间盘,后方为关节突关节和黄韧带。当这些结构发生病变如椎间盘脱出等,常可使椎间孔变窄,累及脊神经,出现相应区域的感觉和运动障碍。

(2)腰神经后支压迫:腰神经后支及其分支在各自行程中,都分别经过横突、关节突及韧带构成的骨纤维孔及腰椎乳突与副突间的骨纤维管,或穿过胸腰筋膜裂隙。若孔、管周围骨质增生或韧带硬化,则造成对腰神经后支的压迫,这是造成腰腿痛的重要原因。

(二)颈丛

1. 颈丛的组成和位置 颈丛(cervical plexus)由第1~4颈神经的前支构成,位于胸锁乳突肌上部的深面。

2. 颈丛的分支及康复应用解剖

(1)皮支:主要分布于皮肤,由胸锁乳突肌后缘中点附近穿出,其穿出部位是颈部皮肤浸润麻醉的一个阻滞点。主要的浅支有**枕小神经**、**耳大神经**、**颈横神经**和**锁骨上神经**,呈放射状分布于枕部、耳后、颈部和肩部的皮肤(图10-46)。

(2)肌支:主要支配颈部深肌、舌骨下肌群和膈,最重要的深支是**膈神经**。膈神经先在前斜角肌上端的外侧,后沿该肌前面下降至其内侧,在锁骨下动、静脉之间经胸廓上口进入胸腔,经过肺根前方,在纵隔胸膜与心包之间下行达膈肌;同时接受胸膜、心包、膈下面的部分腹膜、肝、胆囊和肝外胆道等感觉。膈神经受损后表现为同侧的膈肌瘫痪,腹式呼吸减弱或消失,严重者可有窒息感。膈神经受刺激时可发生呃逆。

(三)臂丛

1. 臂丛的组成和位置 臂丛(brachial plexus)是由第5~8颈神经前支和第1胸神经前支的大部分组成,向外穿过斜角肌间隙,经锁骨后方进入腋窝,组成臂丛的神经根先合成上、中、下3个干,每个干又分为前、后2股,由上、中干的前股合成外侧束,下干前股自成内侧束,3干后股汇合成后束,外侧束、内侧束和后束从三面包围腋动脉(图10-47)。臂丛在锁骨中点后方比较集中,位置浅表,常作为臂丛阻滞麻醉的部位。

2. 臂丛的分支及康复应用解剖

(1)锁骨上部

1)**胸长神经**(long thoracic nerve):起自神经根,经臂丛后方进入腋窝,沿前锯肌表面伴随胸外侧

视频:颈丛

视频:臂丛

笔记

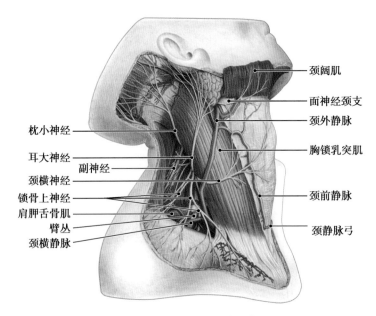

图 10-46 颈丛皮支的分布

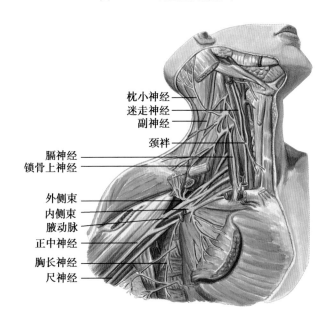

图 10-47 臂丛的组成模式图

动脉下降,支配此肌,损伤此神经可导致前锯肌瘫痪,出现"翼状肩"。

2) 肩胛背神经(dorsal scapular nerve):起自神经根,穿中斜角肌,在肩胛骨与脊柱间下行,支配菱形肌和肩胛提肌。

3) 肩胛上神经(suprascapular nerve):起自臂丛上干,向后经肩胛骨上缘入冈上窝,再转入冈下窝,支配冈上、下肌。

(2) 锁骨下部

1) 肩胛下神经(subscapular nerve):发自后束,沿肩胛下肌前面下降支配肩胛下肌和大圆肌。

2) 胸内、外侧神经(medial and lateral pectoral nerves):起自内侧束和外侧束,穿出锁胸筋膜,支配胸大肌、胸小肌。

3) 胸背神经(thoracodorsal nerve):起自后束,循肩胛骨外侧缘伴肩胛下血管下降,支配背阔肌。在乳癌根治术中,清除腋淋巴结群时应注意勿损伤此神经。

4) 腋神经(axillary nerve):在腋窝发自臂丛后束,穿四边孔,绕肱骨外科颈至三角肌深面,发出分支分布于三角肌和小圆肌。余部(臂外侧上皮神经)由三角肌后缘穿出,分布于肩部和臂外侧上部的皮肤。肱骨外科颈骨折、肩关节脱位或被腋杖压迫,都可能损伤腋神经而导致三角肌瘫痪,臂不能外展,三角肌区皮肤感觉丧失。由于三角肌萎缩,肩部骨突耸起,失去圆隆的外观,称"方肩"。

5）**肌皮神经**(musculocutaneous nerve):自外侧束发出后斜穿喙肱肌,经肱二头肌和肱肌间下降并发支支配二肌,终支(皮支)在肘关节稍下方穿出深筋膜,延续为前臂外侧皮神经,分布于前臂外侧皮肤。单纯肌皮神经损伤少见,多伴随肩关节损伤、肱骨骨折时一并受累,此时屈肘无力及前臂外侧感觉减弱。

6）**正中神经**(median nerve):在肱二头肌内侧缘伴肱动脉下行至肘窝,于指浅、指深屈肌之间下行,穿腕管后至手掌。正中神经在前臂发出肌支,支配前臂前群肌桡侧大部分,包括旋前圆肌、桡侧腕屈肌、掌长肌、指浅屈肌、拇长屈肌、旋前方肌和指深屈肌桡侧半,鱼际(拇收肌除外)及手肌中间群的第1、2蚓状肌;皮支分布于手掌桡侧半皮肤、桡侧3个半指掌面及中远节指背侧的皮肤(图10-48,图10-49)。臂部受损伤,运动障碍表现为前臂不能旋前,屈腕能力减弱,拇、示指不能屈曲,拇指不能对掌。由于鱼际肌萎缩,手掌显平坦,称为"猿手"。感觉障碍以拇指、示指和中指的远节最为显著。

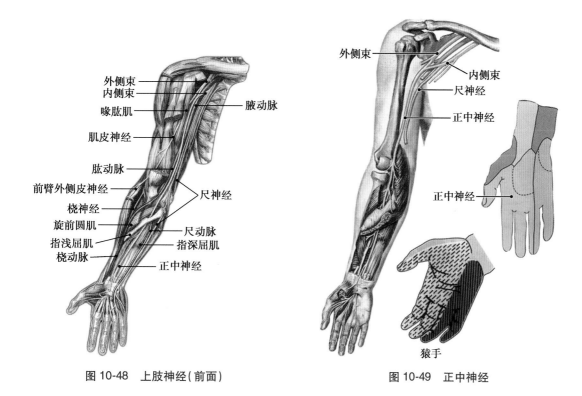

图10-48　上肢神经(前面)　　　　　图10-49　正中神经

7）**尺神经**(ulnar nerve):伴肱动脉内侧下行,经尺神经沟入前臂,在尺侧腕屈肌与指深屈肌之间伴尺动脉下行至手掌。尺神经在前臂上部发出肌支,支配指深屈肌尺侧半和尺侧腕屈肌;手掌支中皮支分布于手掌尺侧半、尺侧一个半手指掌面皮肤,肌支支配手肌内侧群、手肌中间群大部分(包括骨间掌侧肌、骨间背侧肌和第3、4蚓状肌)和拇收肌;手背支分布于手背尺侧半和尺侧2个半指背皮肤(图10-48、图10-50)。

尺神经受损时,运动障碍表现为屈腕能力减弱,无名指和小指的远节指骨不能屈曲。小鱼际肌萎缩变平坦,拇指不能内收,骨间肌萎缩,各指不能互相靠拢,各掌指关节过伸,第4、5指的指间关节弯曲,出现"爪形手"。感觉丧失区域以手内侧缘为主。

8）**桡神经**(radial nerve):为臂丛最粗大的神经,走行于肱三头肌的长头与内侧头之间,经桡神经沟向外下至肱桡肌和肱肌之间,发出深支(肌支)支配前臂肌后群,包括浅层的桡侧腕长伸肌、桡侧腕短伸肌、指伸肌、小指伸肌和尺侧腕伸肌,深层的旋后肌、拇长展肌、拇短伸肌、拇长伸肌和示指伸肌;发出浅支(皮支)分布于手背桡侧半皮肤和桡侧2个半指近节背面的皮肤;在臂部,桡神经干发出肌支,支配肱三头肌、肱桡肌和桡侧腕屈肌(图10-51)。

桡神经易损部位:肱骨中段或中、下1/3交界处。损伤后的主要运动障碍是前臂伸肌瘫痪,表现为

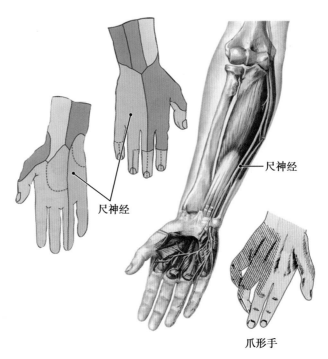

图 10-50 尺神经

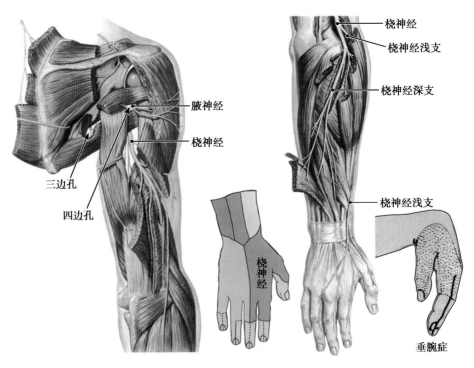

图 10-51 上肢神经 (后面)

抬前臂时呈"垂腕"状态。感觉障碍以第1、2掌骨间隙背面"虎口区"皮肤最为明显。桡骨颈骨折时，也可损伤桡神经深支，其主要症状是伸腕能力弱和不能伸指。

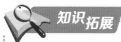

正中神经、尺神经和桡神经损伤

正中神经损伤易发生于前臂（通称旋前肌综合征）和腕部（称腕管综合征），可致前臂不能旋前、屈腕和屈指力减弱、皮支分布区感觉障碍等，手掌平坦，称"猿手"。尺神经易受损伤的部位在尺神经沟和豌豆骨桡侧，可导致屈腕力减弱、拇指不能内收、掌指关节过伸和骨间肌萎缩等，出现"爪形手"，手掌、手背内侧缘皮肤感觉障碍。肱骨干骨折易损伤桡神经，主要为前臂伸肌群瘫痪，表现为抬起前臂时呈"垂腕"状，不能伸腕和伸指，"虎口"区皮肤感觉障碍。桡骨颈骨折时可损伤桡神经深支，主要表现为伸腕力弱、不能伸指等（图10-52）。

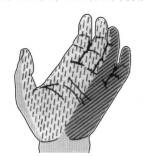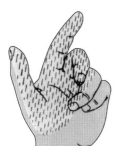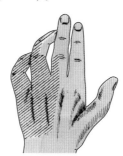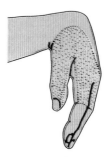

| 猿手(正中神经损伤) | 枪手(正中神经损伤) | 爪形手(尺神经损伤) | 垂腕征(桡神经损伤) |

图 10-52　病理手形

（四）胸神经前支

1. 胸神经前支的组成和位置　胸神经前支共12对。第1至第11对各自位于相应的肋间隙中，称**肋间神经**（图10-53），第12对胸神经前支位于第12肋下方，故名**肋下神经**。

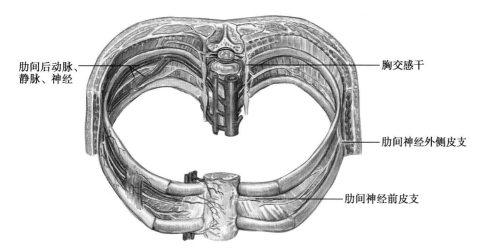

肋间后动脉、
静脉、神经 ———

——— 胸交感干

——— 肋间神经外侧皮支

——— 肋间神经前皮支

图 10-53　肋间神经

2. 胸神经前支的走行、分布及康复应用解剖　肋间神经在肋间内、外肌之间，肋间血管的下方，沿各肋沟前行，在腋前线附近离开肋骨下缘，行于肋间隙中，并在胸腹壁侧面发出外侧皮支。其本干继续前行，上6对肋间神经到达胸骨侧缘处穿至皮下，则称前皮支。下5对肋间神经和肋下神经斜向下内，行于腹内斜肌与腹横肌之间，并进入腹直肌鞘，前行至腹白线附近穿至皮下，称为前皮支。肋间神经的肌支支配肋间肌和腹肌的前外侧群，皮支分布于胸、腹壁的皮肤以及胸腹膜壁层。其中第4~6肋间神经的外侧皮支和第2~4肋间的神经的前皮支均有分支布于乳房。

胸神经前支的分布具有明显的节段性,T_2 相当胸骨角平面,T_4 相当于乳头平面,T_6 相当剑突平面,T_8 相当肋弓平面,T_{10} 相当于脐平面,T_{12} 则分布于耻骨联合与脐连线中点平面(图10-54)。临床上常以上述胸骨角、肋骨、剑突、脐等为标志,检查感觉障碍的节段,推断脊髓损伤平面。

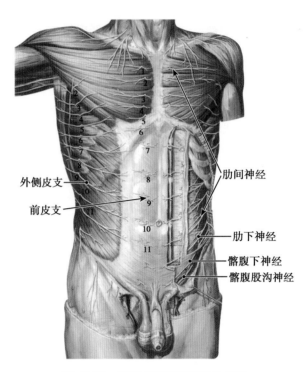

外侧皮支
前皮支
肋间神经
肋下神经
髂腹下神经
髂腹股沟神经

图 10-54 躯干皮神经的节段性分布

(五)腰丛

1. 腰丛的组成和位置 腰丛由第12胸神经前支的一部分、第1~3腰神经前支和第4腰神经前支的一部分组成;第4腰神经前支的余部和第5腰神经前支合成**腰骶干**,向下加入骶丛。腰丛位于腰大肌深面,除发出肌支支配髂腰肌和腰方肌外,还发出下列分支分布于腹股沟区及大腿的前部和内侧部(图10-55)。

2. 腰丛分布及康复应用解剖

(1)**髂腹下神经**(iliohypogastric nerve):出腰大肌外缘,经肾后面和腰方肌前面行向外下,在髂嵴上方进入腹内斜肌和腹横肌之间,继而在腹内、外斜肌间前行,终支在腹股沟管浅环上方穿腹外斜肌腱膜至皮下。其皮支分布于臀外侧部、腹股沟区及下腹部皮肤,肌支支配腹壁肌。

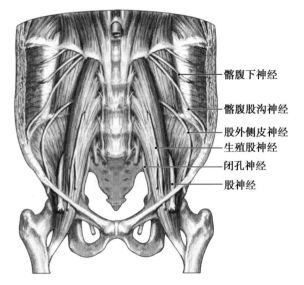

髂腹下神经
髂腹股沟神经
股外侧皮神经
生殖股神经
闭孔神经
股神经

图 10-55 腰丛的分支(前面)

(2)**髂腹股沟神经**(ilioinguinal nerve):在髂腹下神经的下方,走行方向与该神经略同,在腹壁肌之间并沿精索浅面前行,终支自腹股沟管浅环外出,分布于腹股沟部和阴囊或大阴唇皮肤,肌支支配腹壁肌。

(3)**股外侧皮神经**(lateral femoral cutaneous nerve):自腰大肌外缘走出,斜越髂肌表面,达髂前上棘内侧,经腹股沟韧带深面至大腿外侧部的皮肤。

(4)**股神经**(femoral nerve):是腰丛中最大的神经,在腰大肌与髂肌之间下行,在腹股沟中点稍外侧,经腹股沟韧带深面、股动脉外侧到达股三角,随即分为数支(图10-56)。①肌支:支配耻骨肌、股四

笔记

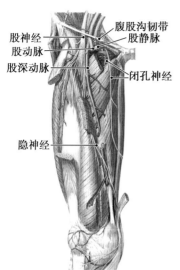

图 10-56　下肢的神经(前面)

头肌和缝匠肌。②皮支:有数条较短的前皮支,分布于大腿和膝关节前面的皮肤。最长的皮支称**隐神经**,是股神经的终支,伴随股动脉入收肌管下行,至膝关节内侧浅出至皮下后,伴随大隐静脉沿小腿内侧面下降达足内侧缘,分布于膝下、小腿内侧面和足内侧缘的皮肤。股神经受损表现为:屈髋无力,坐位时不能伸小腿,行走困难,股四头肌萎缩,髌骨突出,膝反射消失,大腿前面和小腿内侧面皮肤感觉障碍。

(5) **闭孔神经**(obturator nerve):自腰丛发出后,于腰大肌内侧缘穿出,循小骨盆侧壁前行,穿闭膜管出小骨盆,分前、后两支,分别经短收肌前、后面进入大腿内收肌群。其肌支支配闭孔外肌、大腿内收肌群。皮支分布于大腿内侧面的皮肤。

(6) **生殖股神经**(genitofemoral nerve):从腰大肌前面穿出后,在该肌的浅面下降。皮支分布于阴囊(大阴唇)、股部及其附近的皮肤。肌支支配提睾肌。

(六) 骶丛

1. 骶丛的组成和位置　骶丛由腰骶干以及全部骶神经和尾神经的前支组成。骶丛位于盆腔内,在骶骨及梨状肌前面,髂内动脉的后方。

2. 骶丛分布及康复应用解剖

(1) **臀上神经**(superior gluteal nerve):伴臀上动、静脉经梨状肌上孔出盆腔,行于臀中、小肌间,支配臀中、小肌和阔筋膜张肌(图 10-57)。

(2) **臀下神经**(inferior gluteal nerve):伴臀下动、静脉经梨状肌下孔出盆腔,达臀大肌深面,支配臀大肌(图 10-57)。

视频:骶丛

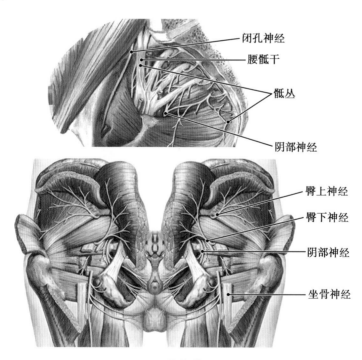

图 10-57　臀部神经(后面)

(3) **股后皮神经**(posterior femoral cutaneous nerve):出梨状肌下孔,至臀大肌下缘浅出,主要分布于股后部和腘窝的皮肤。

(4) **阴部神经**(pudendal nerve):伴阴部内动、静脉出梨状肌下孔,绕坐骨棘,经坐骨小孔,入坐骨直肠窝,向前分支分布于会阴部和外生殖器的肌和皮肤,其分支有:①**肛神经**,又称**直肠下神经**,分布于肛门外括约肌及肛门部的皮肤;②**会阴神经**,分布于会阴诸肌和阴囊或大阴唇的皮肤;③**阴茎神经**,在女性称**阴蒂神经**,走在阴茎(阴蒂)的背侧,主要分布于阴茎(阴蒂)的皮肤。

笔记

（5）**坐骨神经**(sciatic nerve):是全身最粗大的神经。经过梨状肌下孔出骨盆腔,在臀大肌深面,经坐骨结节与股骨大转子之间行至股后,在股二头肌深面下行,一般在腘窝上方分为胫神经和腓总神经。在股后部发出肌支支配大腿后群肌,同时发分支分布髋关节(图 10-58)。

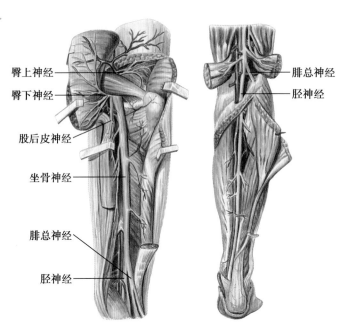

图 10-58 下肢神经(后面)

坐骨神经的体表投影:坐骨结节与大转子之间的中点到股骨内、外侧髁之间中点的连线的上 2/3 段。坐骨神经痛时,常在此投影线上出现压痛。

1）**胫神经**(tibial nerve):沿腘窝的中线下降,经小腿三头肌深面至内踝的后方达足底,分为**足底内侧神经**和**足底外侧神经**。胫神经分布于小腿肌后群及小腿的皮肤。足底内、外侧神经分布于足底的肌和皮肤(图 10-59)。

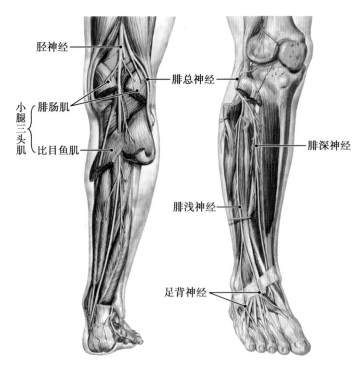

图 10-59 胫神经

胫神经损伤的主要运动障碍是足不能跖屈，内翻力弱，不能以足尖站立。由于小腿前外侧群肌过度牵拉，致使足呈背屈及外翻位，出现"钩状足"畸形。感觉障碍区主要在足底面(图10-60)。

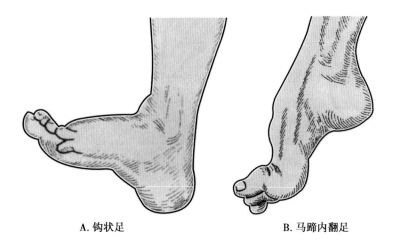

A. 钩状足   B. 马蹄内翻足

图 10-60 病理性足形

2）**腓总神经**(common peroneal nerve)：沿腘窝的外侧缘下降，绕至腓骨颈的外下方，分为腓浅神经和腓深神经。**腓浅神经**行走于小腿肌外侧的腓骨长肌、腓骨短肌和趾长伸肌间下行，发出皮支分布于小腿外侧、足背和第2~5趾背的皮肤；肌支支配腓骨长肌和腓骨短肌。**腓深神经**穿腓骨长肌和趾长伸肌起始部向前行，伴胫前动脉下降，发出皮支分布于第1、2趾相对缘的皮肤；肌支支配小腿肌前群和足背肌(图10-61)。

腓总神经在腓骨颈处位置最浅，易受损伤，主要表现是足不能背屈，足下垂并且内翻，趾不能伸，形成"马蹄"内翻足畸型(图10-60)。行走呈"跨阈步态"。感觉障碍在小腿外侧面和足背较为明显。

二、脑神经及其康复应用解剖

脑神经(cranial nerves)是与脑相连的周围神经，共有12对组成，其排列顺序通常用罗马字母表示，排列和名称是：Ⅰ嗅神经，Ⅱ视神经，Ⅲ动眼神经，Ⅳ滑车神经，Ⅴ三叉神经，Ⅵ展神经，Ⅶ面神经，Ⅷ前庭蜗神经，Ⅸ舌咽神经，Ⅹ迷走神经，Ⅺ副神经，Ⅻ舌下神经(图10-62)。12对脑神经记忆口诀如下：一嗅二视三动眼，四滑五叉六外展，七面八听九舌咽，第十迷走十一副，十二舌下紧相随。

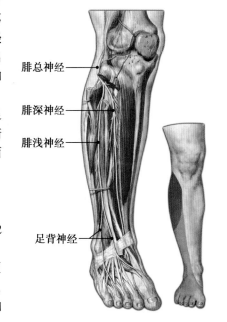

腓总神经

腓深神经

腓浅神经

足背神经

图 10-61 腓总神经

视频：脑神经概述

脑神经的纤维成分较脊神经复杂，含有7种纤维成分：①一般躯体感觉纤维：分布于皮肤、肌、肌腱和大部分口、鼻腔黏膜；②特殊躯体感觉纤维：分布于由外胚层分化形成的位听器和视器等特殊感觉器官；③一般内脏感觉纤维：分布于头、颈、胸腹的脏器；④特殊内脏感觉纤维：分布于味蕾和嗅器；⑤一般躯体运动纤维：支配眼球外肌、舌肌；⑥一般内脏运动纤维：支配平滑肌、心肌和腺体；⑦特殊内脏运动纤维：支配由鳃弓衍化的横纹肌，如咀嚼肌、面肌和咽喉肌等。

（一）嗅神经

嗅神经(olfactory nerve)为特殊内脏感觉纤维，由上鼻甲上部和鼻中隔上部黏膜内的嗅细胞中枢突聚集成20多条嗅丝(即嗅神经)，穿筛孔入颅，进入嗅球，传导嗅觉。颅前窝骨折延及筛板时，可撕脱嗅丝和脑膜，造成嗅觉障碍，脑脊液也可流入鼻腔。

（二）视神经

视神经(optic nerve)由视网膜节细胞的轴突在视神经盘处会聚，再穿过巩膜而构成。视神经在眶

笔记

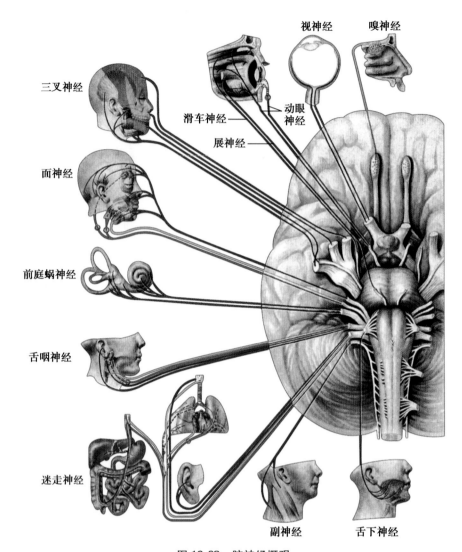

图 10-62　脑神经概观

内行向后内,穿视神经管入颅中窝,连于视交叉,再经视束连于间脑。

（三）动眼神经

动眼神经(oculomotor nerve)为运动性神经,其躯体运动纤维起于中脑动眼神经核,一般内脏运动

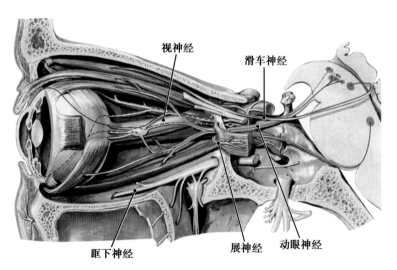

图 10-63　眼的神经

纤维起于动眼神经副核。由中脑发出,进入眶内。躯体运动纤维支配除外直肌和上斜肌外的眼外肌;内脏运动纤维支配睫状肌和瞳孔括约肌(图 10-63)。受损后出现上睑下垂、瞳孔斜向外下方,以及瞳孔对光反射消失、瞳孔散大等症状。

(四)滑车神经

滑车神经(trochlear nerve)为运动性神经。起于滑车神经核。由中脑的下丘下方出脑后,绕大脑脚外侧前行,穿入海绵窦的外侧壁,经眶上裂入眶,越过上直肌和上睑提肌向前内走行,支配上斜肌。受损后引起上斜肌瘫痪,眼不能外下斜视。

(五)三叉神经

三叉神经(trigeminal nerve)为混合性神经,连于脑桥,其特殊内脏运动纤维始于三叉神经运动核,躯体感觉纤维的胞体位于三叉神经节(半月神经节)内。分为眼神经、上颌神经和下颌神经(图 10-64~图 10-66)。

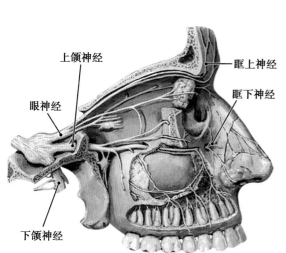
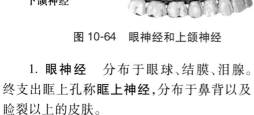

图 10-64　眼神经和上颌神经

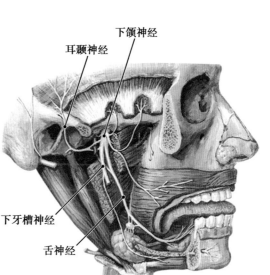

图 10-65　下颌神经

1. **眼神经**　分布于眼球、结膜、泪腺。终支出眶上孔称**眶上神经**,分布于鼻背以及睑裂以上的皮肤。

2. **上颌神经**　分布于上颌窦、鼻腔和口腔顶的黏膜、上颌牙和牙龈、颧部和颞部的皮肤。终支出眶下孔称**眶下神经**,分布于睑裂与唇裂间的皮肤。

3. **下颌神经**　为混合神经。其感觉纤维分布于下颌牙、牙龈、口腔底、舌前 2/3 黏膜;**颏神经**是下牙槽神经(下颌神经的分支之一)的终支,分布于唇裂至下颌骨下缘的皮肤。其运动纤维支配咀嚼肌。

一侧三叉神经损伤,出现同侧面部皮肤及眼、口和鼻黏膜一般感觉丧失;角膜反射消失,一侧咀嚼肌瘫痪和萎缩,张口时下颌偏向患侧。

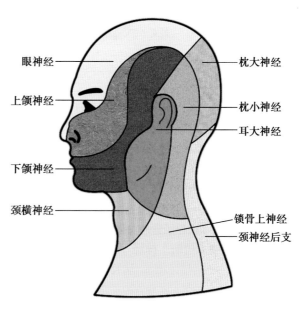

图 10-66　三叉神经皮支分布区

(六)展神经

展神经(abducent nerve)为躯体运动性神经,起于展神经核。展神经从延髓脑桥沟中部出脑,前行至颞骨岩部尖端入海绵窦,经眶上裂入眶,支配外直肌。展神经受损可引起外直肌瘫痪,产生内斜视。

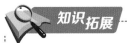

斜视与脑神经损伤

斜视属眼球外肌疾病,是指两眼不能同时注视目标,可分为共同性斜视和麻痹性斜视两大类,大多伴有弱视。眼球外肌包括4块直肌、2块斜肌和上睑提肌,由动眼神经、滑车神经和展神经支配。当一侧动眼神经完全损伤时,可导致所支配的眼肌瘫痪,出现患侧上睑下垂、瞳孔固定性外斜视(斜向外下方)、瞳孔散大、对光反射消失等。滑车神经损伤后,可致上斜肌瘫痪,患侧眼球不能转向外下方,俯视时出现轻度内斜视和复视。展神经损伤后可致外直肌瘫痪,患侧眼球不能转向外侧,产生内斜视。

(七)面神经

面神经(facial nerve)连于延髓脑桥沟内。躯体运动纤维经面神经管出颅,支配面肌;内脏感觉纤维分布于舌前2/3味蕾;内脏运动纤维(副交感神经)在翼腭神经节换元,发出节后纤维控制泪腺的分泌;在下颌下神经节换元后,发出节后纤维控制下颌下腺和舌下腺的分泌(图10-67)。

视频:面神经

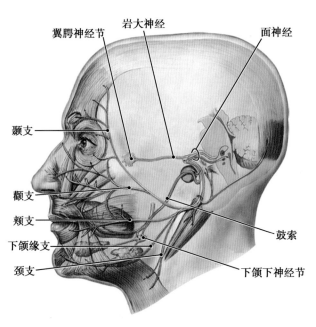

图 10-67 面神经

面神经较长,在行程中与鼓室、鼓膜、乳突和腮腺等结构关系密切。面神经损伤最长见于脑桥小脑三角处、面神经管内和腮腺区。因损伤部位不同,临床表现各异。面神经管内段损伤时,由于所有纤维成分均受到损害,故可出现广泛的功能障碍:①运动纤维受损,患侧面肌瘫痪,表现为额纹消失、不能闭眼皱眉、鼻唇沟变浅、不能鼓腮、口角歪向健侧、说话时唾液自口角流出等,眼轮匝肌瘫痪可导致患侧角膜反射消失;②味觉纤维受损,患侧舌前2/3部味觉丧失;③副交感纤维受损,出现患侧泌泪及泌涎障碍、角膜干燥等;④镫骨肌瘫痪可致听觉过敏。面神经管外段损伤时,主要表现为患侧面肌瘫痪的症状。

(八)前庭蜗(位听)神经

由前庭神经和蜗神经组成,属特殊躯体感觉性纤维(图10-68)。

1. **前庭神经**(vestibular nerve) 其感觉神经元的胞体在内耳道底聚集成**前庭神经节**,周围突穿内耳道底入内耳,分布于内耳球囊斑、椭圆囊斑和壶腹嵴中的毛细胞。中枢突组成前庭神经,经内耳门入脑,终于脑干的前庭核群和小脑。前庭神经传导平衡觉。

2. **蜗神经**(cochlear nerve) 其感觉神经元的胞体在蜗轴内聚集成**蜗神经节**,其周围突入内耳,分布至内耳螺旋器上的毛细胞。中枢突组成蜗神经,经内耳门入颅腔,于脑桥延髓沟入脑,终于脑干蜗

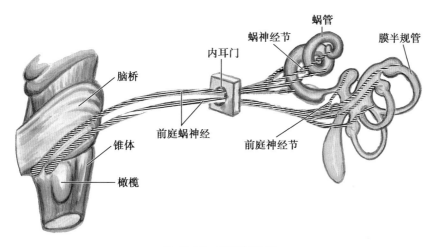

图 10-68　前庭蜗神经

神经前、后核。蜗神经传导听觉。

（九）舌咽神经

舌咽神经（glossopharyngeal nerve）为混合性神经。含 5 种纤维成分：特殊内脏运动纤维起于疑核，支配茎突咽肌；副交感纤维起于下泌涎核，进入耳神经节，换元后纤维支配腮腺分泌；特殊内脏感觉纤维及一般内脏感觉纤维的胞体均位于**下神经节**，其周围突分布于舌后 1/3 的黏膜和味蕾，还分布于咽、咽鼓管和鼓室等处黏膜及颈动脉窦和颈动脉小球，中枢突均至孤束核的下部。舌咽神经自延髓橄榄后沟前部出脑，与迷走神经和副神经同出颈静脉孔。在孔内神经干上有膨大的上神经节，出孔时又形成一稍大的下神经节。舌咽神经出颅后先在颈内动、静脉间下降，然后呈弓形向前，经舌骨舌肌内侧达舌根（图 10-69）。

（十）迷走神经

迷走神经（vagus nerve）为混合性神经，是行程最长、分布最广的脑神经。含四种纤维成分：副交感纤维起于迷走神经背核，进入器官旁或器官内的副交感神经节，换元后纤维控制颈、胸、腹部多数器官

视频：舌咽神经

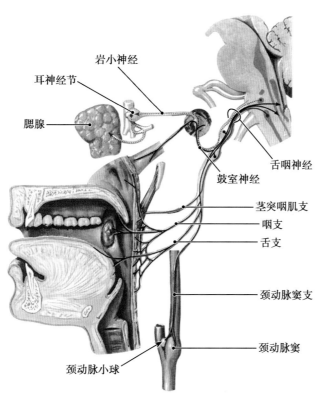

图 10-69　舌咽神经

笔记

视频：迷走神经

的平滑肌、心肌和腺体的活动；特殊内脏运动纤维起于疑核，支配咽喉部肌；一般内脏感觉纤维的胞体位于下神经节，周围突分布颈、胸、腹部多数器官，中枢突终止于孤束核；一般躯体感觉纤维的胞体位于上神经节，其周围突分布于硬脑膜、耳郭及外耳道皮肤，中枢突终止于三叉神经脊束核（图 10-70）。迷走神经的主要分支有：

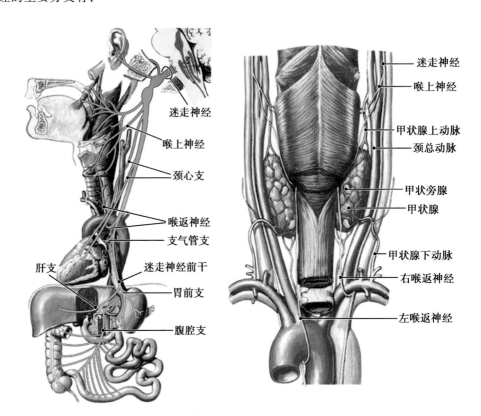

图 10-70 迷走神经

1. 喉上神经 起自下神经节，沿颈内动脉内侧下行，在舌骨大角处分内、外支，外支支配环甲肌。内支与喉上动脉一同穿甲状舌骨膜入喉，分布于声门裂以上的喉黏膜以及会厌、舌根等。受损表现：单侧喉上神经损伤，可出现声音低、粗，且易疲劳。

2. 喉返神经 右喉返神经在右迷走神经经过锁骨下动脉前方处发出，并勾绕此动脉，返回至颈部。左喉返神经在左迷走神经经过主动脉弓前方处发出，并绕主动脉弓下方，返回至颈部。其运动纤维支配除环甲肌以外所有的喉肌，感觉纤维分布至声门裂以下的喉黏膜。在甲状腺手术结扎或钳夹动脉时，如果损伤此神经，可导致声音嘶哑。若两侧同时损伤，可引起呼吸困难，甚至窒息。

（十一）副神经

副神经（accessory nerve）为特殊内脏运动性神经，由颅根和脊髓根组成。颅根支配咽喉肌，脊髓根支配胸锁乳突肌和斜方肌（图 10-71）。副神经受损可引起胸锁乳突肌和斜方肌瘫痪，肩下垂。

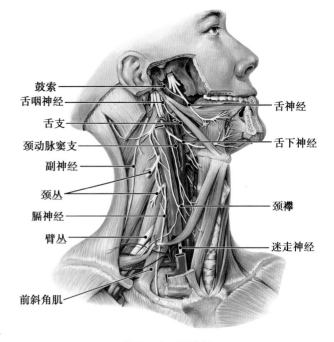

图 10-71 副神经

（十二）舌下神经

舌下神经（hypoglosal nerve）为运动性神经,主要由一般躯体运动纤维组成,由舌下神经核发出,支配全部舌内肌和舌外肌。一侧舌下神经完全损伤时,患侧半舌肌瘫痪。伸舌时,舌尖偏向患侧;若舌肌瘫痪时间过长,可导致舌肌萎缩。

三、内脏神经及其康复应用解剖

内脏神经（visceral nerves）为分布于内脏、心血管和腺体的神经。按性质可分为内脏运动神经和内脏感觉神经。**内脏感觉神经**分布于内脏黏膜、心血管壁和腺体的内脏感受器;**内脏运动神经**管理心肌、平滑肌和腺体的活动。

内脏运动神经又称**植物性神经**或**自主神经**。内脏运动神经自低级中枢至效应器的神经通路由两级神经元组成。第一级神经元称**节前神经元**,胞体位于脑和脊髓内,由它们发出的纤维称**节前纤维**;第二级神经元称**节后神经元**,胞体位于自主神经节内,由它们发出的纤维称**节后纤维**。

内脏运动神经根据其结构、生理功能和药理特点,分为**交感神经**和**副交感神经**。两者都可分为中

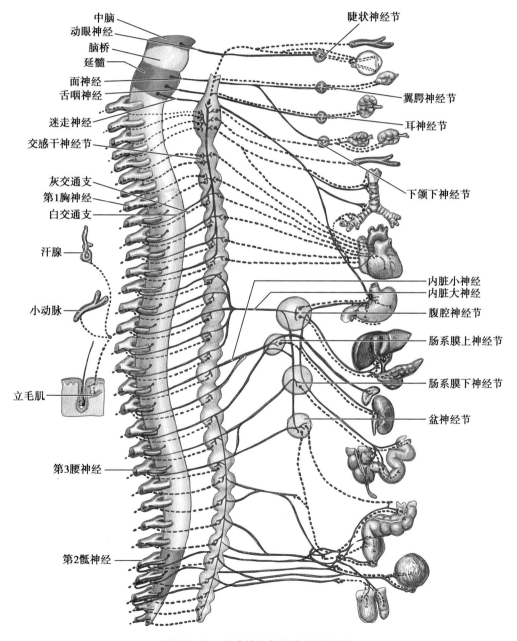

图 10-72　交感神经纤维走行模式图

枢部和周围部。

（一）交感神经

1. 中枢部 交感神经低级中枢位于脊髓第1胸节到第3腰节灰质侧角内,为交感神经节前神经元胞体(图10-72)。

2. 周围部 包括交感神经节、节前纤维和节后纤维。

（1）**交感神经节**:按其所在部位分:①**椎旁节**对称性地位于脊柱两侧,共有22~24对和1个**奇节**,经节间支连成两条交感干,上端达颅底,下端两干合并于尾骨前。②**椎前节**位于脊柱的前方,包括**腹腔神经节、主动脉肾神经节**各1对,**肠系膜上神经节**和**肠系膜下神经节**各1个。

（2）交感神经节前纤维:是脊髓侧角交感神经节前神经元发出的纤维。它们随脊神经前根出椎间孔后,到达椎旁节或椎前节换神经元。

（3）交感神经节后纤维:是椎旁节和椎前节内的节后神经元发出的纤维,分布于内脏、心血管和腺体。

（二）副交感神经

1. 中枢部 低级中枢位于脑干副交感核和脊髓骶副交感核内,为副交感神经节前神经元胞体(图10-73)。

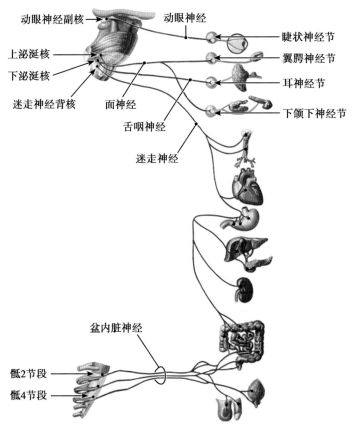

图 10-73 副交感神经分布模式图

2. 周围部 包括副交感神经节、节前纤维和节后纤维。

（1）**副交感神经节**:按其所在位置分:①**器官旁节**位于所支配器官的附近(见Ⅲ、Ⅶ、Ⅸ、Ⅹ对脑神经);②**器官内节**位于所支配器官的壁内,数量较多。

（2）副交感神经节前纤维:是脑干副交感核和脊髓骶副交感核内的节前神经元发出的纤维。脑干副交感核发出的节前纤维分别加入Ⅲ、Ⅶ、Ⅸ、Ⅹ对脑神经,至副交感神经节换神经元;脊髓骶副交感核发出的节前纤维加入盆内脏神经,到达副交感神经节换神经元。

（3）副交感神经节后纤维:是器官旁节或器官内节的节后神经元发出的纤维,分布于相应器官。

其中,颅部副交感神经节后纤维的分布见脑神经,骶部副交感神经的节后纤维分布于结肠左曲以下的消化管、盆腔器官及外生殖器等。

3. 交感神经和副交感神经的比较　交感神经和副交感神经共同支配体内绝大多数器官,构成双重神经支配。但又有所不同(表10-3)。

表 10-3　交感神经与副交感神经比较

	交感神经	副交感神经
低级中枢位置	脊髓 $T_1 \sim L_2$ 或 L_3 节段侧柱	脑干副交感核,脊髓 $S_2 \sim S_4$ 节段的骶副交感核
神经节的位置	椎旁神经节和椎前神经节	器官旁节和器官内节
节前、节后纤维	节前纤维短,节后纤维长	节前纤维长,节后纤维短
神经元的联系	一个节前神经元可与许多节后神经元形成突触	一个节前神经元只与少数节后神经元形成突触
分布范围	广泛(头颈部、胸、腹腔脏器和全身血管、腺体和竖毛肌)	局部(大部分血管、汗腺、竖毛肌、肾上腺髓质等处无分布)

第五节　神经系统的传导通路

神经传导通路指从感受器到大脑皮质或从大脑皮质到效应器的神经元链。从感受器到大脑皮质的神经传导通路,称感觉(上行)传导通路;从大脑皮质到效应器的神经传导通路,称运动(下行)传导通路。

一、感觉传导通路及其康复应用解剖

感觉包括:①肌、腱、关节的位置觉、运动觉、振动觉,又称本体觉或深感觉;②皮肤和黏膜内的痛

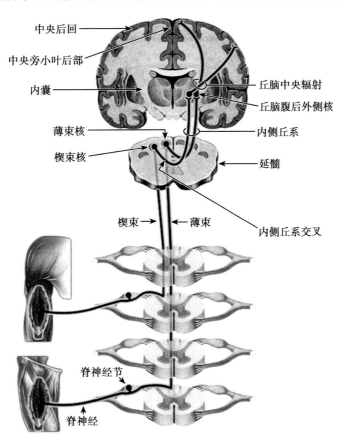

图 10-74　躯体和四肢意识性本性感觉和精细触觉传导通路

觉、温度觉、粗略触觉,又称浅感觉;③辨别两点之间的距离和物体纹理的感觉,又称精细触觉;④听觉;⑤视觉等。

感觉传导通路的共性是:①一般由三级神经元组成;②第 2 级神经元发出的神经纤维交叉至对侧上行;③大都数在背侧丘脑换最后的神经元;④均经过内囊;⑤投射到大脑皮质特定的感觉功能区,产生清晰的特定的感觉。

(一)躯干和四肢的本体觉、精细触觉传导通路

第 1 级神经元胞体位于脊神经节内,其周围突分布于躯干和四肢的肌、腱、关节及皮肤感受器,中枢突经后根进入脊髓,组成薄束和楔束上行至延髓(图 10-74)。

第 2 级神经元胞体即延髓的薄束核和楔束核,发出的纤维交叉至对侧组成内侧丘系,上行到达背侧丘脑。

第 3 级神经元胞体在背侧丘脑腹后外侧核,发出的纤维经内囊投射到大脑皮质中央后回上 2/3 和中央旁小叶后部躯体感觉区。

(二)躯干和四肢的痛、温度、触(粗)觉传导通路

第 1 级神经元胞体在脊神经节内,其周围突分布于躯干和四肢皮肤的痛、温度粗触觉感受器,中枢突经后根进入脊髓,上升 1~2 个脊髓节段。

第 2 级神经元胞体即脊髓后角联络神经元,发出的纤维交叉至对侧组成脊髓丘脑束,在脑桥和中脑沿内侧丘系外侧上升到达背侧丘脑。

第 3 级神经元胞体在背侧丘脑腹后外侧核,发出的纤维经内囊投射到大脑皮质中央后回上 2/3 和中央旁小叶后部躯体感觉区(图 10-75)。

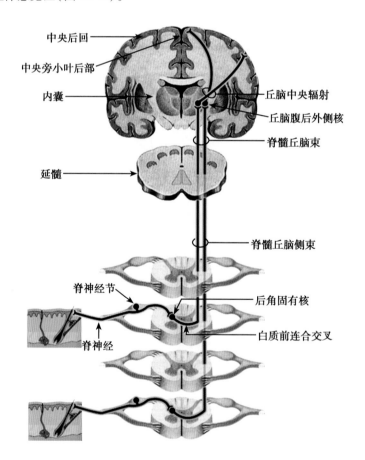

图 10-75　躯体和四肢痛温觉、粗触觉和压觉传导通路

(三)头面部的痛、温度、触觉(粗)传导通路

第 1 级神经元胞体位于三叉神经节内,其周围突分别组成三分支,分布于头面部的皮肤和黏膜,

中枢突进入脑干。

第 2 级神经元胞体即三叉神经感觉核群,发出的纤维交叉至对侧组成三叉丘系,在内侧丘系背侧上升到达背侧丘脑。

第 3 级神经元胞体在背侧丘脑腹后内侧核,发出的纤维经内囊投射到中央后回下 1/3 躯体感觉区(图 10-76)。

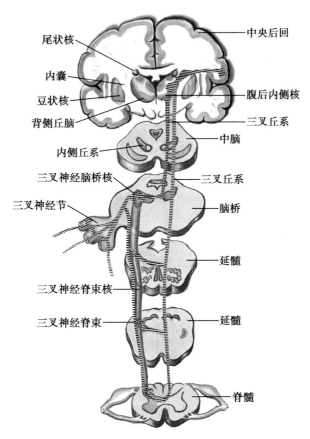

图 10-76 头面部痛温觉和触压觉传导通路

（四）视觉传导通路

第 1 级神经元是双极细胞,其周围突与视网膜内的感光细胞形成突触,其中枢突与节细胞形成突触。

第 2 级神经元是节细胞,发出纤维组成视神经进入颅腔,来自视网膜鼻侧半的纤维左、右相互交叉,构成视交叉,来自视网膜颞侧半的纤维不交叉,交叉的纤维和不交叉的纤维合成视束,到达后丘脑。

第 3 级神经元胞体在外侧膝状体,发出的纤维组成**视辐射**,经内囊投射到枕叶距状沟上下缘皮质,即视区。

光照一侧瞳孔,引起两眼瞳孔都缩小,称**瞳孔对光反射**。其中光照侧的反应,称直接对光反射;未照侧的反应,称间接对光反射。瞳孔对光反射通路如下:光线→视网膜→视神经→视交叉→视束→部分纤维经上丘臂→顶盖前区→双侧动眼神经副核→动眼神经→睫状神经节→瞳孔括约肌(图 10-77)。

瞳孔对光反射在临床上有重要意义,反射消失可能是病危的表现。但视神经或动眼神经损伤也可引起对光反射改变:如一侧视神经受损,传入中断,患侧直接对光反射消失,而间接对光射存在;如一侧动眼神经受损,传出中断,则患侧直接、间接对光反射都消失。

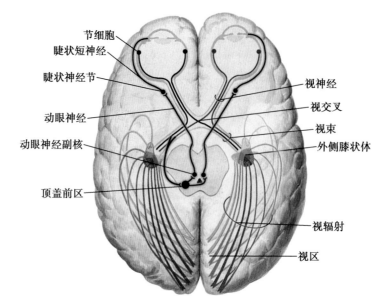

图 10-77　视觉传导通路及瞳孔对光反射通路

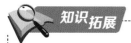

视觉与视觉通路损伤

　　视野是指眼球固定向前平视所能看到的空间范围。成像时，由于眼球屈光装置对光线的折射作用，鼻侧半视野的物象投射到颞侧半视网膜，上半视野的物象投射到下半视网膜，反之亦然。当视觉传导通路不同部位受损时，可引起不同的视野缺损：①一侧视神经损伤，可致该眼视野全盲；②视交叉中间部交叉纤维损伤，可致双眼视野颞侧半偏盲；③一侧视交叉外侧部不交叉的纤维受损，则患侧视野鼻侧半偏盲；④一侧视束或视辐射、视皮质受损，可致双眼病灶对侧视野同向性偏盲。

（五）感觉传导通路损伤特点及其康复应用解剖

　　（1）躯干和四肢深感觉传导通路病损：病人不能确定躯干、四肢的空间位置，病人闭目站立时，身体倾斜摇晃甚至跌到。如病灶位于内侧丘系交叉之下，表现为病灶同侧深感觉障碍，如位于内侧丘系交叉之上，表现为病灶对侧深感觉障碍。

　　（2）三叉神经脊束和脊束核损伤：在延髓，三叉神经脊束和脊束核接近脊髓丘系，该处发生病变，两者可同受累，出现交叉性浅感觉障碍，即同侧头面部及对侧躯干和四肢浅感觉障碍。

　　（3）视觉传导通路损伤：①一侧视神经损伤，出现同侧眼视野全盲；②视交叉中间部交叉的纤维损伤，可导致双眼视野颞侧半偏盲；③一侧视束或以后部位如视辐射、大脑皮质视区损伤，出现双眼视野对侧同向偏盲；④视交叉外侧部未交叉的纤维（双侧）损伤，可导致双眼视野鼻侧半偏盲。

　　（4）内囊损伤：表现见前文。

二、运动传导通路及其康复应用解剖

（一）锥体系

　　锥体系（pyramidal system）是指大脑皮质控制骨骼肌随意运动的下行纤维束，其功能是管理骨骼肌的随意运动。锥体系由上、下两级运动神经元组成。上运动神经元胞体即大脑皮质内的巨型锥体细胞和其他锥体细胞，发出的纤维组成下行纤维束，因大部分纤维通过延髓锥体故名锥体束；下运动神经元胞体即脑神经运动核及脊髓前角运动细胞。锥体系包括皮质核束和皮质脊髓束。

1. **皮质核束** 上运动神经元胞体位于大脑皮质中央前回下 1/3,发出的纤维组成皮质核束,经内囊下行至脑干,陆续止于双侧脑神经运动核(图 10-78),但面神经核的下部(支配睑裂以下面肌)和舌下神经核(支配舌内、外肌)只接受对侧皮质核束的纤维。下运动神经元胞体即脑神经运动核,发出的纤维随脑神经分布到头、颈、咽和喉的骨骼肌。

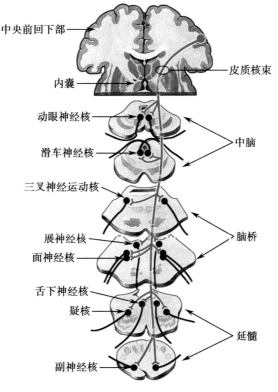

图 10-78 皮质核束与脑神经运动核的联系

2. **皮质脊髓束** 上运动神经元胞体位于中央前回上 2/3 和中央旁小叶前部,发出的纤维组成皮质脊髓束,经内囊后肢,下行经中脑、脑桥,至延髓的锥体。在锥体交叉处,大部分纤维左、右相互交叉,交叉后的纤维称皮质脊髓侧束,走在脊髓外侧索内;不交叉的纤维称皮质脊髓前束,走在脊髓前索内。皮质脊髓束双侧控制支配躯干肌的脊髓前角运动细胞,对侧控制支配上、下肢肌的脊髓前角运动细胞(图 10-79)。下运动神经元胞体即脊髓前角内的运动细胞,发出的纤维随脊神经支配躯干和四肢的骨骼肌。

3. 锥体系损伤特点及其康复应用解剖

(1) 一侧皮质核束或相应的上运动神经元损伤:对侧睑裂以下面肌和对侧舌肌痉挛性瘫痪(核上瘫即硬瘫),表现为对侧鼻唇沟消失,口角低垂,流涎,不能鼓腮,口角歪向病灶侧;伸舌时舌尖偏向病灶对侧,但肌不萎缩。原因为一侧皮质核束仅控制对侧面神经核下部和对侧舌下神经核。下运动神经元损伤引起核下瘫(即软瘫)(图 10-80)。

(2) 一侧皮质脊髓束或相应的上运动神经元损伤:包括中央前回上 2/3 和中央旁小叶前部、内囊、大脑脚以及锥体等损伤,可致对侧上肢肌和下肢肌痉挛性瘫痪(运动障碍,硬瘫),但躯干肌瘫痪不明显。因为一侧皮质脊髓束控制对侧脊髓前角运动神经元(管理上、下肢骨骼肌随意运动的神经元)和双侧脊髓前角运动神经元(管理躯干肌随意运动的神经元)。

(3) 一侧皮质脊髓侧束损伤:同侧上肢肌和下肢肌瘫痪。因为皮质脊髓侧束由锥体交叉后的纤维组成,在脊髓外侧索下行,逐级控制同侧脊髓前角运动神经元。

上、下神经元损伤后的临床表现如表 10-4。

(二)锥体外系

锥体外系(extrapyramidal system)是指锥体系以外的控制骨骼肌运动的下行纤维束,其主要功能是

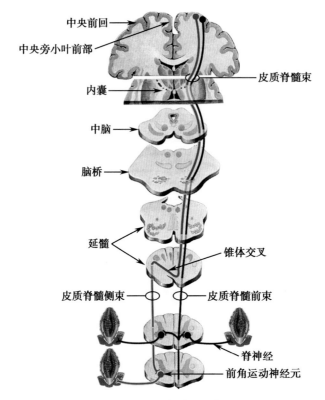

图 10-79 皮质脊髓束

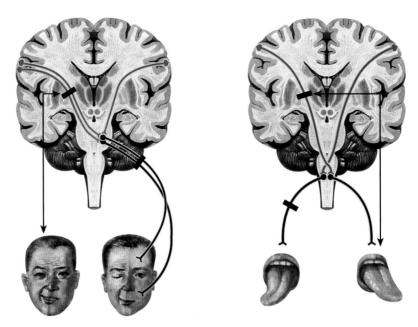

图 10-80 核上瘫和核下瘫

表 10-4　上运动神经元和下运动神经元损伤后瘫痪表现的区别

	上运动神经元	下运动神经元
损害部位	皮质运动区	脊髓前角运动神经元,脑干躯体运动核及其轴突
瘫痪范围	较广泛,全身肌群	较局限,单一或几块肌
肌萎缩	无或萎用性肌萎缩	明显,早期即可出现
肌张力	增高,呈折刀样	减低
反射	腱反射亢进,浅反射消失	腱反射、浅反射均消失
病理反射	有	无
肌纤维颤动	无	有

调节肌紧张,协调肌群的运动,维持体态姿势和习惯性动作(如走路时双臂自然协调的摆动,就是锥体外系协调作用的结果),以协助锥体系完成精细的随意运动。

锥体外系包括大脑皮质、纹状体、背侧丘脑、底丘脑、红核、黑质、脑桥核、前庭神经核、小脑和脑干网状结构等以及它们的纤维联系。锥体外系是多突触联系,主要通路有:

(1)皮质-纹状体-背侧丘脑-皮质环路:大脑皮质的额叶和顶叶发出纤维至新纹状体,由此发出纤维主要止于苍白球,苍白球发出纤维与背侧丘脑的腹中间核和腹前核联系,2核发出纤维投射到大脑皮质额叶躯体运动区,从而对发出锥体束的躯体运动区有重要的反馈调节作用。

(2)皮质-脑桥-小脑-皮质环路:大脑皮质的额叶、顶叶、颞叶和枕叶发出纤维组成额桥束和顶枕颞桥束,通过内囊,经大脑脚底内侧 1/5 和外侧 1/5 下行止于同侧脑桥核,继而发出纤维越过中线组成对侧小脑中脚,主要止于新小脑皮质(图 10-81)。

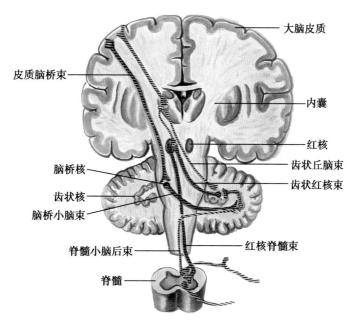

图 10-81　锥体外系(皮质-脑桥-小脑系)

(3)纹状体-黑质-纹状体环路:新纹状体的尾状核和壳发出纤维到达黑质,黑质发出纤维又返回纹状体。黑质的神经细胞能产生多巴胺,经轴突送至纹状体,释放后调节纹状体的功能。

(4)苍白球-底丘脑环路:苍白球发出纤维到达底丘脑核,底丘脑核发出纤维返回苍白球,底丘脑对苍白球有抑制作用。

锥体外系损伤特点及其康复应用解剖:①若黑质发生病变,使纹状体内的多巴胺含量降低,与 Parkinson 病(震颤麻痹)的发生有关;②若一侧底丘脑核受损,同侧苍白球不受影响,病人对侧身体可出现大幅度的颤搐运动;③若纹状体功能异常,可发生运动过少或过多的动作;④若小脑受损,会出现小脑性共济失调、平衡障碍和肌张力减低。

本章小结

神经系统包括中枢神经系统和周围神经系统。中枢神经系统包括脑和脊髓。脑位于颅腔内,由端脑、间脑、小脑和脑干组成,脑干又分延髓、脑桥和中脑。脑内有 4 个脑室。脊髓位于椎管内,其内部结构有灰质、白质和网状结构。脑和脊髓的血液供应主要来自颈内动脉和椎动脉。周围神经系统包括脑神经、脊神经和内脏神经,脑神经有 12 对,脊神经有 31 对;内脏神经分为交感神经和副交感神经。神经系统通过上行和下行传导通路,完成人体的感觉和运动功能。神经系统是康复治疗技术专业的重要内容,在学习过程中要认真思考不同部位损伤会出现的症状和体征,要经常深入实验室观察标本、模型。

(褚世居 刘宏伟)

思考题

1. 请简述脊髓的位置、外形、内部结构和功能。
2. 试述脑干的分部及其形态结构。
3. 小脑位于何处? 简述其分叶和功能。
4. 试述内囊的位置、分部及其通过的纤维和损伤后的表现。
5. 大脑动脉环位于何处? 如何构成? 有何意义?
6. 简述臂丛的分支和分布,损伤后的表现。
7. 简述坐骨神经的构成、走行、分支和分布。
8. 简述十二对脑神经的名称、性质和分布。

扫一扫,测一测

思路解析

第十一章　感觉器官

> **学习目标**
>
> 1. 掌握:眼外肌及其神经支配;内耳的结构。
> 2. 熟悉:眼球壁的结构,眼球内容物的名称;眼睑、结膜、泪器;外耳、中耳的结构。
> 3. 了解:眼的血管;皮肤的结构。

> **案例导入**
>
> 患者,男,45岁。半月前突然复视,眼球向右转时复视加重,双眼视物时喜向左侧歪头。双眼各方位运动检查,右眼外转受限,约差7mm;角膜映光试验显示右眼内斜视约10°。诊断为右眼麻痹性斜视。
>
> 问题与思考:
> 1. 患者右眼斜视是哪一块肌麻痹所致? 该肌是何神经支配?
> 2. 眼外肌还有哪些? 有何作用? 有何神经支配?

第一节　视　　器

视器(visual organ)又称眼,由眼球和眼副器构成。

一、眼球

眼球(eyeball)近似球形,后面借视神经与脑相连。由眼球壁及眼球内容物组成(图11-1)。

(一)眼球壁

眼球壁由外向内分为纤维膜、血管膜和视网膜3层。

1. **纤维膜**　由致密结缔组织构成,起着支持和保护眼球壁及其内容物的作用。前1/6为**角膜**,透明,有屈光作用。角膜内无血管,但有大量的感觉神经末梢,感觉敏锐。后5/6为**巩膜**,呈乳白色。巩膜与角膜相续部的深部有环形的静脉窦,称为**巩膜静脉窦**。

2. **血管膜**　含有丰富的血管和色素细胞,由前向后分为虹膜、睫状体和脉络膜。

(1) **虹膜**:位于角膜后方,为圆盘状薄膜,中央有一圆孔,称**瞳孔**。虹膜内有两种不同方向排列的平滑肌:在瞳孔的周围呈环形者为**瞳孔括约肌**,收缩时瞳孔缩小;在瞳孔括约肌外周呈放射状排列者为**瞳孔开大肌**,收缩时瞳孔开大。

(2) **睫状体**:位于虹膜外后方,是血管膜最厚的部分,内有平滑肌,叫睫状肌,其前部借睫状小带

笔记

233

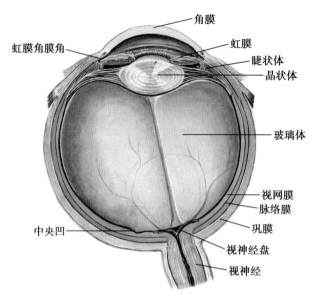

图 11-1　眼球构造

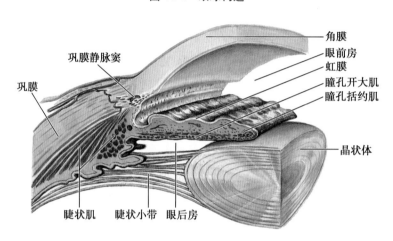

图 11-2　眼球前半局部放大

连晶状体,可调节晶状体曲度(图 11-2)。

　　(3)**脉络膜**:是血管膜的后 2/3 部,衬于巩膜内面,与巩膜结合疏松。脉络膜含有丰富的血管和色素细胞,其功能是营养眼球并吸收眼内散射的光线。

微课:视网膜

　　3.**视网膜**(retina)　衬于血管膜内面。视网膜后部偏鼻侧有一圆盘形隆起,称**视神经盘**(optic disc),缺乏感光细胞,不能感光变色,又称**生理盲点**。视神经盘颞侧稍下方有一黄色小区,称**黄斑**(macular lutea),其中央凹陷称**中央凹**(fovea centralis)(图 11-3),感光辨色最敏锐。

　　视网膜可分为 2 层,外层为单层色素上皮,内层为神经部。两层之间连接疏松,病理情况下此 2 层可能分离,导致视网膜剥离症。

　　神经部由 3 种神经细胞构成,由外向内为**感光细胞、双极细胞**和**节细胞**(图 11-4)。感光细胞分为视锥细胞和视杆细胞 2 种,都与双极细胞发生突触联系,双极细胞再与节细胞联系,节细胞

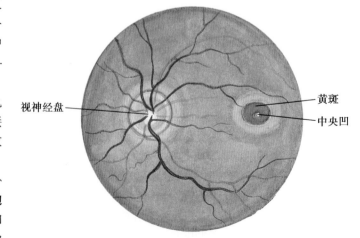

图 11-3　眼底的结构

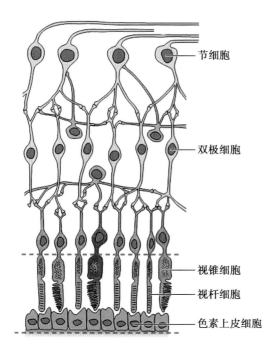

- 节细胞
- 双极细胞
- 视锥细胞
- 视杆细胞
- 色素上皮细胞

图 11-4　视网膜结构示意图

的轴突构成视神经。

视锥细胞主要分布在视网膜中央部,黄斑的中央凹处最密集。此处的视锥细胞、双极细胞与节细胞呈一对一突触联系,接受光线刺激后,引起神经冲动,传入大脑皮质,产生精确视觉。视锥细胞主要感受强光,并具有辨色能力。因此,视锥细胞主要在白昼发挥作用。

视杆细胞主要分布于视网膜周边部分,它对光的敏感度高,能感受弱光,但无辨色能力,主要在暗光下起作用。因此在光线昏暗时,只能看到物体粗略轮廓,而看不清其细节和色彩。

(二)眼球内容物

眼球内容物包括房水、晶状体和玻璃体(图 11-2),具有屈光作用,它们与角膜共同组成屈光系统。

1. **房水**(aqueous humor)　是无色透明的液体,充满于眼房内。**眼房**位于角膜与晶状体之间,被虹膜分为前房和后房,借瞳孔相通。前房周边部,虹膜与角膜之间形成**虹膜角膜角**。房水具有折光、营养角膜及晶状体、维持眼内压的作用。房水由睫状体分泌产生,自后房经瞳孔流入前房,经虹膜角膜角入巩膜静脉窦,最后汇入眼静脉。若房水回流受阻,使眼内压升高,引起青光眼。

知识拓展

青 光 眼

青光眼(glaucoma)是一组以视神经盘萎缩及凹陷、视野缺损及视力下降为共同特征的疾病。在房水循环途径中任何一环发生阻碍,均可导致眼压升高。青光眼是导致人类失明的三大致盲眼病之一,总人群发病率为 1%,45 岁以上为 2%。

2. **晶状体**(lens)　位于虹膜与玻璃体之间,呈双面凸的透明体,富有弹性。晶状体可通过其曲度变化,调整屈光能力,使物像聚焦于视网膜上。老年人晶状体的弹性减退,调节功能降低,出现老花眼。若晶状体因疾病、创伤、老年化而变浑浊时,称为白内障。

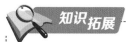**知识拓展**

白 内 障

凡是各种原因,如老化、遗传、局部营养障碍、免疫与代谢异常,以及外伤、中毒、辐射等,引起晶状体代谢紊乱出现浑浊,称为白内障。此时光线被浑浊晶状体阻扰而无法投射在视网膜上,导致视物模糊。多见于 40 岁以上,且随年龄增长发病率增多。

3. **玻璃体**(vitreous body)　为无色透明的胶状物,充填于晶状体与视网膜之间,具有屈光、支撑视网膜作用。

光线经角膜、房水、晶状体和玻璃体等一系列屈光物质投射到视网膜后,引起感光细胞兴奋。

二、眼副器

眼副器包括眼睑、结膜、泪器、眼球外肌等,对眼球起保护、运动和支持作用。

(一)眼睑

眼睑(eyelids)是眼球前方的屏障,起着保护眼球的作用。可分为**上睑**和**下睑**。上、下睑之间为**睑**

笔记

裂。睑裂的内、外侧角分别叫**内眦**和**外眦**。皮肤和结膜相互移行部为**睑缘**。睑缘前缘有**睫毛**。睫毛的根部生有**睫毛腺**,此腺发炎称为麦粒肿。眼睑的组织结构由浅至深分为皮肤、皮下组织、肌层、睑板和睑结膜 5 层(图 11-5)。睑的皮下组织疏松,可因积液而肿胀。

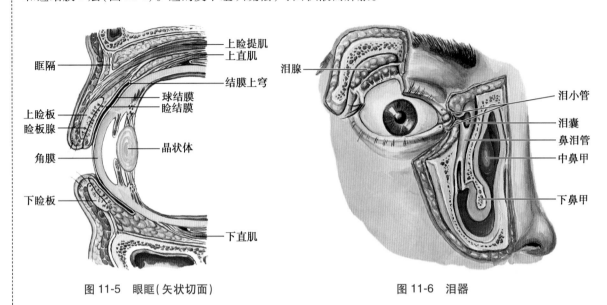

图 11-5 眼眶(矢状切面)　　　　　　　　图 11-6 泪器

(二)结膜

结膜(conjunctiva)是覆盖于眼睑后面和巩膜前部表面一层薄而透明的黏膜,富含血管。按部位可分为**睑结膜**、**球结膜**,两者结合部为**结膜穹隆**。当睑裂闭合时,结膜眼球之间的囊称为**结膜囊**。沙眼和结膜炎是结膜常见疾病。

(三)泪器

泪器(lacrimal apparatus)由泪腺和泪道组成(图 11-6)。

1. **泪腺**(lacrimal gland)　位于眼球外上方,分泌泪液,有润滑和清洁角膜的作用,并可冲洗结膜囊,保护眼球。

2. **泪道**　包括泪点、泪小管、泪囊和鼻泪管。上、下睑缘近内眦处各有一小孔,称**泪点**。**泪小管**上下各一,分别位于上、下睑的皮下,起自泪点,分别向上或下垂直走行,再折向内开口于泪囊。**泪囊**位于眶内侧壁前部的泪囊窝内,其上端为盲端,下端移行于鼻泪管。**鼻泪管**开口于下鼻道。

(四)眼球外肌

眼球外肌(ocular muscles)共 7 块,包括**上直肌**、**下直肌**、**内直肌**、**外直肌**、**上斜肌**、**下斜肌**和**上睑提肌**,前 6 块都是牵拉眼球向各方向转动的肌肉,上睑提肌可提上睑(图 11-7)。各眼球外肌的作用及神经支配见表 11-1。

微课:眼球外肌

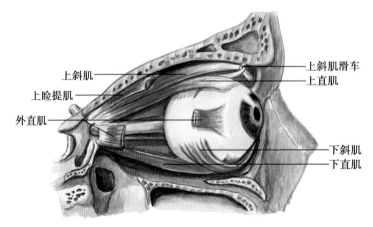

图 11-7 眼球外肌及其作用

表 11-1 眼球外肌名称、作用及神经支配

名　称	作　用	支配的神经
上睑提肌	使上睑上提、眼裂开大	动眼神经
上直肌	使瞳孔转向上内方	动眼神经
下直肌	使瞳孔转向下内方	动眼神经
内直肌	使瞳孔转向内侧	动眼神经
外直肌	使瞳孔转向外侧	展神经
上斜肌	使瞳孔转向下外方	滑车神经
下斜肌	使瞳孔转向上外方	动眼神经

三、眼的血管

（一）眼动脉

眼动脉是眼的主要动脉，起自颈内动脉，与视神经一起从视神经管入眶，行程中发出分支供给眼球、眼球外肌、泪腺等器官（图 11-8）。其中最重要的分支为视网膜中央动脉，分支营养视网膜，临床上常用眼底镜观察此动脉。

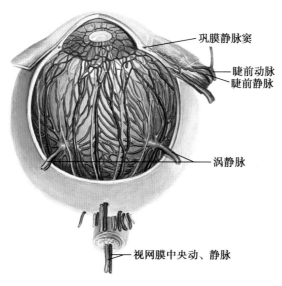

图 11-8　眼动脉（上面观）

（二）眼静脉

眼静脉收集眼的静脉血。向后经眶上裂汇入海绵窦，向前与内眦静脉吻合，因无静脉瓣，故面部感染可经此路蔓延至颅内。

第二节　前庭蜗器

前庭蜗器（vestibulocochlear）又称**耳**，包括外耳、中耳和内耳（图 11-9）。外耳、中耳是声波的收集和传导装置，内耳又包括耳蜗、前庭和半规管，耳蜗是听觉感受器，前庭和半规管是位置觉和变速运动感觉的感受器。

一、外耳

外耳（external ear）包括耳郭、外耳道和鼓膜等，具有收集和传导声波的功能。

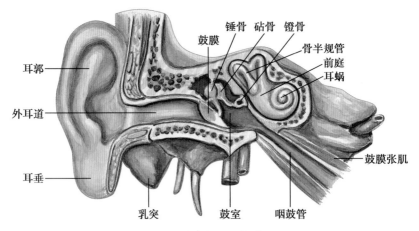

图 11-9 前庭蜗器结构模式图

（一）耳郭

耳郭（auricle）以弹性软骨为支架，表面被覆皮肤而构成。皮下组织很少，但血管神经丰富。耳垂无软骨，仅含结缔组织和脂肪。耳郭可辨别声音来源，收集声波。

（二）外耳道

外耳道（external acoustic meatus）是位于外耳门至鼓膜之间的弯曲管道。成人作外耳检查时，将耳郭向后上方牵拉，可使外耳道拉直。外耳道长约 2.5~3.5cm，有传音和共鸣作用。

（三）鼓膜

鼓膜（tympanic membrane）是位于外耳道与中耳之间的半透明卵圆形薄膜（图 11-10），由松弛部和紧张部组成。鼓膜中心向内侧凹陷，称**鼓膜脐**。鼓膜脐前下方三角形的反光区称为**光锥**，临床将其作为识别鼓膜的标志。

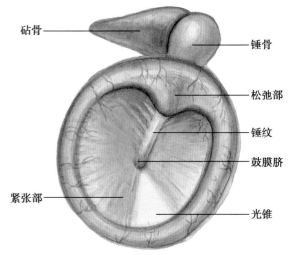

图 11-10 鼓膜

二、中耳

中耳（middle ear）包括鼓室、咽鼓管、乳突小房。

（一）鼓室

鼓室是位于鼓膜内侧不规则的含气腔，室壁内衬以黏膜。鼓室内有听小骨及附于其上的小肌肉、血管和神经等。上壁与颅中窝仅以薄骨板相隔；前壁上有咽鼓管开口；后壁有乳突窦口通向乳突小房；内侧壁上有前庭窗、蜗窗。

听小骨有 3 块，即**锤骨、砧骨**和**镫骨**（图 11-11），三者连接成链状的杠杆系统。当声波振动鼓膜时，经听小骨链的连串运动，将声波的振动传入内耳。

（二）咽鼓管

咽鼓管（auditory tube）位于咽与鼓室之间。在通常情况下，鼻咽部的开口处于闭合状态，吞咽时咽鼓管咽口张开，鼓室经咽鼓管与外界相通，以维持鼓膜内、外侧气压的平衡。小儿咽鼓管短且粗，走向平直，咽部感染常易经咽鼓管蔓延至鼓室引起中耳炎。

（三）乳突小房

乳突小房（mastoid cells）是鼓室向后方伸入乳突内的含气小房。小房内衬以黏膜，与鼓室、咽鼓管和咽的黏膜相延续，故中耳炎可向后蔓延到乳突小房。

微课：鼓室壁

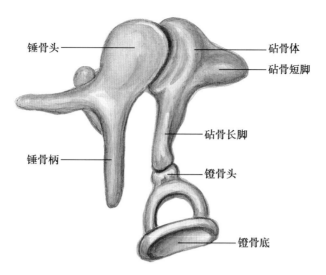

锤骨头
砧骨体
砧骨短脚
砧骨长脚
锤骨柄
镫骨头
镫骨底

图 11-11 听小骨

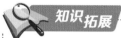

中 耳 炎

中耳炎是累及咽鼓管、鼓室及乳突小房的炎性病变,好发于儿童,由咽鼓管途径感染。感冒后咽部、鼻部的炎症向咽鼓管蔓延,咽鼓管咽口及管腔黏膜出现充血、肿胀,纤毛运动障碍,引起中耳炎。

三、内耳

内耳(internal ear)位于颞骨岩部内,由骨迷路及其内的膜迷路构成。骨迷路和膜迷路之间充满着外淋巴,膜迷路内充满内淋巴,内、外淋巴互不相通。

(一)骨迷路

骨迷路(bony labyrinth)由前庭、骨半规管和耳蜗 3 部分组成(图 11-12)。

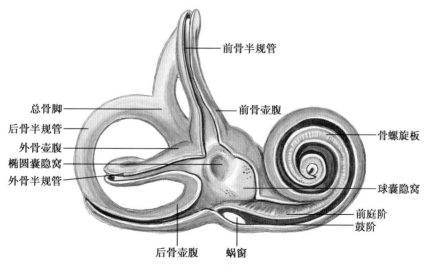

前骨半规管
总骨脚
前骨壶腹
后骨半规管
骨螺旋板
外骨壶腹
椭圆囊隐窝
外骨半规管
球囊隐窝
前庭阶
鼓阶
后骨壶腹
蜗窗

图 11-12 骨迷路模式图

1. **前庭** 位于骨迷路中部,外侧壁上有前庭窗、蜗窗,其前内侧部连通耳蜗,后外侧部与 3 个骨半规管相通。

2. **骨半规管** 为 3 个"C"字形的互相垂直骨管,每个半规管有 2 个脚,其中一个较膨大,称壶腹脚。

3. **耳蜗** 形似蜗牛,其内腔被**前庭膜**和**基底膜**分为**前庭阶**、**蜗管**和**鼓阶**(图 11-13)。前庭阶和鼓阶在蜗顶通过**蜗孔**相通。

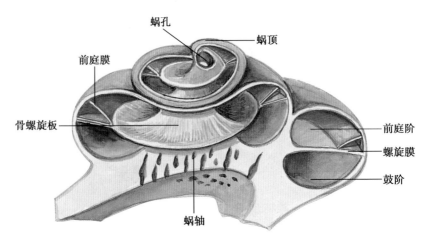

图 11-13 耳蜗模式图

(二)膜迷路

膜迷路(membranous labyrinth)是骨迷路内封闭的膜性管和囊,可分为球囊和椭圆囊、膜半规管和蜗管三部分(图 11-14)。

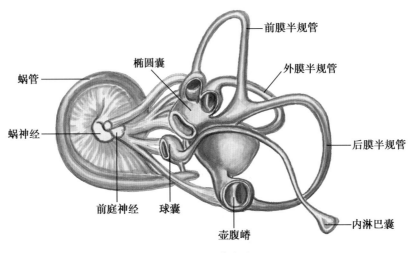

图 11-14 膜迷路

1. **球囊和椭圆囊** 位于前庭内,是两个互相连通的膜性小囊。球囊内有**球囊斑**,椭圆囊内有**椭圆囊斑**,是感受直线变速运动的位置觉感受器。

2. **膜半规管** 位于骨半规管内,与骨半规管形态一致。膜壶腹内有**壶腹嵴**,是感受旋转变速运动的位置觉感受器。

3. **蜗管** 是耳蜗内的膜性管道,截面呈三角形,下壁基底膜上有**螺旋器**(Corti 器),是听觉感受器。

第三节 皮 肤

皮肤(skin)被覆于体表,是人体最大的器官。由表皮和真皮组成,借皮下组织与深部组织相连(图 11-15)。皮肤附属器包括毛发、毛囊、皮脂腺、汗腺和甲,有保护、感受刺激、调节体温、吸收、分泌、排泄和免疫等作用。

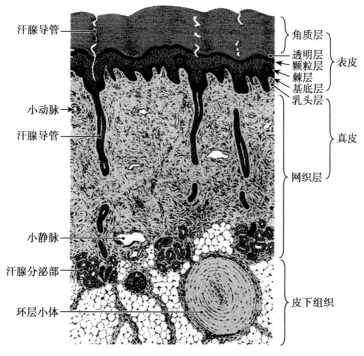

图 11-15　皮肤模式图

一、表皮

表皮(epidermis)由角质形成细胞(占 80%)和树枝状细胞(黑素细胞等)组成。角质形成细胞属角化的复层鳞状上皮,由深至浅分**基底层、棘层、颗粒层、透明层**(仅见于掌跖)和**角质层** 5 层(图 11-15)。

基底层有分裂能力,新生细胞向浅层推移转化成其余 4 层细胞,又称生发层。细胞由基底层移至颗粒层上部约需 14 天,再移至角质层上部又需 14 天,共 28 天,总称为**表皮通过时间**或更替时间。基底层细胞之间及其与上方棘层细胞之间通过桥粒相连接,底部则借半桥粒附着于表皮下基底膜。基底层细胞间有**黑素细胞**,能合成黑色素,其数量决定肤色,可吸收紫外线以保护细胞核免受辐射损害。角质层位于表皮表层,由多层扁平的角质细胞组成,在掌跖部位可厚达 40~50 层,可保护皮肤。

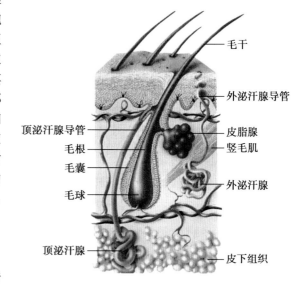

图 11-16　皮肤及附属器模式图

二、真皮

真皮(dermis)位于表皮深层,由致密结缔组织组成,分为上部较薄的**乳头层**和下部较厚的**网状层**。乳头层紧贴表皮,呈乳头状突向表皮,此层有丰富的毛细血管和游离神经末梢,能感受痛、温、触和压觉等。网状层位于乳头层深面,较厚,是真皮的主要组成部分,此层内有许多血管、淋巴管和神经、毛囊、皮脂腺和汗腺等。

三、皮肤的附属器

皮肤的附属器包括毛发、毛囊、皮脂腺、汗腺与甲(图 11-16)。

（一）毛发与毛囊

大部分皮肤表面有毛,但掌跖、指(趾)侧面、足踝以下足侧面、口唇、乳头、脐、阴茎头、阴蒂、大小阴唇和包皮内面无毛。毛发分为**毛干**和**毛根**两部分,毛干露于皮肤外面;毛根深入皮肤内,周围包有**毛囊**。毛囊一侧附有**竖毛肌**(图 11-13),其一端连于毛囊,另一端连于真皮浅层,收缩时使毛发竖立,皮肤呈"鸡皮疙瘩"样。

（二）皮脂腺

皮脂腺位于毛囊与竖毛肌之间,其导管开口于毛囊。皮脂腺分泌皮脂,有柔润皮肤和保护体毛的作用。

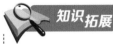

痤　疮

痤疮主要与皮脂分泌过多、皮脂腺导管堵塞、细菌感染和炎症反应等因素密切相关。青春期后体内雄激素升高,促进皮脂腺分泌大量皮脂。同时,皮脂腺导管角化异常,造成导管堵塞,皮脂排出障碍,形成粉刺。毛囊中痤疮丙酸杆菌大量繁殖,分解皮脂生成游离脂肪酸,诱发炎症反应,使面部出现粉刺、丘疹、脓疱、结节等多形性皮损。

（三）汗腺

汗腺分**小汗腺**和**大汗腺**两种。小汗腺除唇缘、鼓膜、甲床、乳头、包皮内面、龟头、小阴唇和阴蒂等部位外,全身大部分皮肤中均有小汗腺,其分布与部位和遗传有关,以掌跖、腋、额部较多。具有分泌汗液,有湿润皮肤、调节体温等作用。大汗腺又称**顶泌汗腺**,其导管开口于毛囊皮肤腺开口的上方,主要分布于腋窝、乳晕、脐窝、肛门及外生殖器等处,其分泌物为无臭乳状液,若经细菌酵解可产生腋臭。

（四）甲

甲的外露部分称**甲板**,其周围皮肤称**甲襞**(图 11-17)。甲后部深入皮肤内称**甲根**。甲根深部为**甲母质**,是甲的生长区。甲廓与甲板之间的沟称**甲沟**。指甲生长速度约为每日 0.1mm,趾甲生长速度为指甲的 1/3~1/2。

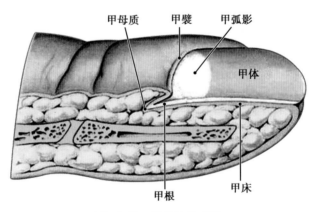

图 11-17　甲结构模式图

本章小结

感觉器官主要有视器、前庭蜗器和皮肤等。视器由眼球与眼副器构成。眼球由眼球壁和眼球内容物构成。前庭蜗器包括外耳、中耳和内耳三部分。球囊斑、椭圆囊斑和壶腹嵴是位置觉感受器,螺旋器是听觉感受器。皮肤由表皮和真皮构成。表皮属复层扁平上皮,由深至浅分为基底层、棘层、颗粒层、透明层和角质层;真皮属致密结缔组织,分为乳头层和网状层。皮肤附属器包括毛发、毛囊、皮脂腺、汗腺和甲。

(魏含辉)

思考题

1. 简述房水的产生和循环途径。
2. 光线从外界进入眼球到达视网膜需经过哪些结构？
3. 眼外肌和眼内肌有哪些？有何作用？各有何神经支配？
4. 中耳包括哪些结构？小儿为何易患中耳炎？
5. 简述皮肤的结构和功能。

扫一扫,测一测

思路解析

实验一　基本组织

【实验目的】

1. 观察骨骼肌在纵断面和横断面上的一般形态结构(肌原纤维的排列,核的位置及明暗相间的横纹)。

2. 观察心肌的形态特点,并与骨骼肌作比较。

3. 观察平滑肌的形态特点。

4. 观察多极神经元的形态特点。

【实验材料】

1. 组织切片:①骨骼肌切片;②心肌切片;③脊髓横断切片。

2. 显微镜、擦镜纸等。

【实验内容和方法】

1. 骨骼肌(骨骼肌切片,HE 染色)

(1) 肉眼观察:似长方形结构为骨骼肌的纵断面;似椭圆形结构为骨骼肌的横断面。

(2) 低倍镜观察:在骨骼肌的纵断面可见排列较密的肌纤维束;在骨骼肌的横断面可见很多块状结构,为界限较清的肌纤维束和肌纤维横断面。

(3) 高倍镜观察:纵断的骨骼肌细胞呈带状,核呈椭圆形,每个肌细胞内可见多个核,位于肌膜内下方,肌原纤维沿肌纤维长轴平行排列,有清楚的横纹,深色为暗带,浅色为明带,它们相间排列而成横纹;横断面肌纤维为圆形或多边形,核排列于细胞周边,肌原纤维呈点状。骨骼肌(铁苏木精染色):此片特染横纹,主要在高倍镜下观察横纹的形态。

2. 心肌(心肌切片,HE 染色)

(1) 肉眼观察:似长方形结构为心肌的纵断面;似椭圆形结构为心肌的横断面。

(2) 低倍镜观察:全面观察标本,比较辨认心肌的两种切面,换高倍镜后先观察纵断面,再观察横断面。

(3) 高倍镜观察:纵断面上,心肌细胞彼此吻合成网,一个核,卵圆形,位于肌纤维的中央。心肌细胞横纹不明显,可见和横纹同向但染色较深的线段样结构,即闰盘。

3. 神经元(脊髓横断切片,HE 染色)

(1) 肉眼观察:脊髓横断面呈扁圆形,其外面包裹着脊髓膜,脊髓分为灰质和白质两部分。灰质居中,着色较深,形如蝴蝶(或称 H 形)。

(2) 低倍镜观察:找到脊髓灰质,灰质中大小不等,形态不规则、染色深的结构为多极神经元。神经元周围圆形或卵圆形的细胞核为胶质细胞的核。镜下可见神经元胞体形态多样,突起多被切断,有的胞体内可见大而圆的细胞核及小而致密的核仁,选择细胞核、核仁清晰的神经元换高倍镜观察。

(3) 高倍镜观察:胞体大,形态不规则,胞质含有丰富的尼氏体。尼氏体为嗜碱性、大小不等的块状结构。胞核大而圆,位于细胞中央,核染色较浅,核仁一个,圆形,结构致密,红色。树突可切到 1~2 个或数个,由胞体伸出时较粗,逐渐变细,内含尼氏体。轴突只有一个(不易切到),较细长,粗细均匀,不含尼氏体。轴突自胞体伸出处呈圆锥形色浅区,其胞质不含尼氏体,即轴丘。

【实验报告】

1. 骨骼肌为何又称横纹肌? 横纹是如何形成的?

2. 心肌存在机体的什么部位? 闰盘是如何形成的,有何功能?

3. 神经元胞体内含有哪两种特殊结构? 有何功能?

4. 在 HE 染色的组织切片上如何识别神经细胞？尼氏体有何染色特性？

（李　钊）

实验二　躯干骨及其连结

【实验目的】

1. 观察椎骨的形态,辨认椎骨的主要结构。观察骶骨,辨认其主要结构。
2. 比较颈椎、胸椎、腰椎,辨认寰椎、枢椎、隆椎的形态特点。
3. 观察胸骨和肋的形态,辨认其主要结构。
4. 观察椎间盘的形态,查看其性状及构造,理解其功能。
5. 观察椎骨连结中韧带的附着部位,查看关节突关节的位置及构成。
6. 观察肋的连结。
7. 观察脊柱、胸廓的位置和构成,观察脊柱和胸廓的整体观。
8. 在活体上能够准确定位躯干骨的骨性标志。
9. 能准确做出脊柱和胸廓的运动。

【实验材料】

1. 颈椎、胸椎、腰椎、骶骨、尾骨、胸骨和肋的标本、模型和挂图。
2. 脊柱、胸廓、椎骨间连结的标本、模型和挂图。

【实验内容和方法】

1. 观察躯干骨的形态、位置,辨认其主要结构　观察标本时,要把标本放在解剖位置,分清其上、下、前、后、左、右各方向。或放置完整骨架上观察比较。

（1）椎骨的一般结构:椎体、椎弓、椎弓根、椎弓板、椎孔、棘突、横突、上关节突、下关节突、椎上切迹、椎下切迹、椎间孔。

（2）各部椎骨的特点:观察颈椎、胸椎和腰椎的形态结构,比较它们的异同。

1）颈椎:椎体小,横突上有横突孔,第 2~6 颈椎的棘突末端分叉,第 3~7 颈椎体上面两侧缘有向上微突的椎体钩。第 1 颈椎又称寰椎,无椎体、棘突和关节突,由前弓、后弓和两个侧块构成,前弓后面正中有齿突凹。第 2 颈椎又称枢椎,椎体向上伸出一齿突。第 7 颈椎又称隆椎,棘突最长,末端不分叉。

2）胸椎:有上肋凹、下肋凹和横突肋凹,关节突关节面呈冠状位,棘突细长斜向后下方。

3）腰椎:椎体粗大,关节突关节面呈矢状位。棘突宽短,呈板状水平后伸。

各部椎骨特点歌诀:椎骨外形不规范,各有特点记心间;颈椎体小棘发叉,横突有孔很明显;胸椎两侧有肋凹,棘突迭瓦下斜尖;腰椎特点体积大,棘突后伸宽双扁。

4）骶骨:由 5 块骶椎融合而成,有骶岬、骶前孔、骶后孔、骶管、骶管裂孔、骶角、耳状面等结构。

5）尾骨:由 4 块退化的尾椎融合而成。

（3）胸骨:分胸骨柄、胸骨体和剑突 3 部分,有胸骨角、颈静脉切迹、锁切迹、肋切迹等结构。在骨架上查看胸骨角两侧是否连结第 2 肋。

（4）肋:由肋骨和肋软骨构成,有肋头、肋颈、肋结节、肋角、肋沟等结构。拿一根典型的肋骨来辨认其形态及结构,注意肋骨的拿持方法及辨别左、右侧的方法。

2. 观察辨认躯干骨的连结

（1）椎骨的连结:包括椎间盘、韧带和关节。

1）椎间盘:观察椎间盘后外侧部与椎管、椎间孔的位置关系;用手指按压椎间盘,观察其厚度改变,理解脊柱朝不同方向弯曲时椎间盘厚度的变化。观察各部椎间盘厚度,理解腰、颈部活动度较大的原因。

2）韧带:有前纵韧带、后纵韧带、棘上韧带、黄韧带、棘间韧带、横突间韧带。观察这些韧带的附着部位,棘间韧带与黄韧带、棘上韧带的位置关系。

3）关节:有关节突关节、钩椎关节、寰枢关节、寰枕关节。查看这些关节的构成。

（2）脊柱的整体观:前面椎体自上而下逐渐增大;后面棘突排列形态各异;侧面有四个生理弯曲,即颈曲、胸曲、腰曲、骶曲。要理解侧面弯曲的形成及其作用。

（3）肋的连结：在标本上观察肋椎关节（包括肋头关节和肋横突关节）和胸肋关节的构成。观察胸廓的标本，比较第 1 肋、第 2~7 肋、第 8~10 肋和第 11~12 肋的前端连结的异同。

（4）胸廓的整体观：胸廓由 12 块胸椎、12 对肋和 1 块胸骨连结而成。胸廓上口由胸骨柄上缘、第 1 肋和第 1 胸椎围成。胸廓下口由第 12 胸椎、第 12 肋与第 11 肋前端、肋弓和剑突围成。在标本上观察胸廓的形态。

3. 在活体上准确摸出躯干骨的骨性标志　第 7 颈椎棘突、腰椎棘突、骶角、颈静脉切迹、胸骨角、剑突、肋弓等。

4. 做出脊柱和胸廓的运动　脊柱可作前屈、后伸、侧屈、旋转和环转运动。胸廓的运动包括吸气和呼气的动作。吸气时，肋前端上提，胸骨前移，肋体向外扩展；呼气时，胸廓作相反的运动，使胸腔容积减小。

【实验报告】

1. 椎骨的主要结构有哪些？各部椎骨的特点是什么？

2. 请在身体上摸出躯干骨的骨性标志，并说出其临床意义。

3. 椎骨是如何连接的？脊柱有哪些弯曲？请做出脊柱的运动。

4. 脊柱前屈和伸直时，腰部椎间盘受到压力有何不同？

5. 根据标本和模型，探讨颈椎病发病的解剖学原因。

6. 根据标本和模型，探讨腰椎间盘突出的解剖学原因及出现的症状。

7. 腰椎穿刺如何确定进针部位？针刺入椎管由浅入深要经过哪些结构？

8. 胸廓是如何构成的？有何特点？

（陈　尚）

实验三　颅骨及其连结

【实验目的】

1. 观察脑颅骨和面颅骨的形态及位置。

2. 观察下颌骨和舌骨的分部，辨认其主要结构。

3. 观察颅顶面、侧面观，辨认其主要结构。

4. 观察眶的形态及构成，探查其交通；观察骨性鼻腔的形态、构成，查看其外侧壁上的结构。

5. 查看额窦、蝶窦、筛窦和上颌窦的位置、形态及开口部位。

6. 观察颅底内面，区分颅前窝、颅中窝和颅后窝，查看其主要结构。

7. 观察颅底外面，区分前区和后区，查看其主要结构。

8. 在活体上能准确定位颅骨的骨性标志。

9. 观察颞下颌关节的组成、结构特点，并能准确做出该关节的运动。

【实验材料】

1. 人体骨架标本、颅骨的游离骨标本、颅的整体标本。

2. 颅的水平面、正中矢状面标本、模型、挂图。

3. 完整或关节囊已切开的颞下颌关节标本。

【实验内容和方法】

1. 颅骨　在颅的标本和模型上观察颅骨的形态和位置，辨认下颌骨和舌骨的主要结构。

（1）脑颅骨：额骨 1 块、顶骨 2 块、枕骨 1 块、颞骨 2 块、蝶骨 1 块、筛骨 1 块。要结合人体触摸脑颅骨。

（2）面颅骨：上颌骨 2 块、鼻骨 2 块、泪骨 2 块、颧骨 2 块、腭骨 2 块、下鼻甲骨 2 块、犁骨 1 块、舌骨 1 块、下颌骨 1 块。要结合人体触摸面颅骨。

（3）下颌骨和舌骨：下颌骨分 1 体 2 支，下颌体的结构有牙槽弓、牙槽、颏孔、颏棘，下颌支的结构有髁突（下颌头和下颌颈）、冠突、下颌角、下颌孔。舌骨的结构有舌骨体、大角、小角。

2. 颅的整体观　观察颅的标本和模型，从不同方位辨认其主要结构。

（1）颅的顶面观：冠状缝、矢状缝、人字缝。

（2）颅的侧面观：有外耳门、颧弓、颞窝、翼点、乳突、下颌骨的髁突、下颌角等结构。注意翼点的位置和结构特点。

（3）颅的前面观:颅的前面观,可见眶、骨性鼻腔、骨性口腔。

1）眶:主要结构有眶上孔(或眶上切迹)、眶下孔、视神经管、泪腺窝、泪囊窝、眶上裂、眶下裂。注意泪囊窝、眶上裂、眶下裂的通连。

2）骨性鼻腔:主要结构有梨状孔、鼻后孔、骨性鼻中隔、鼻腔外侧壁(上、中、下鼻甲;上、中、下鼻道)、蝶筛隐窝。

3）鼻旁窦:包括上颌窦、额窦、筛窦、蝶窦。在颅的标本、模型上观察。注意其位置、形态和开口部位。

4）骨性口腔:由上颌骨、腭骨和下颌骨围成,向后通口咽。

（4）颅底内面观:颅前窝的结构有筛板、筛孔、鸡冠;颅中窝的结构有蝶骨体、垂体窝、视神经管、眶上裂、圆孔、卵圆孔、棘孔;颅后窝的结构有枕骨大孔、横窦沟、乙状窦沟、颈静脉孔、舌下神经管内口、内耳门、内耳道。

颅底内面歌诀:内观颅底结构多,分为前中后颅窝;由高到低像阶梯,从前向后依次说;前窝中部有筛板,鸡冠下对鼻中隔;筛板有孔眶板薄,颅部外伤易骨折;眼窝出现瘀血斑,血脊鼻漏莫堵塞;中窝中部有蝶鞍,上面有个垂体窝;窝内容纳脑垂体,颈动脉沟两侧过;两侧孔裂共六对,位置对称莫记错;蝶鞍前方有两个,都与眼眶相连通;圆卵棘孔加破裂,蝶鞍两侧各一个;中窝易折有特点,血脊耳漏破鼓膜;岩部后为颅后窝,枕骨大孔很清楚;大孔外侧有三洞,门孔加管各一个;枕内隆凸两侧看,横连乙状像条河。

（5）颅底外面观:前部有牙槽弓、骨腭、鼻后孔、翼突、卵圆孔和棘孔等;后部有枕外隆凸、上项线、枕髁、破裂孔、颈静脉孔、颈动脉管外口、茎突、茎乳孔、舌下神经管外口、下颌窝、关节结节等。注意茎乳孔的通连。

3. 活体触摸颅骨的骨性标志 乳突、颧弓、下颌角、枕外隆凸、下颌骨髁突。

4. 颅骨的连结及运动 颅骨大多数以缝和软骨直接连结,颅骨唯一的关节为颞下颌关节。颞下颌关节(下颌关节):由下颌骨的髁突与颞骨的下颌窝和关节结节组成,注意观察关节面的形态,查看关节盘、外侧韧带。做出下颌关节的运动。

【实验报告】

1. 观察颅的标本和模型,指出脑颅骨和面颅骨各有哪些骨组成? 位于何处? 并在人体体表上摸出。

2. 在颅的标本和模型上观察并辨认颅的顶面观、侧面观、前面观、颅底内面观和外面观的结构。

3. 颅底骨折时可能出现何症状? 为什么?

4. 在人体摸出颅骨的骨性标志。

5. 颞下颌关节是如何构成的? 有何结构特点? 请做出其运动。

（陈　尚）

实验四　上肢骨及其连结

【实验目的】

1. 观察上肢骨的位置及其邻接关系,查看上肢骨与躯干骨的连接部。

2. 观察锁骨、肩胛骨、肱骨、尺骨、桡骨的形态,辨认其结构。观察腕骨的形态、排列和掌骨、指骨的形态及邻接关系。

3. 在活体上能准确定位上肢骨的骨性标志。

4. 观察胸锁关节、肩锁关节、肩关节、肘关节、腕关节的组成、结构特点。

5. 查看腕骨间关节、腕掌关节、掌指关节、指骨间关节的形态特征。

6. 能准确做出胸锁关节、肩关节、肘关节、腕关节、腕掌关节、掌指关节、指骨间关节的运动。

【实验材料】

1. 人体骨骼标本、模型。

2. 上肢骨的游离标本、模型和挂图。

3. 胸锁关节、肩关节、肘关节、腕关节的标本、模型和挂图。

4. 手骨的游离标本、模型和挂图。

【实验内容和方法】

1. 上肢骨 对照完整骨架,观察上肢骨的位置、形态及其邻接关系。将上肢骨的游离标本放在人体解剖位置,确定左右方位,再认识骨的结构。

（1）锁骨:胸骨端、肩峰端。

（2）肩胛骨:上角、下角、外侧角、肩胛冈、肩峰、冈上窝、冈下窝、关节盂、喙突等。

（3）肱骨:肱骨头、解剖颈、大结节、大结节嵴、小结节、小结节嵴、结节间沟、外科颈、三角肌粗隆、桡神经沟、肱骨滑车、肱骨小头、鹰嘴窝、外上髁、内上髁、尺神经沟等。

（4）尺骨:尺骨鹰嘴、冠突、尺骨滑车切迹、尺骨茎突。

（5）桡骨:桡骨头、环状关节面、桡骨粗隆、桡骨茎突。

（6）手骨:腕骨分两排,近侧列有手舟骨、月骨、三角骨、豌豆骨,远侧列有大多角骨、小多角骨、头状骨、钩骨;掌骨包括第1~5掌骨;指骨14块,拇指2块,其余各指为3块。

手骨歌诀:舟月三角豆,大小头状钩;摔跤若易折,先查舟月骨;掌骨底体头,指骨近中远。

2. 活体触摸定位上肢骨的骨性标志　锁骨、肩胛冈、肩峰、肩胛骨上角、肩胛骨下角、肱骨内上髁、肱骨外上髁、鹰嘴、尺骨茎突、桡骨茎突。

3. 上肢骨的连结　在标本、模型和挂图上观察上肢骨的连结中各关节的组成和结构特点,注意观察关节面的形态及关节囊的薄弱处。

（1）胸锁关节:由锁骨的胸骨端与胸骨的锁切迹构成。关节囊坚韧,周围有韧带加强,关节囊内有关节盘。

（2）肩锁关节:由锁骨的肩峰端和肩胛骨的肩峰构成。

（3）肩关节:由肱骨头与肩胛骨的关节盂构成。肱骨头大,关节盂小而浅,周围有关节盂唇,关节囊薄而松弛,囊内有肱二头肌长头腱越过肱骨头上方;肩关节的前、上、后部有肌、韧带和肌腱加强,囊的下壁没有肌腱和韧带加强,最为薄弱,肩关节易发生前下方脱位。

（4）肘关节:由肱骨下端和桡、尺骨上端构成,包括3个关节。肱尺关节由肱骨滑车与尺骨滑车切迹构成;肱桡关节由肱骨小头与桡骨头关节凹构成;桡尺近侧关节由桡骨的环状关节面与尺骨的桡切迹构成。肘关节关节囊的前、后壁薄而松弛,后壁尤为薄弱,故肘关节脱位时,桡、尺骨易脱向后方。关节囊两侧壁厚而紧张,有尺侧副韧带和桡侧副韧带。桡骨环状韧带环绕在桡骨头周围,可防止桡骨头脱出。

肘关节歌诀:肘关节很特殊,一个囊内包三组;肱桡肱尺桡尺近,桡环韧带包桡头;屈肘三角伸直线,脱位改变能查出。

（5）桡骨和尺骨的连结:包括桡尺近侧关节、桡尺远侧关节和前臂骨间膜。桡尺远侧关节由桡骨的尺切迹与尺骨头构成。前臂骨间膜连于桡骨与尺骨的骨间缘之间。

（6）手关节:包括桡腕关节、腕骨间关节、腕掌关节、掌指关节、指骨间关节。

1）桡腕关节:由桡骨下端的腕关节面和尺骨下方的关节盘与手舟骨、月骨、三角骨的近侧关节面构成。在关节的内、外两侧分别有腕尺侧副韧带和腕桡侧副韧带加固。在关节的前、后方分别有桡腕掌侧韧带和桡腕背侧韧带加固。

2）腕骨间关节:由近侧列三个腕骨(手舟骨、月骨和三角骨)和远侧列四个腕骨(大多角骨、小多角骨、头状骨和钩骨)构成。

3）腕掌关节:由远侧列的腕骨和5块掌骨底构成。

4）掌指关节:由掌骨头与近节指骨底构成。

5）指骨间关节:由各指相邻两节指骨构成。

4. 做出上肢骨连结中各关节的运动　胸锁关节:可绕矢状轴作上下运动(提肩上下运动);绕垂直轴作前伸后缩运动(扩胸运动);绕冠状轴作回旋运动(振臂运动)。肩锁关节:活动度小。肩关节:运动灵活,运动幅度大,可作前屈和后伸、内收和外展、旋内和旋外、环转运动、水平屈伸。肘关节:主要行冠状轴上的屈、伸运动。桡骨和尺骨的连结:前臂可作旋转运动。手关节:桡腕关节可作屈、伸、内收、外展和环转运动,腕骨间关节增大了手的运动幅度,第一腕掌关节可作屈、伸、内收、外展、环转和对掌运动,掌指关节可作屈、伸、内收、外展和环转运动,指骨间关节可作屈、伸运动。

【实验报告】

1. 在骨架上指出上肢骨中各骨的名称和位置。

2. 在标本上辨认出锁骨、肩胛骨、肱骨、尺骨、桡骨的主要结构。

3. 在人体摸出上肢骨的骨性标志。

4. 试述胸锁关节、肩关节、肘关节和腕关节的组成、结构特点,做出运动。

5. 肩关节易向何方向脱位？为什么？

（陈　尚）

实验五　下肢骨及其连结

【实验目的】

1. 观察下肢骨的位置及其邻接关系,查看下肢骨与躯干骨的连接部。

2. 观察髋骨、股骨、髌骨、胫骨、腓骨的位置、形态,辨认其主要结构。

3. 观察 7 块跗骨的形态、排列和跖骨和趾骨的排列、位置关系。

4. 在活体上能准确定位下肢骨的骨性标志。

5. 观察骨盆的构成、分部,比较青春期后男女性骨盆的差别。

6. 观察髋关节、膝关节、踝关节的组成、结构特点。

7. 查看跗骨间关节、跗跖关节、跖趾关节、趾骨间关节的形态特征。

8. 观察足弓,查看内侧纵弓、外侧纵弓和横弓的构成。

9. 能准确做出髋关节、膝关节、踝关节和骨盆的运动。

【实验材料】

1. 人体骨架标本、模型。

2. 下肢骨的游离标本、模型和挂图。

3. 骨盆、髋关节、膝关节、踝关节、足骨的标本、模型和挂图。

【实验内容和方法】

1. 下肢骨　对照完整骨架观察下肢骨的形态特征、位置及其邻接关系。将下肢游离骨标本放在人体解剖位置,确定左右方位,再辨认骨的结构。

（1）髋骨:由髂骨、耻骨、坐骨融合而成。要观看的结构有髋臼、髂嵴、髂前上棘、髂结节、髂后上棘、髂窝、弓状线、耳状面、耻骨梳、耻骨结节、耻骨嵴、耻骨联合面、耻骨上下支、坐骨结节、坐骨棘、坐骨大切迹、坐骨小切迹、坐骨支、闭孔。

（2）股骨:要观看的结构有股骨头、股骨头凹、股骨颈、大转子、小转子、转子间线、转子间嵴、粗线、臀肌粗隆、内侧髁、外侧髁、髁间窝、内上髁、外上髁。

（3）髌骨:三角形,底宽朝上,前面粗糙,后面光滑,为髌面。

（4）胫骨:内侧髁、外侧髁、髁间隆起、胫骨粗隆、内踝。

（5）腓骨:腓骨头、腓骨颈、外踝。

（6）足骨:跗骨包括距骨、跟骨、舟骨、3 块楔骨、骰骨;跖骨 5 块,由内侧向外侧依次为第 1~5 跖骨,每块跖骨也分为底、体、头三部分;趾骨 14 块,踇趾为 2 节,其他各趾均为 3 节。趾骨分为底、体和头。

2. 活体触摸下肢骨的骨性标志　有髂嵴、髂前上棘、髂后上棘、髂结节、耻骨结节、耻骨联合、坐骨结节、股骨大转子、股骨内上髁、股骨外上髁、髌骨、腓骨头、胫骨粗隆、胫骨前缘、内踝、外踝、跟骨结节等。

3. 在标本和模型上观察下肢骨连结中各关节的组成和结构特点

（1）髋骨的连结:通过关节、韧带和软骨相连。

1）骶髂关节:由骶骨与髂骨的耳状面构成。关节囊厚而坚韧,周围韧带加强。

2）韧带连结:从骶、尾侧缘向外方连至坐骨结节的韧带,称骶结节韧带;其前方从骶、尾侧缘连至坐骨棘的韧带,称骶棘韧带。观看坐骨大孔和坐骨小孔。

3）耻骨联合:由两侧的耻骨联合面借纤维软骨连接而成。

4）骨盆:由骶骨、尾骨和左、右髋骨连结而成。骨盆借岬、弓状线、耻骨梳和耻骨联合上缘构成的界线,分为上方的大骨盆和下方的小骨盆。两侧的坐骨支和耻骨下支连成耻骨弓,其间的夹角称耻骨下角。

自青春期开始,男、女性骨盆出现差异。女性骨盆的形态特点与妊娠和分娩有关,主要有以下特征:骨盆外形宽短,骨盆上口近似圆形,骨盆下口较宽,耻骨下角较大,盆腔宽短,呈圆桶形。

（2）髋关节:由髋臼与股骨头构成。髋臼深,髋臼切迹被髋臼横韧带封闭,增大了髋臼与股骨头的接触面;股骨头的关节面约为圆球的 2/3,几乎全部纳入髋臼内,与髋臼的关节面接触;关节囊紧张而坚韧,向上附着于髋臼周缘及横韧带,向下附着于股骨颈,前面达转子间线,后面仅包罩股骨颈的内侧 2/3;关节囊周围有髂股韧带、耻股韧带、坐股韧带,关节囊内有股骨头韧带。关节囊后下部较薄弱,股骨头易向下方脱位。

（3）膝关节:由股骨下端、胫骨上端和髌骨构成。膝关节的关节囊宽阔而松弛,周围有韧带加固,以增加关节的稳定性。囊的前壁有股四头肌腱、髌韧带和髌骨;囊的外侧有腓侧副韧带,囊的内侧有胫侧副韧带,关节内还有前、后交叉韧带;在股骨内、外侧髁与胫骨内、外侧髁的关节面之间垫有 2 块由纤维软骨构成的半月板,内侧半月板较大,呈"C"形,外侧半月板较小,近似"O"形;关节囊的滑膜层宽阔,形成髌上囊、髌下深囊、翼状襞。

（4）胫骨和腓骨的连结:包括 3 部分:两骨上端有胫骨的腓关节面与腓骨头构成的胫腓关节;两骨干之间借小腿骨间膜相连;两骨下端借韧带相连。

（5）足关节:包括距小腿关节、跗骨间关节、跗跖关节、跖趾关节和趾骨间关节。

1）距小腿关节:由胫、腓骨下端与距骨滑车构成。关节囊前、后部松弛,两侧有韧带加强。内侧有内侧韧带起自内踝尖,向下呈扇形展开,止于足舟骨、距骨和跟骨,很坚韧。外侧有 3 条独立的韧带,前为距腓前韧带,中为跟腓韧带,后为距腓后韧带。3 条韧带均起自外踝,分别向前、向下、向后内,止于距骨和跟骨,均较薄弱。

2）跗骨间关节:为各跗骨之间的关节。

3）跗跖关节:由 3 块楔骨及骰骨与 5 块跖骨底构成。

4）跖趾关节:由跖骨头与近节趾骨底构成。

5）趾骨间关节:同指骨间关节。

（6）足弓:是跗骨和跖骨借关节和韧带紧密连结而成的凸向上的弓。足弓可分内侧纵弓、外侧纵弓和横弓:①内侧纵弓,由跟骨、距骨、足舟骨、3 块楔骨和第 1~3 跖骨构成,前支点为第 1~3 跖骨小头,后支点为跟骨结节;②外侧纵弓,由跟骨、骰骨及第 4、5 跖骨构成,前支点为第 4、5 跖骨小头,后支点为跟结节的跖面;③横弓由骰骨和 3 块楔骨构成。

4. 做出骨盆、髋关节、膝关节、踝关节的运动。

（1）骨盆:骨盆的运动包括:骨盆绕冠状轴向前转动称前倾;骨盆绕冠状轴向后转动称后倾;骨盆绕矢状轴向左或右侧转动称侧倾;骨盆绕垂直轴向左或右转动称回旋;骨盆还可作环转运动。

（2）髋关节:可作屈、伸、收、展,旋内、旋外以及环转运动。但由于股骨头深藏于髋臼内,关节囊紧张而坚韧,又受各种韧带的限制,故其运动幅度远不及肩关节而具有较大的稳固性,以适应其支持和行走功能。

（3）膝关节:主要作屈、伸运动。膝在半屈位时,还可作小幅度的旋内、旋外运动。

（4）胫骨和腓骨的连结:胫骨和腓骨间活动度很小。

（5）足关节:距小腿关节可作背屈（伸）和跖屈（屈）运动,当足跖屈时可做内收（内翻）、外展（外翻）运,内收幅度大于外展;跗跖关节运动微小;跖趾关节可作屈、伸、内收和外展运动;趾骨间关节可作屈、伸运动。

【实验报告】

1. 在骨架上指出下肢骨中各骨的名称和位置。

2. 在标本上辨认出髋骨、股骨、胫骨、腓骨的主要结构。

3. 在人体摸出下肢骨的骨性标志。

4. 观察骨盆的标本,说出骨盆的构成、分部,说出女性骨盆的特点。

5. 观察标本和模型,说出髋关节、膝关节、踝关节的组成、结构特点。

6. 做出骨盆、髋关节、膝关节、踝关节的运动。

7. 髋关节的运动类型与肩关节相同,为何运动幅度不如肩关节?

（陈　尚）

实验六　头　颈　肌

【实验目的】

1. 观察枕额肌的位置及构造,观察眼轮匝肌、口轮匝肌、颊肌的位置、形态,做出这些肌收缩的动作。

2. 观察咀嚼肌的位置、形态及肌起止点,做出咀嚼肌收缩的动作。

3. 观察胸锁乳突肌的位置、形态及起止点,做出胸锁乳突肌收缩的动作。

4. 观察舌骨上、下肌群的分层和排列。

5. 观察前、中斜角肌的位置、起止点,查看斜角肌间隙的围成及穿过的结构。

6. 在活体上能准确触摸出头颈肌主要的肌性标志。

【实验材料】

1. 面肌、咀嚼肌的标本、模型、挂图。

2. 颈肌的标本、模型、挂图。

【实验内容和方法】

1. 头肌 观察头肌的位置、起止点,注意肌纤维走行的方向,做出这些肌收缩的动作;在人体上辨认咬肌和颞肌的位置,面肌、枕额肌的位置。

（1）面肌（表情肌）:此组肌较细、薄弱,大多数一端附于骨,另一端则附于皮肤。故观察时只需要了解其部位即可。

1）枕额肌:位于颅顶,由额腹和枕腹和两肌腹之间的帽状腱膜构成,作用是扬眉,能使额部形成横纹,枕腹收缩可牵拉帽状腱膜向后。

2）眼轮匝肌:在眼眶周围,作用是使眼睑闭合。

3）口轮匝肌:位于唇裂的周围,作用是使唇裂闭合。

4）口周围辐射排列的肌:有上唇方肌、颧肌、笑肌、三角肌、下唇方肌及居深面的颊肌等。笑肌位于口角外侧,肌纤维横行,可拉口角向外。颊肌位于面颊深部,作用是使颊内陷,若与口轮匝肌同时收缩,可驱使食物入固有口腔。

（2）咀嚼肌:在头部标本和模型上观察咀嚼肌的位置、起点、止点。

1）咬肌:起自颧弓,止于下颌骨外面。紧咬牙时,在颧弓下方可清晰看到其轮廓。

2）颞肌:起自颞窝,止于下颌骨冠突。

3）翼内肌:起自翼突窝,止于下颌角内面。

4）翼外肌:起自蝶骨大翼下面和翼突的外侧,止于下颌颈。

5）咀嚼运动时参与的肌:①上提下颌:咬肌、颞肌、翼内肌;②张口:舌骨上肌群,张大口时翼外肌也收缩;③下颌骨前进:两侧翼内、外肌共同作用;④下颌骨后退:颞肌的后部纤维;⑤侧向运动:一侧翼内、外肌共同作用。翼外肌拉关节盘及下颌头向前,翼内肌使下颌骨移向对侧,而对侧下颌头在原位绕垂直轴轻度旋转。

2. 颈肌 观察颈肌的位置、起止点,注意肌纤维走行的方向;在人体上辨认胸锁乳突肌的位置,做出该肌收缩的动作。

（1）颈浅肌群:包括颈阔肌和胸锁乳突肌,主要观察胸锁乳突肌。

胸锁乳突肌以两个头分别起自胸骨柄前面及锁骨胸骨端,两头汇合后斜向后上,止于乳突。在活体如将面转向左侧,则左侧之肌在体表隆起很明显,特别是它的起点两头看得很清楚。作用:一侧收缩使头歪向同侧,面转向对侧;两侧同时收缩使头后仰。

（2）舌骨上、下肌群:舌骨上肌群位于舌骨和下颌骨与颅底间,包括二腹肌、颏舌骨肌、下颌舌骨肌和茎突舌骨肌,收缩时,下降下颌骨（张口）,并可上提舌骨,协助吞咽。舌骨下肌群位于颈前正中线两侧,覆盖在喉、气管、甲状腺的前方,依其起止,分别称胸骨舌骨肌、肩胛舌骨肌、胸骨甲状肌和甲状舌骨肌,收缩时,使舌骨和喉下降,当舌骨固定时,使喉和甲状腺上升,以配合吞咽和发音。

（3）颈深肌群:颈部深群肌主要有前、中、后斜角肌,均起自颈椎横突,前、中斜角肌止于第1肋,并与第1肋围成三角形的间隙,称斜角肌间隙,锁骨下动脉和臂丛由此进入腋窝。

3. 活体观察、触摸头颈肌肌性标志 咬肌、颞肌、胸锁乳突肌。

【实验报告】

1. 结合标本、模型观察面肌的位置、形态,做出面肌收缩动作。

2. 结合标本、模型观察咀嚼肌的位置、形态、起止点,做出咀嚼肌的收缩动作。

3. 结合标本、模型观察胸锁乳突肌的位置、形态、起止点,并做出该肌的收缩动作。

4. 结合标本、模型观察斜角肌间隙的构成、内容物。

5. 在人体摸出面肌、咬肌、颞肌、胸锁乳突肌。

（陈　尚）

实验七　躯　干　肌

【实验目的】

1. 观察背肌的位置及形态,查看其起止点,做出背肌收缩的动作。

2. 观察胸肌的位置及形态,查看其起止点,做出胸肌收缩的动作。

3. 观察腹肌的位置及形态,查看其起止点,做出腹肌收缩的动作。

4. 观察膈的位置、形态及附着部位,查看食管裂孔、主动脉裂孔和腔静脉孔的位置及通过的结构。

5. 观察腹前壁3层扁肌与腹直肌鞘、白线的关系,观察腹股沟管的位置、构成及内容物,查看腹股沟三角的位置及境界。

6. 观察肛提肌、会阴深横肌的位置,查看盆膈和尿生殖膈通过的结构。

7. 在活体上摸出躯干肌主要的肌性标志。

【实验材料】

1. 背肌、胸肌、膈、腹肌和会阴肌的标本、模型和挂图。

2. 腹直肌鞘、白线、腹股沟管、腹股沟三角的标本、模型和挂图。

【实验内容】　1. 躯干肌　在躯干肌的标本和模型上观看躯干肌分部,观看肌的位置、形态、查看其起止点,在自己身体上做出各肌的收缩动作。

(1) 背肌

1) 斜方肌:起自上项线、枕外隆凸、项韧带、第7颈椎棘突和全部胸椎棘突,止于锁骨外侧1/3部、肩峰和肩胛冈。作用是使肩胛骨向脊柱靠拢;上、下部肌束分别上提和下降肩胛骨;肩胛骨固定时,两侧同时收缩可仰头。

2) 背阔肌:以腱膜起自下6个胸椎的棘突、全部腰椎的棘突、骶正中棘及髂嵴后部等,肌束向外上方集中,以扁腱止于肱骨小结节嵴。该肌收缩,可使臂内收、旋内和后伸;当上肢上举固定时,可引体向上。

3) 肩胛提肌:起自上4个颈椎横突,止于肩胛骨上角。该肌收缩时可上提肩胛骨;如肩胛骨固定,可使颈向同侧屈。

4) 菱形肌:起自第6、7颈椎和上4个胸椎的棘突,肌束向下外斜行,止于肩胛骨的内侧缘。该肌收缩时可牵引肩胛骨向内上并向脊柱靠拢。

5) 上后锯肌:起于项韧带下部、第6、7颈椎和第1、2胸椎棘突,肌纤维斜向外下方,止于第2~5肋骨肋角的外侧面,作用为上提肋骨以助吸气。

6) 下后锯肌:起自下位2个胸椎棘突及上位2个腰椎棘突,肌纤维斜向外上方,止于下4肋骨肋角外面,作用是下拉肋骨向后,并固定肋骨,协助膈的吸气运动。

7) 竖脊肌:起自骶骨背面和髂嵴的后部,向上分为三群肌(髂肋肌、最长肌、棘肌),沿途止于肋骨、椎骨棘突、横突,最后止于颞骨乳突。竖脊肌收缩时使脊柱后伸并仰头,一侧收缩,使脊柱向同侧屈。

8) 夹肌:起自项韧带下部、第7颈椎棘突和上部胸椎棘突,向上外止于颞骨乳突和第1~3颈椎横突。一侧夹肌收缩使头转向同侧,双侧同时收缩,使头后仰。

(2) 胸肌

1) 胸大肌:起自锁骨内侧份、胸骨和第1~6肋软骨的前面,肌束向外上方集中,止于肱骨大结节嵴。收缩时可使臂内收、旋内和前屈;上肢上举固定时,可上提躯干;也可提肋以扩大胸腔协助吸气。

2) 胸小肌:起于第3~5肋骨,止于肩胛骨喙突。胸小肌收缩时引肩胛骨向前下,若肩胛骨固定时则提肋助深吸气。

3) 前锯肌:起于上8肋或9肋外面,下部锯齿与腹外斜肌的锯齿起点交错,行向后上内,止于肩胛骨的内侧缘及下角。收缩时可引肩胛骨向前,使肩胛骨下角旋外,助臂上举。

4) 肋间肌:浅层为肋间外肌,起自上一肋的下缘,肌束斜向前下方,止于下一肋的上缘,收缩时可提肋以助吸气;深层为肋间内肌,起自下一肋的上缘,肌束斜向前上方,止于上一肋的下缘,收缩时降肋以助呼气。

(3) 膈:位于胸腹腔之间,呈穹隆形的扁薄阔肌,由周围的肌性部和中央的腱膜构成。起点起自胸廓下口的周缘和腰椎前面,分胸骨部、肋部和腰部,止于中心腱。膈上有主动脉裂孔、食管裂孔和腔静脉孔。

(4)腹肌:位于胸廓与骨盆之间。

1)腹外斜肌:位于腹前外侧壁最浅层,肌束斜向前内下方。腹外斜肌形成的结构有腹外斜肌腱膜、腹股沟韧带、腹股沟管浅环(皮下环)。

2)腹内斜肌:位于腹外斜肌的深面,肌束自后向前呈扇形散开,大部分肌束在腹直肌的外侧缘附近移行为腹内斜肌腱膜。

3)腹横肌:位于腹内斜肌的深面,肌束横向内侧,在腹直肌外侧缘附近移行为腹横肌腱膜。

腹内斜肌腱膜的下部和腹横肌腱膜的相应部分结合,形成腹股沟镰,又称联合腱,止于耻骨结节外侧的骨面。

4)腹直肌:位于腹前壁正中线两侧,起自耻骨联合和耻骨嵴,向上止于胸骨剑突及第5~7肋软骨的前面。其前部有3~4条横行的腱性结构,称腱划。

5)腰方肌:位于腹后壁脊柱的外侧。

腹肌的作用:构成腹壁,保护腹腔器官;收缩时可降肋助呼气;使脊柱作前屈、侧屈和旋转运动;与膈共同收缩时,增加腹压,有助于排便、排尿、呕吐和分娩。

(5)会阴肌:主要有肛提肌、会阴浅横肌、会阴深横肌、尿道括约肌等。肛提肌呈漏斗形,封闭小骨盆下口的大部分。肛提肌及覆盖于其上下面的盆膈上、下筋膜共同构成盆膈,膈内有直肠通过。会阴浅横肌、会阴深横肌及尿道括约肌为封闭盆膈前下部缺口的肌,其中会阴深横肌和尿道括约肌及其上、下面的尿生殖膈上、下筋膜共同形成尿生殖膈。尿生殖膈内男性有尿道通过,女性有尿道和阴道通过。

2. 肌间结构 包括腹直肌鞘、腹股沟管和腹股沟三角。

(1)腹直肌鞘:由腹外侧壁三层扁肌的腱膜包绕腹直肌构成,分前、后两层。注意在弓状线上、下的不同。

(2)白线:位于腹前壁正中线上,由两侧三层扁肌腱膜的纤维交织而成。约在其中点有脐环。

(3)腹股沟管:位于腹前外侧壁下部,腹股沟韧带内侧半上方,是肌和腱之间的裂隙,有两口、四壁构成。内口即腹股沟管深(腹)环,在腹股沟韧带中点上方约1.5cm处为腹横筋膜向外的突口,外口即腹股沟管浅(皮下)环,为腹外斜肌腱膜在耻骨结节外上方形成的三角形裂孔。四壁包括前壁、后壁、上壁和下壁,前壁为腹外斜肌腱膜和腹内斜肌,后壁为腹横筋膜和腹股沟镰,上壁为腹内斜肌和腹横肌的弓状下缘,下壁为腹肌沟韧带。腹股沟管内男性有精索,女性有子宫圆韧带通过。

(4)腹股沟三角:是腹股沟韧带内侧半、腹直肌外侧缘与腹壁下动脉围成的三角形区域。

3. 做出背肌、胸肌、膈、腹肌和会阴肌的收缩动作。

4. 活体观察触摸躯干肌的肌性标志 胸大肌、腹直肌、竖脊肌,并演示主要肌的作用。

【实验报告】

1. 背肌有哪些? 在标本、模型上观察背肌的位置、起止点,做出背肌收缩的动作。

2. 胸肌有哪些? 观察胸肌的位置、起止点,做出这些肌收缩的动作。

3. 腹肌有哪些? 观察腹肌的位置、起止点,做出腹肌收缩的动作。

4. 膈位于何处? 观察其分部,查看裂孔及其通过的结构。

5. 参与平静呼吸的肌有哪些? 各有何作用?

6. 在体表摸出躯干肌的主要肌性标志。

(陈 尚)

实验八 上 肢 肌

【实验目的】

1. 观察肩肌的位置、形态及其起止点,做出肩肌的收缩动作。

2. 观察臂肌分群,查看各肌的位置、形态、起止点,做出臂肌的收缩动作。

3. 观察前臂肌的分群,查看各群肌的分层,各肌的位置、形态及其排列,做出前臂肌的收缩动作。

4. 观察手肌内侧群、中间群和外侧群的位置、形态,各肌的位置、形态及其排列,做出手肌的收缩动作。

5. 在活体上观察触摸上肢肌主要的肌性标志。

6. 观察三边孔、四边孔、腋窝、肘窝和腕管的位置及围成。

【实验材料】

上肢肌的标本、模型和挂图。

【实验内容和方法】

1. 上肢肌　观察标本时,按部位逐层观察,辨认肌肉的起止点。可牵拉肌腱,看肌肉的作用。

(1) 肩肌:起自肩胛骨和锁骨,止于肱骨上端。

1) 三角肌:起自肩胛冈、肩峰及锁骨肩峰端,止于肱骨体外侧三角肌粗隆。三角肌中部肌纤维收缩外展肩关节,前部肌纤维收缩能使肩关节屈和旋内,后部肌纤维收缩则使肩关节伸和旋外。

2) 冈上肌:起自冈上窝,经过肩峰之深面,止于肱骨大结节上部。作用是使肩关节外展。

3) 冈下肌:起自冈下窝,止于肱骨大结节的中部。作用是使肩关节旋外。

4) 小圆肌:位于冈下肌的下方,起于肩胛骨外侧缘上 2/3,行向外侧止于肱骨大结节的下部。作用是使肩关节旋外。

5) 大圆肌:起自肩胛骨下角的背面,紧贴背阔肌并与之同止于小结节嵴。作用是使肩关节内收、后伸、旋内。

6) 肩胛下肌:起自肩胛下窝,肌束向上外集合,经肩关节之前方,止于肱骨小结节。作用是使肩关节内收和旋内。

(2) 臂肌:主要运动肘关节,还能协助运动肩关节,分前、后两群。

1) 臂前群肌:包括肱二头肌、喙肱肌和肱肌。

肱二头肌:长头以腱起自肩胛骨盂上结节,短头起于喙突。两头移行为肌腹,向下止于桡骨粗隆。主要作用为屈肘关节并使前臂旋后,还能屈肩关节。

喙肱肌:起自肩胛骨喙突,止于肱骨中部内侧,使肩关节前屈和内收。

肱肌:起自肱骨下半前面,止于尺骨粗隆。屈肘关节。

2) 臂后群肌:肱三头肌有 3 个起端,长头起于肩胛骨盂下结节,外侧头起自肱骨后面桡神经沟以上部分,内侧头起自桡神经沟以下部分,3 个头在下方愈合移行为肌腹,止于尺骨鹰嘴。作用是伸肘关节,长头也可使肩关节后伸和内收。

(3) 前臂肌:位于桡、尺骨的周围,分前、后两群。

1) 前群肌:主要为屈腕、屈指及使前臂旋后的肌,位于前臂的前面和内侧,共 9 块,分浅、深两层排列。浅层由外侧至内侧依次为肱桡肌、旋前圆肌、桡侧腕屈肌、掌长肌、指浅屈肌、尺侧腕屈肌。深层外侧为拇长屈肌,内侧为指深屈肌,尺、桡骨下端前面有旋前方肌。

2) 后群肌:主要为伸腕、伸指及使前臂旋后的肌,位于前臂骨后面及外侧,共 10 块,分两层排列。浅层有 5 块,以伸肌总腱起自肱骨外上髁,自外侧向内侧为桡侧腕长伸肌、桡侧腕短伸肌、指伸肌、小指伸肌、尺侧腕伸肌。深层有 5 块,近侧部为旋后肌,远侧部有 4 块肌位于旋后肌下方,均起于桡、尺骨及骨间膜背面,自外侧向内侧排列旋后肌、拇长展肌、拇短伸肌、拇长伸肌、示指伸肌。

(4) 手肌:分外侧群、中间群和内侧群肌。

1) 外侧群:手掌外侧形成的肌隆起称鱼际,有 4 块,分别为拇短展肌、拇短屈肌、拇指对掌肌及拇收肌,使拇指展、屈、对掌和内收。

2) 内侧群:手掌内侧形成的肌隆起称小鱼际,有 3 块,分别为小指展肌、小指短屈肌、小指对掌肌,使小指展、屈、对掌。

3) 中间群:位于掌心,包括 4 块蚓状肌和 7 块骨间肌。蚓状肌起自指深屈肌腱,经掌指关节桡侧,分别止于第 2、3、4、5 指背面的指背腱膜,作用是屈掌指关节和伸指间关节。骨间肌分骨间背侧肌及骨间掌侧肌。骨间背侧肌,4 块,以中指为中心使第 2、3、4 手指外展。骨间掌侧肌 3 块,使第 2、4、5 手指向中指靠拢。骨间肌尚有屈掌指关节和伸指间关节的作用。

2. 做出上肢各肌的收缩动作　仔细体会肌收缩时的活动。

3. 在活体上摸出上肢肌主要的肌性标志　三角肌、肱二头肌、掌长肌腱、桡侧腕屈肌腱。

4. 观察三边孔、四边孔、腋窝、肘窝和腕管的位置及围成。

(1) 三边孔和四边孔:三边孔由小圆肌、大圆肌和肱三头肌长头所围成,有旋肩胛动脉通过。四边孔由上述 3 肌和肱骨外科颈所围成,有旋肱后动、静脉和腋神经通过。

（2）腋窝:位于臂上端与胸壁间的间隙,前壁为胸大肌和胸小肌,后壁为背阔肌、大圆肌及肩胛下肌,外侧壁为肱二头肌及喙肱肌,内侧壁为前锯肌,上口由锁骨、第 1 肋和肩胛骨上缘围成,下口在活体上遮有腋筋膜和皮肤。腋窝内有供应上肢的血管、神经干通过,并含有淋巴结、淋巴管和脂肪等。

（3）肘窝:在肘前,外侧界是肱桡肌,内侧界是旋前圆肌,上界为肱骨内、外上髁之间的连线。自外向内主要有肱二头肌腱、肱动脉及其分支、正中神经。

（4）腕管:位于腕掌侧面,由腕骨和架于腕桡侧隆起及腕尺侧隆起之间的屈肌支持带围成。腕管内有指浅、指深屈肌腱及屈肌总腱鞘、拇长屈肌腱及其腱鞘和正中神经通过。

【实验报告】

1. 肩肌有哪些? 观察肩肌的位置、起止点,做出肩肌收缩的动作。

2. 臂肌有哪些? 观察臂肌的位置、起止点,做出臂肌收缩的动作。

3. 前臂肌有哪些? 观察前臂肌的位置、起止点,做出前臂肌收缩的动作。

4. 手肌有哪些? 观察手肌的位置、起止点,做出手肌收缩的动作。

5. 在活体上触摸上肢肌主要的肌性标志。

6. 说出三边孔、四边孔、腋窝、肘窝和腕管的位置、围成、通过的结构。

（李　杰）

实验九　下　肢　肌

【实验目的】

1. 观察髋肌的位置、形态、起止点,做出髋肌的收缩动作。

2. 观察大腿肌的位置、形态、起止点,做出大腿肌的收缩动作。

3. 观察小腿肌的位置、形态、起止点,做出小腿肌的收缩动作。

4. 观察股三角、腘窝的位置、形态及围成。

5. 在活体上能摸出下肢肌主要的肌性标志。

【实验材料】

1. 下肢肌的标本、模型和挂图。

2. 股三角、腘窝的标本、模型和挂图。

【实验内容】

1. 下肢肌　观察下肢肌标本时,按部位逐层观察,辨认肌肉的起止点。可牵拉肌腱,看肌肉的作用。

（1）髋肌:依据其与髋关节的位置关系分前、后两群。

1）前群肌:有髂腰肌和阔筋膜张肌。

髂腰肌:由腰大肌和髂肌组成。腰大肌起于第 1~4 腰椎体的侧面,髂肌起于髂骨的髂窝,两肌结合向下经腹股沟韧带深面和髋关节的前内侧,止于股骨小转子。作用是屈并旋外髋关节,也协助使其内收;下肢固定时,可使躯干前屈。

阔筋膜张肌:位于股前外侧,自髂嵴前份起始,向下移行为髂胫束,止于胫骨外侧髁。作用是紧张阔筋膜,使髋关节前屈,并能使大腿旋内。

2）后群肌:主要为臀大肌、臀中肌、臀小肌和梨状肌等。

臀大肌:位于臀部浅层,起于髂骨外侧面和骶骨背面,经髋关节后面向下止于股骨后面的臀肌粗隆。使髋关节后伸、旋外。

臀中肌和臀小肌:臀中肌位于臀大肌深面,起自髂骨翼外面,止于股骨大转子。臀小肌位于臀中肌的深面,起自髂骨翼背面前部,止于股骨大转子尖前面。臀中肌和臀小肌的作用是外展髋关节。

梨状肌:位于臀中肌的下方,由盆腔内观察,可见它起于骶骨前面的外侧部,向外穿过坐骨大孔而止于股骨大转子。使髋关节旋外。

（2）大腿肌:根据它们与股骨的位置关系分前、内、后 3 群。

1）前群:位于股骨前方的肌肉,包括缝匠肌和股四头肌。

缝匠肌:在大腿前面及内侧,呈扁带状,起自髂前上棘,止于胫骨上端的内侧面。屈髋关节,屈膝关节。

股四头肌:有 4 个头,股直肌起自髂前下棘,股内侧肌起自股骨粗线内侧唇,股外侧肌起自股骨粗线外侧唇,股中间肌(在股直肌深面)起自股骨干前面。4 个头向下形成一个肌腱,向下包绕髌骨会聚为髌韧带,止于胫骨粗隆。为膝关节强有力的伸肌,股直肌协助屈髋关节。

2)后群:位于大腿的后面,有股二头肌、半腱肌和半膜肌。

股二头肌:位于后群外侧部分,长头起自坐骨结节,短头起自股骨粗线,止于腓骨小头。可伸髋、屈膝,并使小腿旋外。

半腱肌和半膜肌:半腱肌位于后群内侧部分,向下以细长的肌腱止于胫骨内侧髁后面。可伸髋、屈膝,并使小腿旋内。半膜肌位于后群内侧部半腱肌深面,向下止于胫骨内侧髁后面。可伸髋、屈膝,并使小腿旋内。

3)内侧群:位于股部内侧,属内收(髋关节)肌群,起自耻骨、坐骨,止于股骨粗线全长前内侧缘(股薄肌止于胫骨上端,大收肌腱止于收肌结节),分层排列。

(3)小腿肌:根据它们与小腿骨的位置关系分为前、后、外侧 3 群。

1)前群:主要位于小腿骨的前面,从标本观察可见胫骨前缘外侧有 3 块肌,它们的肌腱在踝关节前方较容易辨认,自内侧向外侧分别为胫骨前肌、踇长伸肌、趾长伸肌肌腱。

胫骨前肌:起自胫骨外侧面及骨间膜前面,向下移行为肌腱,经踝关节前方,止于内侧楔骨及第 1 跖骨底上面。作用是使踝关节背屈、足内翻。

踇长伸肌:起自腓骨及骨间膜前面,向下移行为肌腱,经踝关节前方,止于踇趾的远节趾骨底上面。作用是伸踇趾,使踝关节背屈。

趾长伸肌:起自腓骨前面、小腿深筋膜,在足背分成 4 条肌腱,分别止于第 2~5 趾中节和远节趾骨底上面,作用是伸趾,使踝关节背屈。

2)外侧群肌:位于腓骨的外侧面,从外侧向内侧,即腓骨长肌与腓骨短肌。

腓骨长肌:起自腓骨外侧面上部,向下移行为肌腱,经外踝后方斜行到足底的内侧缘,止于内侧楔骨及第 1 跖骨底下面。具有跖屈踝关节和使足外翻的作用。

腓骨短肌:在腓骨长肌深面,起于腓骨外侧面下部,其肌腱经外踝后方,止于第 5 跖骨粗隆。具有跖屈踝关节和使足外翻的作用。

3)后群:浅层有腓肠肌和比目鱼肌(合称小腿三头肌),深层自内侧向外侧有趾长屈肌、胫骨后肌、踇长屈肌。

腓肠肌:有内、外侧头,分别起于股骨内、外上髁后面。

比目鱼肌:起自胫、腓骨上端背面,与腓肠肌会合成粗大的跟腱,止于跟骨结节。作用是屈膝关节、跖屈踝关节。

胫骨后肌:起自胫、腓骨及骨间膜后面,止于足舟骨、楔骨底下面。作用是使足跖屈、内翻。

(4)足肌:维持足横弓的主要有足底方肌、踇展肌、小趾展肌、趾长屈肌和踇长屈肌。维持足纵弓的主要有胫骨前肌、胫骨后肌和腓骨长肌、腓骨短肌。

2. 肌间结构　包括股三角、腘窝。

(1)股三角:位于大腿的前上部,外侧界为缝匠肌内侧缘,内侧界为长收肌内侧缘,上界为腹股沟韧带。前壁为阔筋膜,底为髂腰肌、耻骨肌和长收肌,三角内由外而内有股神经、股血管和淋巴结等。

(2)腘窝:为位于膝后之菱形窝,其上外界为股二头肌,上内界为半膜肌,下界为腓肠肌的内、外侧头。内有腘动脉、腘静脉和胫神经通过。

3. 活体摸出下肢肌性标志　臀大肌、股四头肌、缝匠肌、股二头肌、半腱肌、半膜肌、小腿三头肌、跟腱等,并演示主要肌的作用。

【实验报告】

1. 髋肌有哪些? 观察髋肌的位置、起止点,做出髋肌收缩的动作。

2. 大腿肌有哪些? 观察大腿肌的位置、起止点,做出大腿肌收缩的动作。

3. 小腿肌有哪些? 观察小腿肌的位置、起止点,做出小腿肌收缩的动作。

4. 在活体上触摸下肢肌主要的肌性标志,并演示这些肌的作用。

5. 在标本上指出股三角、腘窝的位置、围成、内部结构。

(李　杰)

实验十 消 化 系 统

【实验目的】

1. 观察消化系统的组成及其连续关系。
2. 观察口腔的组成、分部、主要结构。
3. 观察 3 对大唾液腺的位置及开口部位。
4. 观察消化系统各器官的形态和位置,辨认其主要结构。
5. 观察肝外胆道的组成及其连续关系。
6. 观察腹膜的分布、腹膜形成的结构。

【实验材料】

1. 消化系统各离体标本和整体标本。
2. 消化系统各器官的模型、腹膜的模型。
3. 消化系统的挂图。

【实验内容和方法】

1. 口腔

(1) 口腔的境界与分部:两人一组,利用活体互相观察口腔的境界和分部。

1) 境界:①前壁为唇(上唇、下唇),注意观察上唇、下唇、鼻唇沟、人中;②侧壁为颊;③上壁为腭,前 2/3 是硬腭,后 1/3 为软腭,注意观察腭的结构(腭垂、腭舌弓、腭咽弓);④下壁为封闭口腔底的肌肉、黏膜和舌。

2) 分部:口腔借上、下牙弓分为口腔前庭、固有口腔。

(2) 牙:观察牙的形态和构造,活体观察牙龈。

(3) 舌:在模型上观察舌的形态和构造。舌背面有呈"八"字形的界沟,沟后 1/3 为舌根,沟前 2/3 为舌体,舌体的前端为舌尖。舌腹面有舌系带、舌下阜、舌下襞。

舌为肌性器官,表面被覆黏膜。舌肌(骨骼肌)包括舌内肌和舌外肌。舌外肌包括舌骨舌肌、茎突舌肌和颏舌肌。活体做出颏舌肌的运动。

(4) 口腔腺:在整体标本上观察口腔腺的形态、位置及导管开口部位。①腮腺:位于外耳道的前下方,咬肌的后缘及下颌后窝内,略呈三角形。腮腺开口平对上颌第 2 磨牙的颊黏膜;②下颌下腺:呈卵圆形,位于下颌体内面的下颌下腺凹内,其导管开口于舌下阜;③舌下腺:位于口腔底舌下襞的深面,其小管开口于舌下襞,大管开口于舌下阜。

2. 咽 在头颈部正中矢状面标本上观察咽的位置、分部及连通部位。

(1) 咽的位置、形态:鼻腔、口腔和喉的后方。上附于颅底,下平第 6 颈椎下缘续食管。咽是呈前后略扁、上宽下窄的漏斗形肌性管道,其前壁分别与鼻腔、口腔和喉腔相通。

(2) 咽的分部:①鼻咽,以软腭与口咽分界,其侧壁上有咽鼓管咽口、咽鼓管圆枕、咽隐窝,后壁上有咽扁桃体;②口咽,观察腭扁桃体、会厌谷等结构;③喉咽,观察喉口两侧的梨状隐窝。

3. 食管 在标本上观察食管的位置、毗邻关系、分部。

(1) 位置、形态:上接咽,沿脊柱前方下降,穿过膈肌食管裂孔入腹腔,于第 11 胸椎左侧与胃的贲门相续,呈前后扁窄的肌性管道。

(2) 分部与狭窄:食管全长可分为颈部、胸部和腹部 3 部分。食管全长有 3 处生理性狭窄:第一狭窄位于第 6 颈椎下缘,即食管的起始部;第二狭窄与左主支气管交叉处;第三狭窄在食管穿膈食管裂孔处。

4. 胃 在整体标本上观察胃的位置及毗邻关系,在离体标本和模型上观察胃的形态、分部及胃壁的构造。

(1) 胃的位置:胃大部分居左季肋区,小部分居腹上区。

(2) 胃的形态与分部:胃的形态有前后两壁、大小两弯和上下两口。胃可分为贲门部、胃体、胃底和幽门部。

5. 小肠 在标本上观察小肠的位置,观察空、回肠的特点。

(1) 十二指肠:分为上部、降部、水平部和升部 4 部。注意观察其结构:十二指肠球部、十二指肠大乳头、十二指肠空肠曲。

（2）空肠与回肠：空肠与回肠盘曲于结肠围成的方框内,空肠主要居腹腔的左上部,回肠在腹腔的右下部。注意空肠和回肠的区别。

6. 大肠　在整体标本上观察大肠的位置、分部,盲、结肠的表面特征。在离体标本上观察直肠和肛管的形态、结构特点。

（1）大肠的分部与形态特征：全长可分为盲肠、阑尾、结肠（升结肠、横结肠、降结肠、乙状结肠）、直肠和肛管5部分。其中,盲肠和结肠表面具有结肠带、结肠袋、肠脂垂3种特征性结构。

（2）盲肠：居右髂窝内,注意观察回盲瓣。

（3）阑尾：居右髂窝内,沿3条结肠带向下,可寻找阑尾的根部。

（4）结肠：结肠可分为升结肠、横结肠、降结肠和乙状结肠4部分。

（5）直肠：位于盆腔的后部、骶骨的前方。观察直肠在矢状面上的两个弯曲,即骶曲（凸向后）和会阴曲（凸向前）。

（6）肛管：肛管的腔面有肛柱、肛瓣、肛窦、齿状线、肛梳、白线等结构。

在肛门周围有肛门内、外括约肌环绕。肛门内括约肌属平滑肌,由肠壁的环形肌增厚而形成。肛门外括约肌属骨骼肌,可分为皮下部、浅部、深部3部。

7. 肝

（1）肝的位置：在整体标本上观察肝的位置和毗邻关系。肝大部分居右季肋区和腹上区,小部分居左季肋区。观察肝上、下界的高度。

（2）肝的形态：在离体标本或模型上观察肝的形态和分叶。有2面4缘：膈面,有肝镰状韧带和冠状韧带附着,后部无腹膜覆盖区称肝裸区。脏面,有"H"形沟,注意观察胆囊窝、胆囊、腔静脉沟、下腔静脉、第二肝门、肝圆韧带、静脉韧带、肝门。肝前下缘薄而锐利,在右侧有胆囊切迹,左侧有肝圆韧带切迹。肝后缘较钝,肝左缘锐薄,肝右缘钝圆。

（3）肝的分叶：肝的膈面借肝镰状韧带分为肝右叶和肝左叶。肝的脏面借"H"形沟分为肝右叶、肝左叶、肝方叶和肝尾状叶4叶。

8. 胆囊　在整体标本上观察胆囊的位置、形态、胆囊底的体表投影。胆囊位于胆囊窝内,分为胆囊底、胆囊体、胆囊颈和胆囊管。胆囊底体表投影在右锁骨中线与右肋弓交界处。

9. 肝外胆道　在整体标本或离体标本上观察肝外胆道的行程及顺序关系。肝外胆道包括左、右肝管、肝总管、胆囊管以及肝总管与胆囊管汇合而成的胆总管。

10. 胰　在整体标本或离体标本或模型上观察胰的形态、位置及毗邻关系。胰位于胃的后方,横贴于腹后壁,相当于第1~2腰椎高度。胰可分为胰头、胰体、胰尾3部分。注意胰头与十二指肠、胆总管及肝门静脉的关系,胰尾与脾的关系。

11. 腹膜　取腹膜标本或模型,翻开腹前壁,观察脏腹膜、壁腹膜的配布和腹膜腔的形成。在男女骨盆腔正中矢状切面标本上,检查腹膜在骨盆腔器官之间的移行关系,确认直肠膀胱陷凹、直肠子宫陷凹和膀胱子宫陷凹的位置。

在腹膜模型上察看胃、空肠、回肠、盲肠、阑尾、升结肠、横结肠、降结肠、乙状结肠、肝、脾、子宫等器官被腹膜覆盖的范围,并根据覆盖范围确定这些器官的类型。

【实验报告】

1. 结合挂图和模型说出消化系统的组成。

2. 在标本上寻找确定以下结构：会厌谷、咽峡、腭扁桃体、咽隐窝、梨状隐窝、角切迹、幽门、回盲瓣、齿状线。

3. 简述食管三处狭窄的部位及其临床意义。

4. 胆囊位于何处？可分为哪几部？说出胆囊底的体表投影。

5. 肛门周围的肌有哪些？各有何作用？

（胡小和）

实验十一　呼吸系统

【实验目的】

1. 观察呼吸系统的组成及其连续关系。

2. 观察呼吸系统各器官的形态和位置,辨认其主要结构。

3. 观察胸膜的配布和胸膜腔的构成,肋膈隐窝的位置、形态,辨认胸膜顶、肺和胸膜下界的体表投影。

4. 辨认纵隔的境界和分部,观察其组成内容。

【实验材料】

1. 呼吸系统概观标本;头颈部正中矢状切面标本;胸腔解剖标本。

2. 鼻旁窦、喉软骨、喉肌标本和模型;喉腔后壁切开标本和模型。

3. 气管和左、右支气管标本和模型;左、右肺标本和模型。

4. 呼吸系统彩色挂图。

【实验内容和方法】

1. 观察呼吸系统的组成　通过呼吸系统概观标本和彩色挂图观察,辨认主要器官及连续关系,并区分上、下呼吸道。

2. 鼻　在头颈正中矢状切面、鼻旁窦的标本观察鼻,并在活体上指认鼻的结构。

（1）外鼻:有鼻根、鼻背、鼻尖和鼻翼,注意鼻翼的活动性。

（2）鼻腔:鼻腔由鼻中隔分成左、右两腔,每个鼻腔分为鼻前庭、固有鼻腔2部分。注意鼻前庭的位置和内部的鼻毛。固有鼻腔的黏膜分为嗅区和呼吸区。固有鼻腔外侧壁结构由上而下分别为上鼻甲、中鼻甲、下鼻甲,各鼻甲下方分别形成上鼻道、中鼻道和下鼻道。

（3）鼻旁窦:在鼻旁窦标本或模型上辨认额窦、上颌窦、蝶窦和筛窦的位置,用塑料软管探查其开口,除蝶窦开口于蝶筛隐窝,后筛窦开口于上鼻道外,其余鼻旁窦均开口于中鼻道。注意上颌窦底与开口的位置关系。

3. 喉　在喉软骨标本上辨认各喉软骨及其位置关系,体会吞咽时喉的运动。

（1）喉软骨

1）甲状软骨:为喉软骨中最大的一块,由2块近似方形的软骨板构成,组成喉的前壁和两侧壁。两板前缘于正中线上约以直角相连,形成前角,前角上端向前突出,称喉结,成年男性特别突出。两板后缘有2对突起,上方的一对突起称上角,下方的一对突起称下角。下角与环状软骨形成环甲关节。在活体上触摸甲状软骨及喉结。

2）环状软骨:形如指环,位于甲状软骨的下方,是喉软骨中唯一完整的软骨环。其前部低窄呈弓形,称环状软骨弓,后部高宽呈板状,称环状软骨板。在活体上触摸环状软骨弓。

3）杓状软骨:左右各一,位于环状软骨板上缘的两侧,形如三棱锥体形,尖向上,底朝下,底与环状软骨板上缘关节面构成环杓关节。底有向前、向外2个突起,前突为声带突,外侧突为肌突。

4）会厌软骨:形如树叶,前面稍隆凸,后面凹陷,上部宽阔,下部细长并借韧带附于甲状软骨前角的后面。

（2）喉软骨的连结:在喉标本上观察。

1）弹性圆锥:自甲状软骨前角的后面,向下、向后附着于环状软骨上缘和杓状软骨声带突。此膜的上缘游离,紧张于甲状软骨前角与杓状软骨声带突之间,称声韧带。弹性圆锥前份较厚,张于甲状软骨下缘与环状软骨弓上缘之间,称环甲正中韧带。在活体上触摸环甲正中韧带。

2）方形膜:呈斜方形,由会厌软骨的两侧缘和甲状软骨前角的后面向后附着于杓状软骨的前内侧缘。此膜下缘游离,称前庭韧带。

（3）喉肌:取喉肌标本观察。

1）开大声门肌:为环杓后肌,起自环状软骨板后面,肌纤维斜向外上方,止于同侧杓状软骨肌突。该肌收缩能使环杓关节在垂直轴上旋转,拉肌突转向后内下,开大声门裂。

2）紧张声带肌:为环甲肌,从前方观察喉的外部,可见此肌起于环状软骨弓的前外侧面,肌束斜向后上方,止于甲状软骨板下角和下缘。该肌收缩时可使甲状软骨前倾,紧张声韧带。

（4）喉腔:在喉腔后壁切开的标本上观察。

1）喉口:顺会厌上缘两侧向后下方延伸的黏膜皱襞称杓会厌襞,两侧杓会厌襞在喉口后端相连处稍下陷,称杓间切迹。由会厌上缘、两侧杓会厌襞及杓间切迹围成的椭圆形开口称喉口。

2）喉腔的界限和分部:自喉口至环状软骨下缘之间的腔为喉腔,内表面有黏膜被覆。约在喉腔中段的两侧壁上,有2对矢状位的黏膜皱襞突入腔内,上一对皱襞为前庭襞,两襞之间的裂隙称前庭裂;下一对皱襞为声襞,两襞之间的裂隙称声门裂。声襞内有声韧带及声带肌,观察标本可见声带肌附于杓状软骨声带突的尖端。

前庭襞和声襞将喉腔分为3个部分:喉前庭、喉中间腔和声门下腔。

4. 气管和主支气管　在胸腔解剖标本上辨认气管的颈、胸2部分,气管位居食管的前方,在胸骨角平面分权。

观察左、右主支气管的形态特点,右主支气管较陡直而粗短,左主支气管较平斜而细长。观察支气管的分支规律,辨认肺段支气管。活体上在喉的下方触摸气管颈部。

5. 肺的形态与位置　在胸腔解剖标本,配合游离肺标本或模型,观察肺的位置、形态结构,出入肺门的结构,左、右肺的形态差别,注意肺表面有一层光滑的胸膜脏层。

在标本和模型上观察肺尖、肺底、纵隔面、肺门、肺根、心切迹。左肺狭长,被斜裂分为上叶和下叶;右肺宽短,被斜裂和水平裂分为上叶、中叶和下叶。

6. 胸膜与纵隔　在打开胸腔前壁的标本上,观察胸膜及纵隔。

观察脏胸膜,辨认壁胸膜的4个分部:肋胸膜、膈胸膜、纵隔胸膜和胸膜顶。探测肋膈隐窝的形态,明确其位置和组成。

在打开胸腔前壁的标本上,观察纵隔的境界、分部及其内部结构。

【实验报告】

1. 用解剖学知识解释,为什么鼻窦炎中上颌窦炎最常见?

2. 叙述喉镜检查时,可见到喉腔内的哪些结构?

3. 解释为什么气管异物易进入右主支气管?

4. 画出肺的形态和分叶。

5. 简述胸腔和胸膜腔的区别。胸膜腔积液、积气时各易积于何处?

6. 胸膜分为哪几个部分? 肋膈隐窝的特点及临床意义?

7. 画出胸膜顶、肺下界、胸膜下界的体表投影。

(王锦绣)

实验十二　泌尿生殖系统

【实验目的】

1. 观察肾的形态、位置、被膜,辨认肾的剖面结构。

2. 观察输尿管的起始、行程和狭窄。

3. 观察膀胱的位置、形态,辨认膀胱的结构。

4. 观察女性尿道的形态特点。

5. 观察睾丸、附睾的形态、位置及分部,辨认睾丸的剖面结构。

6. 观察输精管和精索的走行,辨认精索内的结构。

7. 观察前列腺、精囊腺、尿道球腺。

8. 观察阴囊的形状、颜色及位置;观察阴茎的形态结构。

9. 观察男性尿道的起始、行程,辨认其分部、狭窄和弯曲。

10. 观察卵巢的位置和形态;观察输卵管的形态和分部。

11. 观察子宫的位置、形态;辨认子宫的分部和固定装置。

12. 观察阴道的形态、位置;观察会阴的结构。

13. 观察女性乳房的位置、形态,辨认乳腺叶、输乳管和乳房悬韧带。

14. 观察会阴部位肌肉的名称和位置

【实验材料】

1. 泌尿系统的标本、模型和挂图。

2. 男性盆部矢状切面解剖标本、模型。

3. 睾丸、附睾、输精管、前列腺、精囊的标本和模型。

4. 女性盆部矢状切面解剖标本、模型。

5. 乳房解剖标本和模型。

6. 会阴解剖标本和模型。

【实验内容和方法】

1. 肾 观察肾的形态、位置、毗邻、被膜，了解肾区的位置。观察肾的皮质、髓质、肾柱、肾椎体、肾乳头、肾小盏、肾大盏、肾盂、肾门等结构。由内向外依次观察纤维囊、脂肪囊和肾筋膜。

2. 输尿管 观察输尿管的起止、行程、分部和狭窄。观察输尿管的腹段、盆段、壁内段。观察 3 个狭窄：①肾盂与输尿管移行处；②与髂血管交叉处；③壁内段。

3. 膀胱 观察膀胱的形态、位置、毗邻和内腔的结构。膀胱分为尖、底、体、颈。成人膀胱位于小骨盆的前部，空虚时位于盆腔内，其前方一般仅达耻骨联合上缘。男性膀胱后方有精囊腺、输精管壶腹和直肠，下方邻接前列腺；女性膀胱后方有子宫和阴道，下方与尿生殖膈邻接。观察膀胱三角和输尿管间襞。

4. 女性尿道 上端起自尿道内口，下端开口于阴道前庭，长约 3~5cm，直径约 0.8cm。

5. 睾丸和附睾 观察睾丸和附睾，睾丸位于阴囊内，左右各一，扁椭圆形，表面光滑，呈白色。附睾紧贴于睾丸的上端和后缘，分头、体、尾 3 部。

6. 输精管和精索 输精管按行程分为睾丸部、精索部、腹股沟部和盆部，观察各部的位置，其盆部末端膨大形成输精管壶腹。精索呈圆索状，由腹股沟管腹环开始，经腹股沟管出皮下环，终于睾丸上端。

7. 附属腺 前列腺位于盆腔内、膀胱与尿生殖膈之间，呈前后稍扁的栗子形，质硬，灰红色。精囊腺呈长椭圆形的囊状，位于膀胱底的后方、输精管壶腹的外侧。尿道球腺是一对豌豆大的球形腺体。

8. 阴囊 为一皮肤囊袋，位于阴茎的后下方，色素沉着明显。

9. 阴茎 形态近似圆柱形，由前至后分头、体、根 3 部分。阴茎皮肤较薄，前端形成阴茎包皮。阴茎由 2 个阴茎海绵体和 1 个尿道海绵体组成。

10. 男性尿道 起自膀胱的尿道内口，止于尿道外口，分为前列腺部、膜部和海绵体部。有 3 个狭窄：尿道内口、膜部和尿道外口；2 个弯曲：耻骨下弯和耻骨前弯。

11. 卵巢 呈扁卵圆形，位于髂内、外动脉夹角处的卵巢窝内，分上下两端、内外两面、前后两缘，前缘有卵巢的血管、神经和淋巴管出入，即卵巢门。

12. 输卵管 由子宫两侧向外后延伸，可分为输卵管子宫部、输卵管峡、输卵管壶腹、输卵管漏斗。

13. 子宫 位于盆腔中央，膀胱与直肠之间，呈前后稍扁、倒置的梨形，成年未孕子宫呈前倾前屈位。子宫分为子宫底、子宫体、子宫颈 3 部，子宫颈又分为子宫颈阴道部和子宫颈阴道上部。子宫有 4 对韧带：子宫阔韧带、子宫圆韧带、子宫主韧带和骶子宫韧带。

14. 阴道 上端包绕子宫颈阴道部，形成环形的阴道穹。

15. 女阴 观察阴阜、大阴唇、小阴唇、阴道前庭（前部有尿道外口，后部有阴道口）、阴蒂等的位置和形态。

16. 乳房 乳头平第 4 肋间隙或第 5 肋。查认乳头、乳晕。

17. 会阴 尿生殖区的肌分为浅、深两层，浅层包括会阴浅横机、球海绵体肌和坐骨海绵体肌，深层包括会阴深横机和尿道括约肌。肛区的肌肉分为肛提肌、尾骨肌和肛门外括约肌。

【实验报告】

1. 试述泌尿系统的组成和功能。

2. 结合标本和模型描述肾的形态、位置、冠状切面的结构。

3. 膀胱的位置与毗邻关系如何？膀胱三角位于何处？有何临床意义？

4. 肾结石患者结石易嵌顿在哪些位置？为什么？

5. 试述女性尿道的特点、开口部位与毗邻关系及临床意义？

6. 试述男性尿道的分部及形态特点。

7. 试述男、女性生殖系统的组成。

8. 试述输卵管的分部及其临床意义。

9. 试述子宫的形态、分部、位置和固定装置。

（王家增 朱建忠）

实验十三　心

【实验目的】

1. 观察心的位置、外形及各心腔的结构,心壁的构造。

2. 观察心包构成与心包腔。

3. 观察心传导系的组成及位置。

4. 观察冠状动脉的起始、行程与分布。

5. 观察冠状窦的位置及主要属支。

【实验材料】

1. 胸腔解剖标本(切开心包)。

2. 离体心的解剖标本(切开心壁,暴露心腔)。

3. 心的血管标本。

【实验内容和方法】

1. 观察心的位置、外形

(1) 心的位置:位于中纵隔内,膈的上方,外包心包,大部分偏中线左侧,心尖朝左前下方。

(2) 外形:心尖;心底;胸肋面;膈面;左缘;右缘;下缘;冠状沟;前、后室间沟。

2. 观察心腔的形态　心有 4 个腔:左心房、右心房、左心室和右心室;有房间隔和室间隔,分别分隔心房和心室。房、室之间有房室口。

(1) 右心房:心的右上部。观察:右心耳、上腔静脉口、下腔静脉口、冠状窦口、右房室口、卵圆窝、梳状肌。

(2) 右心室:位于右心房的左前下方。观察三尖瓣、腱索、乳头肌、肺动脉口、肺动脉瓣。

(3) 左心房:位于心底部。观察:左心耳、肺静脉口 4 个、左房室口。

(4) 左心室:位于右心室的左后下方。观察:二尖瓣、腱索、乳头肌、主动脉口、主动脉瓣。

3. 观察心的传导系统　心的传导系统诸结构在人心的解剖标本上不易辨认,可借助牛心标本进行观察。

窦房结位上腔静脉与右心房交界处的心外膜深面,可结合模型和图谱理解它的位置。房室结位于冠状窦口前上方的心内膜深面。房室束在房室结下端发出,分左右 2 支,沿室间隔两侧、心内膜深面下降,进入心肌。在模型上观察结间束和浦肯野纤维。

4. 观察心的血管　左、右冠状动脉均始于主动脉升部,观察其走形和分支。观察右冠状动脉的后室间支、左室后支,观察左冠状动脉的前室间支、旋支。心的静脉主要有心大、中、小静脉,均汇入冠状窦。

5. 观察心包　心包是包在心外面及大血管根部的囊状结构。辨认纤维性心包及浆膜性心包,区分浆膜性心包的脏层和壁层。注意心包腔的形成。

【实验报告】

1. 心各腔有哪些结构? 先天性心脏病的病变部位在何处?

2. 心有哪些瓣膜? 有何作用?

3. 血液在心腔中是如何流动的?

4. 心的传导系统由哪些结构组成? 心的传导阻滞的部位在何处?

5. 营养心的血管是什么? 分布何处?

（王立芹）

实验十四　动　　脉

【实验目的】

1. 观察肺循环血管的起止、行程。

2. 观察主动脉的起止、行程、分部及其主要分支。

3. 观察颈动脉窦和颈动脉体的位置,理解其功能。

4. 在活体上能准确定位临床常用的压迫止血点和切脉的部位。

【实验材料】

1. 胸腔内心血管的解剖标本。

2. 躯干后壁的动脉标本。

3. 头颈、上肢动脉标本。

4. 胸、腹部动脉标本。

5. 盆部、下肢动脉标本。

【实验内容与方法】

利用标本模型观察,对照挂图辨认,通过体表触摸等,加深对理论知识的理解和记忆。

1. 肺动脉　为一短而粗的血管干。始于右心室,行向左上,至主动脉下分为 2 支:左、右肺动脉,注意观察其行径。寻认动脉韧带。

2. 主动脉　为最粗大的动脉干。由左心室发出,斜向右上,继而弯向左后,沿脊柱下降,最后在第 4 腰椎体下缘平分为左、右髂总动脉。

观察主动脉分部:升主动脉、主动脉弓及降主动脉,降主动脉分部:胸主动脉和腹主动脉。

(1) 头颈部动脉:主干是颈总动脉。注意左、右颈总动脉起点的差别、走行。颈总动脉 2 个终支:颈内、外动脉。辨认两动脉位置。颈内动脉在颈部无分支,颈外动脉分支:甲状腺上动脉、面动脉、颞浅动脉、上颌动脉。寻认各分支起点及行径,观察分布范围。

(2) 锁骨下动脉及上肢的动脉:观察左、右锁骨下动脉起始的差别、走行。锁骨下动脉向外穿斜角肌间隙至第 1 肋外侧缘,移行为腋动脉。锁骨下动脉分支:椎动脉、胸廓内动脉及甲状颈干。寻认起点和行径、主要分支及分布范围。

腋动脉至背阔肌下缘移行为肱动脉。在胸小肌上缘下缘和肩胛下肌下缘附近寻认胸肩峰动脉、胸外侧动脉和肩胛下动脉。

肱动脉至肘窝深部分桡动脉、尺动脉,主要分支还有肱深动脉。寻认各分支起点、行径及分布范围。

观察掌深弓形成:由桡动脉的终支和尺动脉的掌深支吻合而成。

掌浅弓形成:由桡动脉的掌浅支和尺动脉的终支吻合而成。

(3) 胸部的动脉:主干是胸主动脉。观察胸主动脉壁支在肋间隙的走行。寻认支气管动脉和食管动脉。

(4) 腹部的动脉:其主干是腹主动脉。观察其壁支膈下动脉和腰动脉。

观察腹主动脉的成对脏支及其分布范围:①肾动脉;②肾上腺中动脉;③睾丸动脉(卵巢动脉)。

观察腹主动脉的不成对脏支及其分布范围:①腹腔干及其分支:胃左动脉、肝总动脉、脾动脉。②肠系膜上动脉及其分支:空肠动脉、回肠动脉、回结肠动脉(发出阑尾动脉)、右结肠动脉、中结肠动脉。③肠系膜下动脉及其分支:左结肠动脉、乙状结肠动脉、直肠上动脉。

(5) 盆部及下肢动脉:其主干是髂总动脉,在骶髂关节前方分为髂内、外动脉。

观察髂内动脉及其分支和分布范围:①壁支有闭孔动脉、臀上动脉、臀下动脉;②脏支有膀胱上动脉、膀胱下动脉、直肠下动脉、子宫动脉、阴部内动脉。

观察髂外动脉及其分支和分布范围:沿腰大肌内侧缘下行,经腹股沟韧带深面移行为股动脉(在腹股沟韧带中点稍下方可摸到搏动)。

观察股动脉、腘动脉、胫前动脉、胫后动脉的分支和分布范围。

【实验报告】

1. 在标本上正确指出全身各部动脉主干名称走行、主要分支及分布范围。

2. 以左心室为出发点,设想流向全身各部的血液所经的主要动脉。

3. 结合活体,指出表浅动脉名称、位置。

4. 结合活体,描述主要动脉的体表投影及压迫止血点的具体部位。

5. 列表总结体循环动脉分支主要概况。

(王立芹)

实验十五　静脉和淋巴系统

【实验目的】
1. 观察肺循环静脉的起止、行程。
2. 观察心静脉系、上腔静脉系、下腔静脉系的组成,各部静脉主干及收集范围。
3. 观察上、下肢浅静脉的起始、行程、注入部位。
4. 观察肝门静脉的行程、主要属支和收集范围,肝门静脉系与上、下腔静脉系的吻合部位和途径。
5. 观察胸导管的起始、行程、注入部位和收集范围。
6. 观察全身各部淋巴结的位置和收集范围,观察淋巴结的结构特征。
7. 观察脾的形态、位置、结构特征。

【实验材料】
1. 头颈、胸腹盆部和上、下肢的动、静脉解剖标本、模型和挂图。
2. 肝门静脉吻合模型。
3. 全身淋巴结的标本、模型和挂图。
4. 胸导管和右淋巴导管的模型。

【实验内容和方法】
1. 静脉　变异较多,尤以浅静脉变异更多,观察标本时应特别注意;静脉颜色较动脉深,是由于动脉靠其本身的弹性回缩把血管中的血液排空,而静脉腔内有大量淤血造成的;静脉比动脉壁薄、弹性差、易损坏,故观察时切忌用力拉扯。

(1) 肺循环的静脉:观察4条肺静脉。每侧肺各有上、下2条肺静脉,均起自肺门,横行向内,穿过心包,注入左心房,收集来自肺的动脉血。

(2) 体循环的静脉:包括心静脉系、上腔静脉系和下腔静脉系。

1) 心静脉系:心小静脉、心中静脉、心大静脉收集心脏的静脉血,经冠状窦注入右心房。

2) 上腔静脉系:由上腔静脉及其属支组成,收集头颈、上肢及胸部(心除外)的静脉血。上腔静脉为一粗大的静脉干,在右侧第1胸肋关节后方由左、右头臂静脉汇合而成,注入右心房。头臂静脉左、右各一,在胸锁关节的后方由同侧的颈内静脉和锁骨下静脉汇合而成,汇合处夹角称静脉角,是淋巴导管注入静脉的部位。

头颈部的静脉包括颈内静脉、颈外静脉及其属支。颈内静脉回流头颈部的静脉血,自颅底的颈静脉孔处与乙状窦相续,行于颈动脉鞘内,至胸锁关节后方,与锁骨下静脉汇合成头臂静脉,其属支包括颅外支和颅内支。面静脉是颈内静脉的颅外支,观察面静脉的走行及收集范围,注意:①面静脉缺少静脉瓣;②通过眼上眼下静脉与颅内的海绵窦相通;③通过面深静脉经、眼下静脉、翼静脉丛与海绵窦相通。颈外静脉是颈部最大的浅静脉,沿胸锁乳突肌表面下降,注入锁骨下静脉。头颈部静脉变异较多,观察时要注意。

上肢的静脉包括深静脉和浅静脉。深静脉多与同名动脉伴行,最后汇合成腋静脉,在第1肋外侧缘延续为锁骨下静脉,与锁骨下动脉伴行。浅静脉有头静脉、贵要静脉和肘正中静脉,要注意这些静脉的起始、走行和注入部位。

胸部的静脉:有奇静脉、半奇静脉和副半奇静脉等。观察奇静脉、半奇静脉和副半奇静脉的行经,注意流注关系。

3) 下腔静脉系:由下腔静脉及其属支组成,收集膈以下下半身的静脉血。下腔静脉为人体最大的静脉,在第5腰椎右前方由左、右髂总静脉汇合而成,穿膈肌的腔静脉裂孔入胸腔,注入右心房。髂总静脉在骶髂关节前方由同侧的髂内静脉和髂外静脉汇合而成。

腹部的静脉包括壁支和脏支。观察其壁支:膈下静脉和腰静脉。观察成对的脏支:肾上腺静脉、肾静脉、睾丸静脉(卵巢静脉)。注意:比较左、右肾静脉的长度,左、右睾丸静脉(卵巢静脉)和左、右肾上腺静脉的流注关系及注入部位的角度。观察腹腔不成对的脏支:肝静脉及其属支,理解其收集范围。在肝十二指肠韧带内寻找肝门静脉。观察门静脉吻合模型,辨认食管静脉丛、直肠静脉丛和脐周静脉网。

盆部的静脉包括髂内静脉及其属支,与同名动脉伴行。观察其壁支(臀上静脉、臀下静脉、闭孔静脉)和脏支(直肠下静脉、阴部内静脉和子宫静脉)。

下肢的静脉包括深静脉和浅静脉。下肢的深静脉均伴同名动脉走行,最后注入股静脉。股静脉位于股动脉内侧,与同名动脉伴行。在股三角区内观察股动脉、股静脉和股神经三者的位置关系。下肢的浅静脉有大隐静脉和小隐静脉,辨认两者的位置,观察它们的走行及流注关系。

2. 淋巴系统　观察淋巴管道和淋巴器官。

（1）淋巴导管:即胸导管及右淋巴导管。淋巴导管结构很脆弱,观察时切莫用镊子拉扯,以免拉断损坏。

观察胸导管的起始部位、行径和注入部位;观察肠干和左、右腰干的汇入,认清乳糜池的位置;观察注入胸导管末端的支气管纵隔干、左锁骨下干和左颈干。在右静脉角附近寻找右淋巴导管,注意其属支(右支气管纵隔干、右锁骨下干和右颈干)的注入。

（2）淋巴器官:观察全身主要的淋巴结和脾。

1）淋巴结:在标本和模型上观察淋巴结形态、全身各部主要淋巴结群的分布情况。

2）脾:在标本上观察脾的位置、形态,注意脾的前缘与左肋弓的位置关系。

【实验报告】

1. 上、下肢的浅静脉分别有哪些? 各注入何处?

2. 描述肝门静脉的组成、属支,与上、下腔静脉之间吻合途径。肝门静脉回流受阻时,为什么会出现呕血或便血?

3. 说出胸导管的起始、注入部位和收集的范围。

4. 结合血液循环,试述一患者口服核黄素后,尿液呈黄色,请说明它在体内吸收、运行和排泄的具体途径。

5. 结合活体,描述主要浅淋巴结群的位置。

（侯小丽）

实验十六　脊　　髓

【实验目的】

1. 观察脊髓的位置及其外形,比较脊髓节段与椎骨的对应关系。

2. 观察脊髓灰质、白质的配布,辨认灰质的前角、侧角和后角。

3. 观察脊髓白质的分部,观察白质中主要传导束的位置。

【实验材料】

1. 脊髓的标本。

2. 脊髓和脊神经的模型。

3. 脊髓的外形和内部结构挂图。

【实验内容和方法】

1. 脊髓的位置与外形　在脊髓的标本、模型和挂图上观察辨认脊髓的结构。

（1）观察中枢神经系统整体图片:可见脊髓呈前后稍扁的圆柱体,全长上部有颈膨大,下部有腰骶膨大,向下渐渐缩小成脊髓圆锥,再向下延伸为一根细长的终丝。

（2）脊髓表面的沟和裂:在脊髓解剖模型上观察,腹侧面可见正中较深的前正中裂及其两侧一对较浅的前外侧沟;背侧面可见正中较浅的后正中沟及其两侧一对较浅的后外侧沟。其横切面可见中央管。在脊髓节段解剖模型上可见自脊髓前外侧沟走出的前根;自后外侧沟进入的后根;同一节段的前根和后根在椎间孔处汇合成脊神经。后根在与前根汇合之前,于椎间孔处有膨大的脊神经节。

2. 脊髓节段及其与椎骨的对应关系　由上而下观察标本、模型和挂图,脊髓节段的序数与椎骨的序数不完全对应,确认两者的对应变化。

3. 脊髓的内部结构　在脊髓横断面上观察脊髓的内部结构,辨认其分部,可见位于中央颜色较深为灰质,周围颜色较浅的部分为白质,灰质中纵贯脊髓全长的为中央管。

（1）灰质:辨认每侧灰质前端膨大部分的前角、后端较窄细部分的后角和在脊髓胸段灰质的前后角之间向外突出的侧角。思考前角、后角和侧角内有何性质的神经元。

（2）白质:包括前正中裂与前外侧沟之间的前索、后正中沟与后外侧沟之间的后索以及前、外侧沟之间部分的侧索。在前索和外侧索中辨认出皮质脊髓前束、皮质脊髓侧束、脊髓小脑前束、脊髓小脑后束、脊髓丘脑前束和脊髓丘脑前束侧束;在后索中辨认出薄束和楔束;辨认出紧贴灰质表面的固有束等。思考上述各束属何性质的纤维束。

【实验报告】

1. 简述脊髓的位置及其外形。
2. 解释脊髓节段,脊髓节段与椎骨的对应关系有何临床意义?
3. 简述脊髓灰质的神经元及其功能。
4. 简述脊髓白质中主要传导束的名称、位置、走行和性质。
5. 绘制脊髓切面简线图。

(褚世居)

实验十七　脑干、小脑、间脑

【实验目的】

1. 观察脑干外形,辨认脑干的腹侧面和背侧面的结构。
2. 观察脑干内脑神经核、非脑神经核的位置和形态;观察脑干内的主要上、下行传导束的走行位置。
3. 观察小脑外形,辨认小脑的分叶和主要结构。
4. 观察间脑的位置、分部,辨认各部的主要结构。

【实验材料】

1. 脑干、小脑、间脑的标本。
2. 脑干、小脑、间脑放大模型、脑干脑神经核电动模型。
3. 脑干、小脑、间脑的彩色挂图。

【实验内容和方法】

1. 脑干

（1）脑干的外形:取脑模型将左、右两半分开,从内侧面观察。可见脑干呈柱状,上方为间脑,大部被大脑半球覆盖,下方连脊髓,脑干的背侧、大脑后下方为小脑。脑干自下而上依次为延髓、脑桥、中脑。

1）腹面观:观察中脑、脑桥、延髓的分界线。延髓腹侧的主要标志:锥体、锥体交叉、橄榄及前外侧沟内附着的后4对脑神经根。脑桥的基底部、基底沟小脑中脚的观察及其延髓脑桥沟内附着的展神经、面神经、前庭蜗神经,基底部外侧端附着的三叉神经根。中脑的大脑脚、脚间窝、动眼神经走出部位的观察。借视束中脑与间脑分界。

2）背侧面:延髓下部结构有后正中沟、沟两侧膨大的薄束结节、楔束结节、外上方的小脑下脚(此三者构成第四脑室底的下界);延髓上部中央管敞开形成第四脑室底的下部;脑桥中央管敞开形成第四脑室底的上部;脑桥和延髓借第四脑室髓纹分隔。观察中脑,可见上、下丘以及下丘下方走出的滑车神经。

3）与脑干相连的脑神经:分3个步骤观察。第一,在延髓的前外侧沟中自上而下有舌咽神经(Ⅸ)、迷走神经(Ⅹ)、副神经(Ⅺ),锥体与橄榄之间有舌下神经(Ⅻ);第二,在脑桥的小脑中脚根部有三叉神经(Ⅴ),在延髓与脑桥界沟中从内向外依次有展神经(Ⅵ)、面神经(Ⅶ)和前庭窝神经(Ⅷ);第三,在中脑的大脑脚内侧有动眼神经(Ⅲ),背侧下丘下方有滑车神经(Ⅳ)。

（2）脑干的内部结构:在脑干神经核模型上观察。在传导路的模型上观察内侧丘系、脊髓丘系、三叉丘系、外侧丘系、皮质核束、皮质脊髓束。

1）脑神经核:①一般躯体运动核:动眼神经核、滑车神经核、展神经核、舌下神经核;②特殊内脏运动核:三叉神经运动核、面神经核、疑核和副神经核;③一般内脏运动核:动眼神经副核、上泌涎核、下泌涎核、迷走神经背核;④内脏感觉核:孤束核;⑤一般躯体感觉核:三叉神经中脑核、脑桥核及脊束核;⑥特殊躯体感觉核:前庭神经核、耳蜗前核和耳蜗后核。

2）非脑神经核:在脑干电动模型或玻璃模型中观察薄束核、楔束核、下橄榄核、脑桥核、红核、黑质。

3）白质:观察内侧丘系、脊髓丘系、三叉丘系、外侧丘系、皮质核束、皮质脊髓的走行、位置。

2. 小脑　在小脑离体标本、小脑切面标本或模型上观察。

（1）小脑的外形:小脑表面可看见许多平行的浅沟,沟与沟之间的部分称为小脑叶片。小脑的上面前1/3

与中 1/3 交界处有一呈"V"的深沟称原裂,小脑的下面凸隆近蚓部处左右各一的膨大处称小脑扁桃体。小脑可分为中央卷曲如环的缩窄称小脑蚓,两端膨大称小脑半球。

(2) 小脑的分叶:下蚓的前端为小结,小结向两侧伸出的白质带是绒球脚,其末端与绒球相连。绒球、绒球脚和小结合称为绒球小结叶(原小脑),绒球小结叶借其后方的后外侧裂与小脑其余部分相隔。在小脑上面前、中 1/3 之间的深裂为原裂,它由上蚓延向两侧的小脑半球。原裂前方的部分称为前叶(旧小脑)。位于原裂之后的小脑其余部分,称为后叶(新小脑)。

(3) 小脑内部结构:小脑皮质、髓质、齿状核、栓状核、球状核、顶核。

(4) 第四脑室:在脑的正中矢状切面上观察第四脑室的位置构成和交通(自己观察)。结合脑干模型观察第四脑室的顶和底。第四脑室的顶:顶尖部是小脑、顶的前部为前(上)髓帆、顶的后部为后(下)髓帆及第四脑室脉络组织。第四脑室的底:呈菱形,又称菱形窝,窝底的结构被中央的正中沟和两侧的界沟分隔,2 沟之间的突起称内侧隆起,界沟外侧称外侧隆起。内侧隆起被第四脑室髓纹分为上下 2 部分,上部靠近第四脑室髓纹的突起称面神经丘(深方有展神经核),下部有 2 个三角,位于内上方的为舌下神经三角(深方有舌下神经核),外下方的为迷走神经三角(深方有迷走神经背核);外侧隆起在髓纹上的三角形隆起为前庭区(深方有前庭神经核),前庭区外侧端为听结节(深方有耳蜗神经核)。

3. 间脑　在脑干的模型上观察间脑的位置、分部,各丘脑上的主要形态特征。

(1) 背侧丘脑:卵圆形的灰质块,前端窄的隆起称丘脑前结节,后端膨大称丘脑枕,外侧贴内囊,内侧面游离构成第三脑室的侧壁的上分,借助下丘脑沟与下丘脑分界。

在背侧丘脑模型上查认:正中裂、板内核、内侧核、前核、背外侧核、腹前核、腹外侧核、腹后内、外侧核和内、外侧膝状体核。

(2) 后丘脑:位于丘脑枕后下方的一对卵圆形结构分别为内侧膝状体(与下丘臂相连)和外侧膝状体(视束后端)。

(3) 上丘脑:位于第三脑室顶,包括松果体、缰三角、丘脑髓纹。

(4) 下丘脑:在脑底面上观察。包括视交叉、灰结节、漏斗、灰结节后方一对乳头体、漏斗下方接垂体。

(5) 底丘脑:不易见到。

(6) 第三脑室:位于两侧背侧丘脑和下丘脑间的狭窄腔隙,前方借左、右室间也与侧脑室相通,后方借中脑水管与第四脑室相通,顶部为第三脑室脉络组织,底部为乳头体、灰结节和视交叉。

【实验报告】

1. 简述脑干分部、主要的结构。

2. 简述脑干内脑神经核及其功能。

3. 简述脑干内主要上、下行传导束及与脊髓内上、下行传导束的关系。

4. 简述小脑的分部、功能及损伤后表现。

5. 简述背侧丘脑的分部和功能。

6. 下丘脑位于何处? 其主要结构有哪些?

(褚世居)

实验十八　端　　脑

【实验目的】

1. 观察大脑的形态,辨认大脑半球的分叶及各叶的主要沟回。

2. 观察端脑内部大脑皮质、髓质、基底神经核和侧脑室的配布概况。

3. 观察尾状核、豆状核、杏仁体、屏状核的位置、形态。

4. 观察内囊的位置、分部和各部主要的纤维束。

5. 观察大脑皮质功能区定区。

【实验材料】

1. 离体端脑表面标本、脑剖面标本、脑水平切面标本。

2. 端脑的相关模型。

3. 大脑半球的外形和内部结构的挂图。

【实验内容和方法】

1. 外形和分叶　在半球的上外侧面指认外侧沟和中央沟,在内侧面上指认顶枕沟。在中央沟以前为额叶,中央沟以后至顶枕沟上端至枕前切迹的连线以前为顶叶,外侧沟以下为颞叶,外侧沟深方为岛叶,顶枕沟以后为枕叶。

2. 主要沟回　在大脑半球的外侧面、内侧面和底面观察。

（1）外侧面:中央沟与中央前沟之间的中央前回,中央前沟以前的部分被与半球上缘平行的额上沟和额下沟分为额上回、额中回和额下回。中央沟与中央后沟之间的中央后回,中央后沟以后的部分被与半球上缘平行的顶内沟分为顶上小叶和顶下小叶,其中顶下小叶又被分为围绕外侧沟末端的缘上回和围绕颞上沟末端的角回。颞叶被与外侧沟平行的颞上沟和颞下沟分为颞上回、颞中回和颞下回,颞上回上壁埋入外侧沟的3条脑回称颞横回。

（2）内侧面:枕叶借顶枕沟至枕叶后端的距状沟分为上方的楔叶和下方的舌回。半球的内侧面中央弓形的白质板为胼胝体,其上方的沟称胼胝体沟,与胼胝体沟平行的称扣带沟,而沟之间为扣带回。扣带回中份上端有中央前、后回转向脑的内侧面形成的中央旁小叶。扣带回转到脑底面延续为海马旁回(海马旁回前端为钩),海马旁回内侧由扣带沟延续而成的海马沟,此沟上端为齿状回(其外侧位于侧脑室下角底壁上的弓状隆起称为海马)。海马结构(海马+齿状回)+海马旁回+扣带回等构成边缘叶。

（3）脑底面:观察嗅球、嗅束、嗅三角。

3. 边缘系统　在大脑半球内侧面,隔区、扣带回、海马旁回、海马和齿状回等几乎围绕胼胝体一圈,共同组成边缘叶。边缘叶加上与它联系密切的皮质和皮质下结构如杏仁体、隔核、下丘脑、上丘脑、丘脑前核和中脑被盖的一些结构等,共同组成边缘系统。

4. 大脑的内部结构　在端脑的水平面、冠状面的标本和模型上观察。

（1）大脑皮质功能定位:①第Ⅰ躯体运动区:中央前回中央旁小叶前部;②第Ⅰ躯体感觉区:中央后回中央旁小叶后部;③听觉区:颞横回;④视觉区:枕叶距状沟两侧;⑤语言中枢:运动性语言中枢(额下回后部)、书写中枢(额中回后部)、听觉性语言中枢(颞上回后部)、视觉性语言中枢(角回)。

（2）基底核:利用模型明确大脑基底核的相互位置关系,在脑的水平切面和冠状切面上辨认尾状核、豆状核(包括壳和苍白球)、杏仁体及屏状核。

（3）大脑的髓质:脑的水平切面观察内囊(位置、形态、分部)。内囊位于尾状核、背侧丘脑与豆状核之间。在半球水平切面上,内囊呈开口向外侧的"<"形折线。内囊分为3部:①内囊前肢,较短,位于豆状核与尾状核之间;②内囊后肢,较长,位于豆状核与背侧丘脑之间;③内囊膝,位于前后脚相交处。内囊后肢按其部位分为3部,即位于豆状核与背侧丘脑之间的丘脑豆状核部、位于豆状核后方的豆状核后部和位于豆状核后分下方的豆状核下部。注意在端脑的水平切面上观察内囊的纤维成分及其位置。

5. 侧脑室　脑的水平切面和正中矢状面上观察侧脑室的位置、形态、分部及交通。侧脑室位于半球内,左、右各一,形状不规则,可分为中央部、前角、后角和下角4部。中央部位于顶叶内;前角伸向额叶;后角伸入枕叶;下角伸至颞叶内。侧脑室经左、右室间孔与第三脑室相通。

【实验报告】

1. 简述端脑的主要沟、回、叶。

2. 简述端脑内部大脑皮质、髓质、基底神经核和侧脑室的配布概况。

3. 简述大脑皮质的主要功能区。

4. 简述基底核功能。

5. 简述内囊的位置、分部、主要纤维及损伤后的表现。

(褚世居)

实验十九　脑和脊髓的被膜、血管、脑脊液的产生和循环

【实验目的】

1. 观察脊髓、脑被膜的性质、包被概况、各层形成的主要结构。

2. 观察脑动脉的来源、主要分支分布、大脑动脉环的位置和形成。

3. 观察脑室系统各部及其连通。

4. 观察脑脊液循环。

【实验材料】

1. 脑和脊髓的被膜的标本、模型。

2. 脑和脊髓的血管的标本和模型。

3. 脑室的标本、模型。

4. 脑和脊髓的被膜、血管、脑脊液的产生和循环的挂图。

【实验内容和方法】

1. 脑和脊髓的被膜

(1) 脊髓的被膜:从外向内依次有硬脊膜、蛛网膜、软脊膜(紧贴脊髓的表面),观察它们的特点。硬脊膜上端附着于枕骨大孔边缘,下端在 S_2 椎骨以下包绕终丝附着于尾骨的背面,两侧包绕脊神经出椎间孔移行为脊神经的被膜。蛛网膜为位于硬脊膜深方的半透明薄膜,在脊髓的下端包绕终丝和尾骨。软脊膜紧贴脊髓的表面,在脊神经前、后根之间形成齿状韧带。椎管内观察 3 层被膜之间的间隙:终池、硬膜外隙的形成及内容。

(2) 脑的被膜:在离体的脑被膜上观察大脑镰和小脑幕的位置形态,观察硬脑膜静脉窦的位置及交通情况。在颅底带硬脑膜的标本上观察海绵窦的位置,通过的内容及交通。在上矢状窦附近观察蛛网膜颗粒。在脑的表面观察软脑膜。

2. 脑和脊髓的血管

(1) 脑的血管:在脑的标本上观察营养脑的血管的走行、分支和分布。

1) 椎动脉:来源于锁骨下动脉,向上穿 $C_6 \sim C_1$ 颈椎横突孔和枕骨大孔入颅腔,行于脑桥延髓沟时左、右汇合在一起,改称基底动脉,上行于基底沟,于脑桥上缘延续为左、右大脑后动脉两终支。在行经途中沿途发出分支到脊髓、延髓、脑桥、小脑及内耳等处。

2) 颈内动脉:起于颈总动脉,上行穿颈动脉管入颅腔,经海绵窦至前床突内侧,进入蛛网膜下腔。其主要分支:①大脑前动脉,前行经视交叉前方转入大脑内侧面行于胼胝体沟内,观察两侧大脑前动脉之间的前交通动脉;②大脑中动脉,向外行于外侧沟内,分布于半球外侧面大部分;③后交通动脉,连于大脑后动脉和颈内动脉的末端。

3) 大脑动脉环:在大脑底的标本上观察大脑动脉环的位置和构成。

4) 脑的静脉:观察挂图,复习脑的静脉回流。

(2) 脊髓的血管:结合挂图,复习脊髓的血管。

3. 脑脊液的产生及其循环　利用脑脊液循环电动模型,观察脑脊液的生成及其循环。脑脊液主要由脑室脉络丛产生,少量由室管膜上皮和毛细血管产生。由侧脑室脉络丛产生的脑脊液经室间孔流至第三脑室,与第三脑室脉络丛产生的脑脊液一起,经中脑水管流入第四脑室,再汇合第四脑室脉络丛产生的脑脊液一起,经第四脑室正中孔和 2 个外侧孔流入蛛网膜下隙,脑脊液再沿蛛网膜下隙流向大脑背面,经蛛网膜粒渗透到硬脑膜窦(主要是上矢状窦)内,回流入血液中。

【实验报告】

1. 简述脑和脊髓的被膜的性质、包被概况、各层形成的主要结构。

2. 解释硬膜外隙和蛛网膜下隙。

3. 简述脑动脉来源及分布特点。

4. 简述脑脊液的产生及其循环途径。

(刘宏伟)

实验二十　脊　神　经

【实验目的】

1. 观察颈丛的组成、位置及主要分支和分布。

2. 观察臂丛的组成、位置及主要分支和分布。

3. 观察肋间神经的行程及分布。

4. 观察胸、腹壁皮神经的节段性分布。

5. 观察腰丛的位置、组成、分支和分布。

6. 观察骶丛的位置、组成、分支和分布。

【实验材料】

1. 颈丛、臂丛、肋间神经、胸腹壁皮神经、腰丛和骶丛的标本。

2. 颈丛、臂丛、肋间神经、胸腹壁皮神经、腰丛和骶丛的模型。

3. 脊神经分支分布的彩色挂图。

【实验内容和方法】

1. 脊神经构成、分部和纤维成分　利用脊神经构成模型观察组成脊神经前、后根的纤维性质。

2. 脊神经的典型分支

（1）脊神经干很短，出椎间孔后立即分为 4 支：①脊膜支，细小，经椎间孔返回椎管，分布于脊髓被膜和脊柱的韧带；②交通支，为连于脊神经与交感神经节之间的细支；③后支，为混合性，较细，经相邻椎骨横突之间或骶后孔向后走行，分布于脊柱附近的结构；④前支，混合性，粗大，分布于躯干前外侧及四肢的皮肤和骨骼肌。

（2）观察颈、胸、腰、骶和尾神经的对数，寻认它们穿出椎管的部位及发出的前、后支、交通支；观察除第 2～11 胸神经的前支外，其他神经前支分别组成的颈丛、臂丛、腰丛和骶丛的位置。

3. 颈丛　在头颈标本上于胸锁乳突肌上份深方观察颈丛的组成（$C_1 \sim C_4$ 前支）。于胸锁乳突肌后缘中点处观察浅出的颈丛皮支（枕小神经沿胸锁乳突肌后缘上行、耳大神经沿胸锁乳突肌上份的前面上行、颈横神经沿胸锁乳突肌表面横行向前、锁骨上神经分三组行向颈根部）：观察膈神经经前斜角肌前方下行于锁骨下动、静脉之间入胸腔，继而经肺根前方行向膈。

4. 臂丛　在前斜角肌外侧观察臂丛的根（$C_5 \sim C_8$、T_1 前支）、干、股、束（内侧束、外侧束、后束），其 3 束经锁骨中点深方入腋窝，分别行于腋动脉的内侧、后方和外侧。

（1）肌皮神经：来自臂丛的外侧束，经腋动脉的外侧行向外穿喙肱肌入肱二头肌深方，在肘关节外上经肱二头肌与肱肌之间浅出，改名为前臂外侧皮神经。观察该肌行经途中发出 3 肌支分布于臂肌前群、皮支分布于前臂外侧的皮肤。

（2）正中神经：外侧根来自臂丛外侧束，内侧根来自臂丛内侧束，2 根于腋窝腋动脉的外侧汇合在一起，称正中神经。该神经在臂部伴肱动脉行于肱二头肌内侧沟，于肘前行于肱动脉的内侧，向下穿旋前圆肌入前臂前区，行于指浅屈肌深方，于腕前掌长肌与桡侧腕屈肌肌腱之间经腕管入手掌。观察该肌行经途中发出肌支，支配前臂除肱桡肌、尺侧腕屈肌以及指深屈肌尺侧半以外的其余肌，支配手掌除拇收肌以外的鱼际肌以及第一、二蚓状肌；观察该神经发出的皮支，支配手掌桡侧 2/3、桡侧三个半指掌面的皮肤。

（3）尺神经：来自臂丛的内侧束，经肱动脉的内侧至臂中点处离开动脉进入臂后区，经肱骨内上髁后方的尺神经沟后，穿尺侧腕屈肌入前臂前区，于该肌深方下行，于腕关节上方 5cm 处发出手背支后，主干经豌豆骨桡侧入手掌。观察该肌行经途中发出肌支，支配尺侧腕屈肌和指深屈肌尺侧半、拇收肌以及第三、四蚓状肌、所有的骨间肌；观察该神经发出的皮支，支配手掌尺侧 1/3、尺侧一个半指掌面的皮肤、手背尺侧半、尺侧 2 个半指背面的皮肤。

（4）桡神经：来自臂丛的后束，伴肱深动脉于桡神经沟内下行，在肱骨外上髁上方肱肌与肱桡肌之间分为浅、深两支，浅支经肱桡肌深方下行至前臂下部转向手背（分布于手背外侧半、外侧两个半指背面的皮肤），深支穿旋后肌分布于前臂后区肌。

（5）腋神经：来自臂丛的后束，经肱骨外科颈行向三角肌深方。发出肌支支配三角肌和小圆肌，皮支经三角肌后缘浅出，支配三角肌表面的皮肤。

（6）其余的分支：胸长神经、胸背神经、前臂内侧皮神经、臂内侧皮神经、胸内侧神经、胸外侧神经等。

5. 胸神经前支　肋间神经皮支较难保留，参照挂图复习其分布规律。

6. 腰丛　腹后壁腰大肌深方由 T_{12} 前支的一部分、$L_1 \sim L_3$ 前支、L_4 前支的一部分组成，其主要分支以腰大肌为中心观察。前方穿出的生殖股神经（经腰大肌表面下降）；外侧穿出的神经由上向下为髂腹下神经、髂腹股沟神经、股外侧皮神经、股神经（前两者行于腰方肌前面，穿腹横肌和腹内斜肌于腹外斜肌腱膜深方前行。股外侧皮神经经腹股沟韧带外侧端的深方进入大腿分布于大腿外侧的皮肤)。腰大肌内侧穿出的神经为闭孔神经。

(1) 闭孔神经:沿盆腔侧壁下降穿过闭膜管进入大腿内侧群肌之间,肌支支配大腿内收肌,皮支管理大腿内侧上部的皮肤。

(2) 股神经:沿腰大肌和髂肌之间经腹股沟韧带深方进入股三角,发出肌支支配股四头肌和缝匠肌,皮支分布至大腿前部和内侧下部的皮肤,其终支为隐神经(与股动、静脉伴行入收肌管,于管下端浅出伴大隐静脉下行,分布于小腿的内侧足内侧缘的皮肤)。

7. 骶丛　盆正中矢状切面上观察骶丛的位置、组成(腰骶干、骶尾神经的前支),其分支经梨状肌上、下孔穿出盆腔,从梨状肌上孔穿出的神经为臀上神经,从梨状肌下孔穿出的神经从外侧向内侧为股后皮神经(分布到大腿后面的皮肤)、坐骨神经、臀下神经和阴部神经。

(1) 臀上神经:分布到臀中肌和臀小肌。

(2) 臀下神经:分布到臀大肌和阔筋膜张肌。

(3) 阴部神经:经坐骨小孔进入坐骨肛门窝,分布到会阴部的结构。

(4) 坐骨神经:臀大肌深方经坐骨结节和股骨大转子连线的中点稍内侧下行,经股二头肌长头的深方下降至腘窝上角,分为胫神经和腓总神经2支。坐骨神经在股部的分支支配大腿后群肌。

胫神经:于腘窝中线上腘静脉的浅面下行至腘窝下角进入小腿后区,于小腿三头肌深方伴胫后血管下降,至内踝后方转入足底分为足底内、外侧神经。该神经沿途发出分支支配小腿后群肌、足底肌,皮支分布到小腿后面的皮肤和足底的皮肤。

腓总神经:在腘窝沿股二头肌内侧下降,经腓骨头后方绕腓骨颈外侧,穿腓骨长肌起始部的深方,分为腓浅神经和腓深神经2终支。腓浅神经与腓骨长短肌之间下降,于小腿外侧中下1/3交界处浅出,经外踝的后方至足背。该神经的肌支支配腓骨长短肌,皮支分布足背的大部分皮肤和除第1、2趾相邻趾缘以外的趾背的皮肤。腓深神经穿趾长伸肌进入小腿前区,伴胫前血管行于趾长伸肌与胫骨前肌之间下行,继而行于踇长伸肌与趾长伸肌之间,于外踝前方伴足背动脉行向足背,该神经发出肌支分布到小腿前群肌和足背肌,皮支分布到第1、2趾相邻趾缘的皮肤。

【实验报告】

1. 简述脊神经的组成、性质、纤维成分、主要分支及分布规律。

2. 颈丛皮支的浅出点位于何处? 颈丛肌支是什么神经? 分布到何处?

3. 臂丛的组成及主要分支有哪些? 归纳上肢主要肌肉的神经支配。

4. 归纳手皮肤的神经支配。

5. 胸、腹前外侧壁肋间神经的皮支的分布有何规律?

6. 简述腰丛的位置、组成及主要分支。

7. 简述骶丛的位置、组成及主要分支。

8. 归纳大腿肌和小腿肌的神经支配。

(刘宏伟)

实验二十一　脑　神　经

【实验目的】

1. 观察12对脑神经连脑部位、出入颅的部位、行程、分支和分布。

2. 观察第Ⅴ、Ⅶ、Ⅸ、Ⅹ对脑神经的神经节的位置。

【实验材料】

1. 12对脑神经的相关标本。

2. 12对脑神经的连脑部位、分支、分布的模型。

3. 12对脑神经的彩色挂图。

【实验内容和方法】

1. 12对脑神经的连脑部位　在端脑、脑干模型上观察12对脑神经连脑的位置。

2. 12 对脑神经出入颅的部位　在硬脑膜的颅底标本上观察 12 对脑神经出入颅时经过的孔或裂;查认动眼神经、滑车神经、上颌神经及滑车神经在海绵窦处的位置关系。

3. 动眼、滑车、展神经　示教各眼外肌及支配眼外肌的神经,并追踪 3 条神经出脑处,经海绵窦穿眶上裂入眶。

4. 三叉神经　在去掉下颌支的面侧深区、颞骨岩部前端找到三叉神经节,向后追踪该神经出入脑处,向前追踪由该神经节前端发出的三大分支。

(1) 眼神经:经海绵窦穿眶上裂入眶发出泪腺支。主干前行为额神经出眶后,分为眶上神经和滑车上神经。

(2) 上颌神经:经圆孔入翼腭窝(在该窝内该神经下方连有翼腭神经节),前行经眶下裂进入眶,改名叫眶下神经,经眶下沟、眶下管、眶下孔穿出。沿途发出上牙槽前、中、后神经。

(3) 下颌神经:经卵圆孔出颅腔入颞下窝(在卵圆孔的下方该神经的内侧有耳神经节),立刻发出咀嚼肌支分布到咀嚼肌,其余大多为感觉支。①舌神经:行向舌,在起始处不远有面神经的鼓束以锐角的形式加入,在舌神经和下颌下腺之间有下颌下神经节。②下牙槽神经:位于舌神经的后方,经下颌孔入下颌管穿颏孔而出改名为颏神经。该神经发出的分支主要有下颌舌骨肌支(分部到下颌舌骨肌和二腹肌前腹)、下牙槽神经丛。③耳颞神经:在下颌神经出卵圆孔后向后发出前后 2 支夹持脑膜中动脉后汇合而成,向后进入腮腺于腮腺上缘浅出后分布于耳前和颞区的皮肤(来源于岩小神经的副交感纤维换元后随耳颞神经分支分布于腮腺)。④颊神经:分布到颊部的皮肤和黏膜。

5. 面神经　延髓脑桥沟内找出面神经,经内耳门入内耳道,进入面神经管经茎乳孔穿出,行于腮腺实质内,其主要分支有:

(1) 鼓索:于面神经管内发出,经茎乳孔穿出后返回中耳鼓室,于岩鼓裂出颅,加入三叉神经的舌神经,随其分布到舌前 2/3 的味蕾;副交感纤维于下颌下神经节交换神经元后分布于下颌下腺和舌下腺。

(2) 面肌支:从腮腺的上端前缘和下端穿出,分别有颞支、颧支、颊支、下颌缘支和颈支,分布于面部表情肌。

6. 舌咽神经　经橄榄后沟出入脑,穿颈静脉孔出颅腔,于颈内动静脉之间下降,主要的分支有舌支(舌后 1/3 的黏膜和味蕾)、咽支(咽侧壁的肌肉)和颈动脉窦支(颈动脉窦和颈动脉小球)。

7. 迷走神经　经橄榄后沟出入脑,穿颈静脉孔出颅腔,于颈动脉鞘内颈内动脉、颈总动脉和颈内静脉之后下降进入颈根部,经锁骨下动静脉之间进入胸腔,左侧经主动脉弓的左前方下行于食管的前方,右侧沿气管的右侧下行于食管的后方,随后伴食管穿食管裂孔进入腹腔。该神经主要的分支有:

(1) 喉上神经:颈部的主要分支。向内下走行分为喉内支和喉外支,分布到声门裂以上喉腔的黏膜和环甲肌。

(2) 喉返神经:胸部的主要分支。左侧勾绕主动脉弓,右侧勾绕右锁骨下动脉,向上行于气管食管沟内,肌支分布到大部分喉肌,感觉支分布于声门裂以下喉腔的黏膜。

8. 副神经　观察该神经附着于橄榄后沟的颅根和起于颈髓节段的脊髓根,2 根汇合后经颈静脉孔出颅,颅根加入其余脑神经,脊髓根经胸锁乳突肌深方后,入斜方肌,发出肌支支配 2 肌。

9. 舌下神经　经锥体和橄榄之间出脑,经舌下神经管出颅腔,于颈内动静脉之间下降,经二腹肌后腹深方弓行向内行向舌,分布到所有舌内肌和大部分舌外肌。

【实验报告】

1. 分布到舌的神经有哪些? 各有何作用?
2. 穿海绵窦经眶上裂入眶的神经有哪些?
3. 支配眼肌的神经有哪些? 各有何作用?
4. 分布到面部皮肤的神经有哪些? 头肌有哪些神经支配?
5. 口腔三大唾液腺有哪些神经支配? 这些神经换元的内脏神经节是什么?
6. 分布到喉的神经有哪些?
7. 结合标本模型,说出 12 对脑神经的连脑部位、出入颅的部位。

(刘宏伟)

实验二十二　内 脏 神 经

【实验目的】

1. 观察交感神经和副交感神经的低级中枢及周围神经节的名称、位置。
2. 比较交感神经和副交感神经节前纤维的走行、节后纤维的分布范围。

【实验材料】

1. 颈、胸、腹、盆侧面观显示交感干的标本。
2. 自主神经电动模型、自主神经解剖模型、交感神经系统模型、植物性神经立体模型。
3. 交感神经、副交感神经分布模式图。

【实验内容和方法】

1. 交感神经　在标本、模型上观察交感神经走行、分布、交感神经节位置。

（1）中枢部：交感神经低级中枢位于脊髓第1胸节到第3腰节灰质侧角内。

（2）周围部：包括交感神经节、节前纤维和节后纤维。交感神经节按其所在部位分：①椎旁节，对称性地位于脊柱两侧，共有22~24对和1个奇节，经节间支连成2条交感干，上端达颅底，下端两干合并于尾骨前；②椎前节，位于脊柱的前方，包括腹腔神经节、主动脉肾神经节各1对，肠系膜上神经节和肠系膜下神经节各1个。

2. 副交感神经　在标本、模型上观察副交感神经走行、分布及神经节位置。

（1）中枢部：低级中枢位于脑干副交感核和脊髓骶副交感核内。

（2）周围部：包括副交感神经节、节前纤维和节后纤维。副交感神经节按其所在位置分：①器官旁节，位于所支配器官的附近（见第Ⅲ、Ⅶ、Ⅸ、Ⅹ对脑神经）；②器官内节，位于所支配器官的壁内。

【实验报告】

1. 请简述交感干位置、构成、形态分部。
2. 请对比交感神经和副交感神经。

（刘宏伟）

实验二十三　神经传导通路

【实验目的】

1. 观察躯干和四肢的浅、深感觉传导通路的构成。
2. 观察头面部浅感觉传导通路的构成。
3. 观察视觉传导通路的构成，观察瞳孔对光反射通路。
4. 观察运动传导通路的构成。
5. 比较上、下运动神经元损伤表现。
6. 观察锥体外系的构成。

【实验材料】

1. 感觉传导路和运动传导路的模型。
2. 感觉传导路和运动传导路的挂图。

【实验内容和方法】

1. 感觉传导通路

（1）躯干和四肢的本体觉、精细触觉传导通路：结合模型和挂图观察第1级神经元胞体位于脊神经节内，中枢突经后根进入脊髓，组成薄束和楔束上行至延髓；第2级神经元胞体即延髓的薄束核和楔束核，发出的纤维交叉至对侧组成内侧丘系，上行到达背侧丘脑；第3级神经元胞体在背侧丘脑腹后外侧核，发出的纤维经内囊后肢投射到大脑皮质中央后回上2/3和中央旁小叶后部躯体感觉区。

（2）躯干和四肢的痛、温度、触（粗）觉传导通路：结合模型和挂图观察第1级神经元胞体在脊神经节内，中枢突经后根进入脊髓，上升1~2个脊髓节段；第2级神经元胞体即脊髓后角联络神经元，发出的纤维交叉至对侧组成脊髓丘脑束,在脑桥和中脑沿内侧丘系外侧上升到达背侧丘脑;第3级神经元胞体在背侧丘脑腹后外侧核,发出的纤维经内囊后肢投射到大脑皮质中央后回上2/3和中央旁小叶后部躯体感觉区。

(3)头面部的痛、温度、触觉(粗)传导通路:结合模型和挂图观察第1级神经元胞体位于三叉神经节内,其周围突分别组成3分支,分布于头面部的皮肤和黏膜,中枢突进入脑干;第2级神经元胞体即三叉神经感觉核群,发出的纤维交叉至对侧组成三叉丘系,在内侧丘系背侧上升到达背侧丘脑;第3级神经元胞体在背侧丘脑腹后内侧核,发出的纤维经内囊后肢投射到中央后回下1/3躯体感觉区。

(4)视觉传导通路:结合模型和挂图观察来自视网膜鼻侧半的纤维左、右相互交叉,构成视交叉,来自视网膜颞侧半的纤维不交叉,交叉的纤维和不交叉的纤维合成视束,到达后丘脑;第3级神经元胞体在外侧膝状体,发出的纤维组成视辐射,经内囊后肢投射到枕叶距状沟上下缘视区。

2. 运动传导通路　包括锥体系和锥体外系。

(1)锥体系:包括皮质核束和皮质脊髓束。

1)皮质核束:结合模型和挂图观察上运动神经元胞体位于大脑皮质中央前回下1/3,发出的纤维组成皮质核束,经内囊膝下行至脑干,陆续止于双侧脑神经运动核,但面神经核的下部(支配睑裂以下面肌)和舌下神经核(支配舌内、外肌)只接受对侧皮质核束的纤维。下运动神经元胞体即脑神经运动核,发出的纤维随脑神经分布到头、颈、咽和喉的骨骼肌。

2)皮质脊髓束:结合模型和挂图观察上运动神经元胞体位于中央前回上2/3和中央旁小叶前部,发出的纤维组成皮质脊髓束,经内囊后肢下行聚成延髓锥体。在锥体交叉下方,大部分纤维左、右相互交叉,交叉后的纤维称皮质脊髓侧束,走在脊髓外侧索内;不交叉的纤维称皮质脊髓前束,走在脊髓前索内。皮质脊髓束双侧控制支配躯干肌的脊髓前角运动细胞,对侧控制支配上、下肢肌的脊髓前角运动细胞。下运动神经元胞体即脊髓前角内的运动细胞,发出的纤维随脊神经支配躯干和四肢的骨骼肌。

(2)锥体外系:利用锥体外系的模型及挂图观察锥体外系的构成及主要通路。

1)皮质-纹状体-背侧丘脑-皮质环路:大脑皮质的额叶和顶叶发出纤维至新纹状体,由此发出纤维主要止于苍白球,苍白球发出纤维与背侧丘脑的腹中间核和腹前核联系,2核发出纤维投射到大脑皮质额叶躯体运动区,从而对发出锥体束的躯体运动区有重要的反馈调节作用。

2)皮质-脑桥-小脑-皮质环路:大脑皮质的额叶、顶叶、颞叶和枕叶发出纤维组成额桥束和顶枕颞桥束,通过内囊,经大脑脚底内侧1/5和外侧1/5下行止于同侧脑桥核,继而发出纤维越过中线组成对侧小脑中脚,主要止于新小脑皮质。以后的纤维联系及此环路的功能见小脑的纤维联系。

【实验报告】

1. 简述躯干、四肢的浅、深感觉传导通路的构成,不同部位损伤后的表现。
2. 简述视觉传导通路的构成,不同部位损伤后的表现。
3. 简述运动传导通路的构成,不同部位损伤后的表现。
4. 列表说明上、下运动神经元损伤表现的特征。
5. 简述锥体外系的构成。

(刘宏伟)

实验二十四　感　觉　器　官

【实验目的】

1. 观察眼球壁的层次和眼球内容物,辨认各层的结构。
2. 观察眼睑、结膜、泪器、眼外肌等眼副器结构,做出眼外肌的运动。
3. 观察耳郭的形态结构、外耳道的形态、鼓膜的形态、位置、分部。
4. 观察鼓室的构成及鼓室各壁的毗邻关系,观察听骨链的组成。
5. 观察内耳骨迷路的分部和形态,膜迷路的分部及各部的形态特点。
6. 观察皮肤的组成,表皮的位置及各层形态,真皮位置及分部。
7. 观察皮肤附属器形态及结构。

【实验材料】

1. 眼球及眼副器的标本、模型和挂图。

2. 耳的标本、模型和挂图。

3. 皮肤模型和挂图。

【实验内容和方法】

1. 眼球　在眼球标本和模型上,观察眼球的外形和结构。

(1) 眼球壁:眼球壁3层。

1) 纤维膜:观察角膜和巩膜,观察巩膜静脉窦。

2) 血管膜:由前向后观察虹膜、睫状体和脉络膜。观察瞳孔,观察虹膜内瞳孔括约肌和瞳孔开大肌。观察睫状体及其内的睫状肌。

3) 视网膜:观察模型,辨认视神经盘、黄斑和中央凹。

(2) 眼球内容物:眼球内容物包括房水、玻璃体和晶状体。观察眼球前房、眼球后房、瞳孔和虹膜静脉角。在挂图上观察房水的产生及其循环途径。

在虹膜和玻璃体之间观察晶状体,呈双凸透镜形。观察其特点:无血管、神经和淋巴管,有弹性,外包晶状体囊,其周缘借睫状小带连于睫状体。

在晶状体和视网膜之间观察玻璃体。

2. 眼副器　包括眼睑、结膜、泪器和眼外肌等,依次指导学生进行观察。

(1) 眼睑:依次在活体观察上睑、下睑、睑裂、内眦、外眦、睑缘、睫毛和泪点。在挂图上观察眼睑层次。

(2) 结膜:在活体观察睑结膜、球结膜、结膜上穹和结膜下穹。

(3) 泪器:在解剖标本上观察泪腺的形态位置,观察泪囊、泪点、泪小管和鼻泪管的位置。

(4) 眼球外肌:在眼球外肌的解剖标本和模型上,依次观察提上睑肌、上直肌、下直肌、内直肌、外直肌、上斜肌、下斜肌的位置。做出各肌的作用。

3. 眼的血管

(1) 动脉:在眼球模型或挂图上观察视网膜中央动脉,视网膜鼻侧上、下小动脉,视网膜颞侧上、下小动脉。在脉络膜上观察脉络膜动脉。

(2) 静脉:眼的静脉包括眼上静脉和眼下静脉。眼的静脉无静脉瓣,借内眦静脉等与面静脉相交通。

4. 外耳　外耳可分为耳郭、外耳道、鼓膜三部分。

(1) 耳郭:活体观察耳垂、外耳门、耳屏,用手在活体触摸体会。

(2) 外耳道:借助耳放大切开模型观察外耳道的软骨部和骨部,注意其走向,检查外耳道和鼓膜时牵拉耳郭,成人→后上方;小儿→后下方。

(3) 鼓膜:在模型上观察鼓膜的位置、鼓膜分部、鼓膜脐、光锥。

5. 中耳　在颞骨的锯开标本和耳的解剖标本上,观察以下内容:

(1) 鼓室:依次观察鼓室6壁的组成及其毗邻,听小骨及听骨链。观察内耳外侧壁上的前庭窗和蜗窗。观察锤骨、砧骨和镫骨。

(2) 咽鼓管:观察咽鼓管的位置、形态及其通连。

(3) 乳突小房:观察乳突小房的位置、形态和通连。

6. 内耳　在耳的解剖标本上和内耳模型上观察。观察内耳的位置、形态和组成。

(1) 骨迷路:依次观察骨半规管、前庭和耳蜗。

(2) 膜迷路:位于骨迷路内。观察膜半规管的形态、名称及其位置关系。在骨壶腹内部观察相应膨大的膜壶腹,注意膜壶腹壁上隆起的壶腹嵴。观察椭圆囊和球囊的形态结构。观察蜗管的位置、形态、通连。

7. 皮肤　在模型上观察表皮、真皮和皮下组织。

8. 皮肤的附属器　模型上观察毛干和毛根,观察毛根的毛囊、毛囊一侧的竖毛肌和皮脂腺。活体观察、甲板、甲廓、甲根、甲沟。

【实验报告】

1. 眼球壁包括哪几层?各有何结构?眼的内容物有哪些?有何作用?

2. 在模型上指出上直肌、下直肌、内直肌、外直肌、上斜肌、下斜肌、上睑提肌,并做出眼的运动。

3. 结合挂图,指出房水的产生部位及其循环途径。

4. 在模型上指出骨半规管、前庭窗、蜗窗、骨螺旋管、壶腹嵴、椭圆囊斑、球囊斑、蜗管。

5. 简述皮肤的构成、毛发与毛囊的位置与形态。

(魏含辉)

参 考 文 献

1. 倪月秋,陈尚. 人体形态与机能. 北京:人民卫生出版社,2014.
2. 刘晓梅,张敏平,陈尚. 正常人体结构. 北京:高等教育出版社,2017.
3. 窦肇华,吴建清. 人体解剖学与组织胚胎学. 第 7 版. 北京:人民卫生出版社,2013.
4. 邹仲之,李继承. 组织学与胚胎学. 第 8 版. 北京:人民卫生出版社,2013.
5. 汪华侨. 功能解剖学. 北京:人民卫生出版社,2013.
6. 柏树令,应大君. 系统解剖学. 第 8 版. 北京:人民卫生出版社,2013.
7. 何成奇. 内外科疾病康复学. 第 2 版. 北京:人民卫生出版社,2013 年.
8. 丁嘉安,姜格宁,高文. 肺外科学. 北京:人民卫生出版社,2011 年.
9. Susan Standring 主编. 丁自海,刘树伟主译. 格氏解剖学(第 41 版)——临床实践的解剖学基础. 济南:山东科学技术出版社,2017.
10. 高洪泉. 正常人体结构. 北京:人民卫生出版社,2014.
11. 陈地龙,胡小和. 人体解剖学与组织胚胎学. 北京:人民卫生出版社,2016.
12. 曹庆景,刘伏祥. 人体解剖学与组织胚胎学. 北京:人民卫生出版社,2016.
13. 李和,李继承. 组织学与胚胎学. 北京:人民卫生出版社,2015.
14. 张学军. 皮肤性病学. 第 8 版. 北京:人民卫生出版社,2016.
15. 魏志平,胡晓军. 皮肤性病学. 第 7 版. 北京:人民卫生出版社,2014.

中英文名词索引

Luschka 关节　Luschka joint ·················· 40
Purkinje 纤维网 ·································· 150
X 线解剖学　X-ray anatomy ···················· 1

B

白质　white matter ···························· 182
白质前连合　anterior white commissure ········ 184
板障　diploë ··································· 31
半腱肌　semitendinosus ························ 85
半膜肌　semimembranosus ······················ 85
背侧　dorsal ·································· 3
背侧丘脑　dorsal thalamus ···················· 192
背阔肌　latissimus dorsi ······················ 70
鼻　nose ···································· 110
鼻旁窦　paranasal sinuses ················ 46,111
鼻腔　nasal cavity ···························· 110
闭孔内肌　obturator internus ·················· 83
闭孔神经　obturator nerve ···················· 215
闭孔外肌　obturator externus ·················· 83
臂丛　brachial plexus ························ 209
边缘系统　limbic system ······················ 196
边缘叶　limbic lobe ·························· 196
杓状软骨　arytenoid cartilage ················ 112
表面解剖学　surface anatomy ·················· 1
表皮　epidermis ······························ 241
髌骨　patella ································ 56
玻璃体　vitreous body ························ 235
薄束　fasciculus gracilis ···················· 185
布朗-色夸　Brown-Sequard ···················· 186

C

侧角　lateral horn ···························· 184
尺侧　ulnar ·································· 4
尺骨　ulna ···································· 51
尺神经　ulnar nerve ·························· 211
耻骨联合　pubic symphysis ···················· 58
垂体　hypophysis, pituitary gland ············ 177
垂体门脉系统　hypophyseal portal system ······ 178
垂直轴　vertical axis ························ 3

D

大肠　large intestine ························ 101
大脑动脉环　cerebral arterial circle ·········· 206
大圆肌　teres major ·························· 76
胆囊　gallbladder ···························· 105
骶骨　sacrum ································ 37
骶髂关节　sacroiliac joint ···················· 57
第三脑室　third ventricle ···················· 194
蝶窦　sphenoidal sinus ······················ 111
顶盖脊髓束　tectospinal tract ················ 185
动脉　artery ································ 152
动眼神经　oculomotor nerve ·················· 218
窦周隙　perisinusoidal space ················ 105
端脑　telencephalon ·························· 194

E

额窦　frontal sinus ·························· 111
耳郭　auricle ································ 238

F

方形膜　quadrangular membrane ················ 113
房水　aqueous humor ·························· 235
腓侧　fibular ································ 4
腓骨　fibula ································ 56
腓骨长肌　Peroneus longus ···················· 87
腓骨短肌　Peroneus brevis ···················· 87
腓总神经　common peroneal nerve ·············· 217
肺　lungs ···································· 116
肺动脉干　pulmonary trunk ···················· 154
肺段　pulmonary segments ···················· 119
肺根　roof of lung ·························· 116
肺静脉　pulmonary veins ······················ 154
肺泡　pulmonary alveolus ···················· 117
肺循环　pulmonary circulation ················ 147
缝匠肌　sartorius ···························· 85
附睾　epididymis ···························· 135
副神经　accessory nerve ······················ 222

腹侧　ventral ············· 3
腹横肌　transversus abdominis ········· 73
腹膜　peritoneum ············· 106
腹膜腔　peritoneal cavity ········· 106
腹内斜肌　obliquus internus abdominis ···· 73
腹外斜肌　obliquus externus abdominis ··· 73
腹直肌　rectus abdominis ········· 73

G

肝　liver ················ 104
肝门静脉　hepatic portal vein ······· 162
冈上肌　supraspinatus ·········· 76
冈下肌　infraspinatus ·········· 76
肛管　anal canal ············· 103
肛门外括约肌　sphincter ani externus ···· 103
睾丸　testis ··············· 134
膈　diaphragm ·············· 72
跟腱　tendo calcaneus ·········· 87
肱二头肌　biceps brachii ········· 77
肱骨　humerus ·············· 50
肱肌　brachialis ············· 77
肱三头肌　triceps brachii ········· 77
股二头肌　biceps femoris ········· 85
股方肌　quadratus femoris ········ 83
股骨　femur ··············· 56
股后皮神经　posterior femoral cutaneous nerve ······· 215
股神经　femoral nerve ·········· 214
股四头肌　quadriceps femoris ······· 85
股外侧皮神经　lateral femoral cutaneous nerve ········ 214
骨　bone ················ 30
骨干　diaphysis shaft ·········· 30
骨迷路　bony labyrinth ·········· 239
骨膜　periosteum ············· 31
骨盆　pelvis ··············· 58
骨髓　bone marrow ············ 31
骨性鼻腔　bony nasal cavity ······· 46
骨性结合　synostosis ··········· 33
骨质　bony substance ··········· 31
鼓膜　tympanic membrane ········· 238
关节　articulation ············ 33
关节面　articular surface ········· 33
关节囊　articulation capsule ······· 33
关节腔　articulation cavity ········ 33
冠状面　coronal plane ·········· 3
冠状轴　coronal axis ··········· 3
腘肌　popliteus ············· 87

H

海绵窦　cavernous sinus ········· 203

横突间韧带　intertransverse ligament ···· 40
红核脊髓束　rubrospinal tract ······· 185
喉　larynx ··············· 112
喉腔　laryngeal cavity ·········· 113
骺　epiphysis ·············· 30
后　posterior ·············· 3
后角　posterior horn ··········· 184
后纵韧带　posterior longitudinal ligament ·· 39
呼吸道　respiratory tract ········· 110
呼吸膜　respiratory membrane ······ 118
呼吸系统　respiratory system ······· 109
滑车神经　trochlear nerve ········· 219
滑膜关节　synovial joint ········· 33
踝关节　ankle joint ··········· 60
环杓关节　cricoarytenoid joint ······ 112
环甲关节　cricothyroid joint ······· 113
环状软骨　cricoid cartilage ········ 112
环状软骨气管韧带　cricotracheal ligament ··· 113
寰椎　atlas ·············· 36
黄斑　macular lutea ··········· 234
黄韧带　ligamenta flava ········· 39
黄体　luteal ·············· 141
灰质　gray matter ··········· 182
回肠　ileum ·············· 101
会厌软骨　epiglottic cartilage ······ 112
会阴肌　perineal muscle ········· 74
喙肱肌　coracobrachialis ········· 77

J

肌　muscle ·············· 62
肌皮神经　musculocutaneous nerve ···· 211
基底核　basal nuclei ··········· 198
棘间韧带　interspinal ligament ······ 40
棘上韧带　supraspinal ligament ······ 39
脊神经　spinal nerves ·········· 208
脊髓　spinal cord ············ 183
脊髓丘脑束　spinothalamic tract ····· 185
脊髓小脑后束　posterior spinocerebellar tract ···· 185
脊髓小脑前束　anterior spinocerebellar tract ····· 185
脊髓蛛网膜　spinal arachnoid mater ···· 201
脊柱　vertebral column ·········· 38
甲状旁腺　parathyroid gland ······· 175
甲状软骨　thyroid cartilage ······· 112
甲状舌骨膜　thyrohyoid membrane ···· 113
甲状腺　thyroid gland ·········· 173
间脑　diencephalon ··········· 192
肩关节　shoulder joint ·········· 52
肩胛背神经　dorsal scapular nerve ···· 210
肩胛骨　scapula ············· 49

肩胛上神经　suprascapular nerve ·················· 210

肩胛提肌　levator scapulae ························ 71

肩胛下肌　subscapularis ························· 76

肩胛下神经　subscapular nerve ·················· 210

肩锁关节　acromioclavicular joint ················ 52

结肠　colon ································· 102

结膜　conjunctiva ······························· 236

解剖学姿势　anatomical position ·················· 2

近侧　proximal ································ 4

晶状体　lens ································ 235

精索　spermatic cord ························· 136

颈丛　cervical plexus ························· 209

颈阔肌　platysma ······························· 67

颈椎　cervical vertebrae ························· 36

胫侧　tibial ································ 4

胫骨　tibia ································ 56

胫骨后肌　tibialis posterior ···················· 87

胫骨前肌　tibialis anterior ···················· 86

胫神经　tibial nerve ························· 216

静脉　vein ································ 153

局部解剖学　regional anatomy ·················· 1

局部淋巴结　regional lymph nodes ··············· 167

咀嚼肌　masticatory muscles ···················· 66

K

空肠　jejunum ································ 101

口腔　oral cavity ······························· 95

口腔腺　oral glands ························· 104

髋骨　hip bone ································ 55

髋关节　hip joint ······························· 59

眶　orbit ································ 46

阔筋膜张肌　tensor fasciae latae ················· 83

L

阑尾　vermiform appendix ···················· 102

肋　ribs ································ 38

泪器　lacrimal apparatus ······················· 236

泪腺　lacrimal gland ························· 236

梨状肌　piriformis ······························· 83

淋巴导管　lymphatic duct ···················· 165

淋巴干　lymphatic trunk ···················· 165

淋巴管　lymphatic vessel ···················· 165

淋巴结　lymph nodes ························· 166

淋巴系统　lymphatic system ···················· 146

菱形肌　rhomboideus ························· 71

隆椎　porminent vertebra ···················· 36

颅　skull ································ 44

颅骨　cranial bones ························· 44

滤过膜　filtration membrane ···················· 127

卵巢　ovary ································ 139

卵泡　follicle ································ 139

卵圆窝　oval rossa ························· 149

M

脉管系统　angiology system ···················· 146

盲肠　caecum ································ 102

毛细淋巴管　lymphatic capillary ················· 165

毛细血管　capillary ························· 153

迷走神经　vagus nerve ························· 221

泌尿系统　urinary system ···················· 124

面肌　facial muscles ························· 65

面神经　facial nerve ························· 220

膜迷路　membranous labyrinth ··················· 240

蹈长屈肌　flexor hallucis longus ················· 87

蹈长伸肌　extensor hallucis longus ··············· 86

N

男性尿道　male urethra ························· 138

脑　brain ································ 186

脑干　brain stem ······························· 187

脑脊液　cerebral spinal fluid ···················· 206

脑屏障　brain barrier ························· 207

脑神经　cranial nerves ························· 217

脑蛛网膜　cerebral arachnoid mater ··············· 203

内　interior ································ 4

内侧　medial ································ 4

内耳　internal ear ························· 239

内分泌系统　endocrine system ··················· 172

内囊　internal capsule ························· 199

内脏神经　visceral nerves ···················· 181

尿道　urethra ································ 132

颞肌　temporalis ······························· 66

颞下颌关节　temporomandibular joint ··············· 48

女阴　female pudendum ························· 143

P

排卵　ovulation ································ 141

皮肤　skin ································ 240

皮质脊髓束　corticospinal trac ··················· 185

脾　spleen ································ 169

膀胱　urinary bladder ························· 130

膀胱三角　trigone of bladder ···················· 130

Q

气-血屏障　blood-air barrier ···················· 118

气管　trachea ································ 115

气管隆嵴　carina of trachea ··············· 115

器官　organ ·································· 2

髂腹股沟神经　ilioinguinal nerve ··········· 214

髂腹下神经　iliohypogastric nerve ·········· 214

髂腰肌　iliopsoas ···························· 83

前　anterior ································· 3

前角　anterior horn ························ 184

前锯肌　serratus anterior ·················· 72

前庭脊髓束　vestibulospinal tract ··········· 185

前庭韧带　vestibular ligament ·············· 113

前庭神经　vestibular nerve ················· 220

前庭蜗器　vestibulocochlear ················ 237

前纵韧带　anterior longitudinal ligament ····· 39

浅　superficial ······························ 4

屈　flexion ································· 35

躯体神经　somatic nerves ·················· 181

R

桡侧　radial ································· 4

桡骨　radius ································· 50

桡神经　radial nerve ······················ 211

桡腕关节　radiocarpal joint ················· 54

人体解剖学　human anatomy ················· 1

乳糜池　cisterna chyli ····················· 165

乳突小房　mastoid cells ··················· 238

软骨连结　cartilaginous joints ··············· 33

软脊膜　spinal pia mater ·················· 201

软脑膜　cerebral pia mater ················ 203

S

三叉神经　trigeminal nerve ················· 219

三角肌　deltoid ···························· 76

筛窦　ethnoidal sinus ····················· 111

上　upper ·································· 3

上颌窦　maxillary sinus ··················· 111

上后锯肌　serratus posterior superior ········· 71

上腔静脉　srperior vena cava ··············· 160

舌　tongue ································· 96

舌下神经　hypoglosal nerve ················ 223

舌咽神经　glossopharyngeal nerve ··········· 221

射精管　ejaculatory duct ·················· 136

伸　extension ······························ 35

深　profund ································· 4

神经　nerve ······························· 182

神经垂体　neurohypophysis ················ 177

神经核　nucleus ··························· 183

神经节　ganglion ·························· 183

神经系统　nervous system ················· 181

肾　kindey ································· 125

肾单位　nephron ·························· 127

肾门　renal hilum ························· 126

肾区　renal region ························ 126

肾上腺　suprarenal gland ················· 175

肾盂　renal pelvis ························· 127

生殖股神经　genitofemoral nerve ··········· 215

生殖系统　reproductive system ············· 134

声韧带　vocal ligament ···················· 113

十二指肠　duodenum ······················ 100

食管　esophagus ··························· 98

矢状面　sagittal plane ······················· 3

矢状轴　sagittal axis ······················· 3

视器　visual organ ························· 233

视神经　optic nerve ······················ 217

视神经盘　optic disc ······················ 234

视网膜　retina ···························· 234

收　adduction ······························ 35

枢椎　axis ································· 36

输精管　ductus deferens ·················· 135

输卵管　oviduct ··························· 141

输卵管　uterine tube ······················ 141

输尿管　ureter ···························· 129

竖脊肌　erector spinae ····················· 71

水平面　horizontal plane ····················· 3

松果体　pineal body ······················ 180

锁骨　clavicle ····························· 49

T

体循环　systemic circulation ··············· 147

臀大肌　gluteus maximus ··················· 83

臀上神经　superior gluteal nerve ··········· 215

臀下神经　inferior gluteal nerve ············ 215

臀小肌　gluteus minimus ···················· 83

臀中肌　gluteus medius ····················· 83

弹性圆锥　conus elasticus ················· 113

W

外　exterior ································· 4

外侧　lateral ································· 4

外耳　external ear ························· 237

外耳道　external acoustic meatus ··········· 238

网状脊髓束　reticulospinal tract ············ 185

网状结构　reticular formation ·············· 183

尾骨　coccyx ······························ 38

胃　stomach ······························· 98

蜗神经　cochlear nerve ···················· 220

X

膝关节　knee joint ……………………………… 59
系统　system …………………………………… 2
系统解剖学　systematic anatomy ……………… 1
细胞　cell ……………………………………… 2
下　lower ……………………………………… 3
下后锯肌　serratus posterior inferior ………… 71
下腔静脉　inferior vena cava ………………… 162
纤维连结　fibrous joints ……………………… 32
纤维束　fasciculus …………………………… 182
腺垂体　adenohypophysis …………………… 177
消化系统　alimentary system ………………… 92
小肠　small intestine ………………………… 100
小脑　cerebellum …………………………… 191
小腿三头肌　triceps surae …………………… 87
小圆肌　teres minor ………………………… 76
楔束　fasciculus cuneatus …………………… 185
斜方肌　trapezius …………………………… 70
心包　pericardium …………………………… 152
心血管系统　cardiovascular system ………… 146
胸背神经　thoracodorsal nerve ……………… 210
胸长神经　long thoracic nerve ……………… 209
胸大肌　pectoralis major …………………… 71
胸导管　thoracic duct ……………………… 165
胸骨　sternum ……………………………… 38
胸骨角　sternal angle ……………………… 38
胸廓　thorax ……………………………… 41
胸膜　pleura ……………………………… 120
胸内、外侧神经　medial and lateral pectoral nerves …… 210
胸锁关节　sternoclavicular joint …………… 52
胸锁乳突肌　sternocleidomastoid …………… 67
胸小肌　pectoralis minor …………………… 71
胸椎　thoracic vertebrae …………………… 36
嗅神经　olfactory nerve …………………… 217
旋后　supination …………………………… 35
旋内　medial rotation ……………………… 35
旋前　pronation …………………………… 35
旋外　lateral rotation ……………………… 35
血-脑屏障　blood-brain barrier ……………… 207

Y

牙　teeth …………………………………… 95
咽　pharynx ……………………………… 96
咽鼓管　auditory tube ……………………… 238
眼睑　eyelids ……………………………… 235

眼球　eyeball ……………………………… 233
眼球外肌　ocular muscles ………………… 236
腰方肌　quadratus lumborum ……………… 73
腰椎　lumbar vertebrae …………………… 37
咬肌　masseter …………………………… 66
腋神经　axillary nerve …………………… 210
胰腺　pancreas …………………………… 106
易出血区　Little 区 ……………………… 110
翼点　pterion ……………………………… 45
翼内肌　medial pterygoid ………………… 66
翼外肌　lateral pterygoid ………………… 67
阴部神经　pudendal nerve ………………… 215
阴道　vagina ……………………………… 142
阴茎　penis ……………………………… 138
阴囊　scrotum …………………………… 137
硬脊膜　spinal dura mater ………………… 201
硬膜外隙　epidural space ………………… 201
硬脑膜　cerebral dura mater ……………… 202
右冠状动脉　right coronary artery ………… 151
右淋巴导管　right lymphatic duct ………… 165
右心房　right atrium ……………………… 148
右心室　right ventricle …………………… 149
远侧　distal ……………………………… 4
运动解剖学　locomotive anatomy ………… 1
运动系统　locomotor system ……………… 29

Z

展　abduction …………………………… 35
展神经　abducent nerve ………………… 219
真皮　dermis …………………………… 241
正中神经　median nerve ………………… 211
支气管肺段　bronchopulmonary segments … 119
支气管树　bronchial tree ………………… 117
直肠　rectum …………………………… 102
趾长屈肌　flexor digitorum longus ……… 87
趾长伸肌　extensor digitorum longus …… 86
中耳　middle ear ………………………… 238
中枢神经系统　central nervous system … 181
中央凹　fovea centralis ………………… 234
周围神经系统　peripheral nervous system … 181
肘关节　elbow joint ……………………… 53
主动脉　aorta …………………………… 154
主支气管　bronchi ……………………… 115
椎骨　vertebrae ………………………… 36
椎管　vertebral canal …………………… 36
椎间孔　intervertebral foramina ………… 36
椎间盘　intervertebral discs …………… 38

椎孔　vertebral foramen ···························· 36

锥体外系　extrapyramidal system ············ 229

锥体系　pyramidal system ······················ 228

子宫　uterus ···································· 141

纵隔　mediastinum ···························· 122

足弓　arches of foot ···························· 61

组织　tissue ······································ 2

左冠状动脉　left coronary artery ············ 151

左心房　left atrium ···························· 149

左心室　left ventricle ························ 149

坐骨神经　sciatic nerve ······················ 216